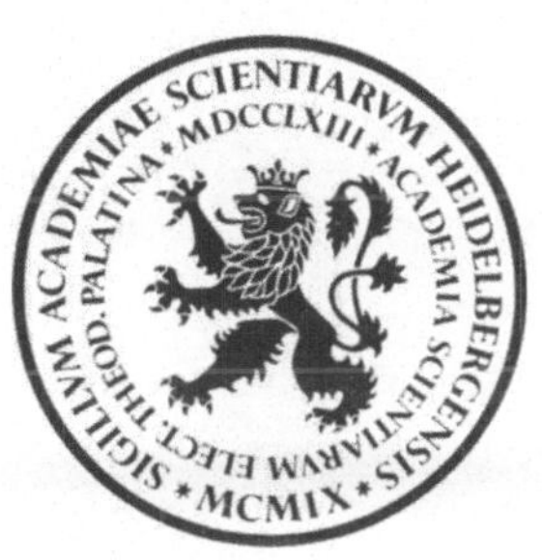


Sitzungsberichte der Heidelberger Akademie der Wissenschaften
Mathematisch-naturwissenschaftliche Klasse
Jahrgang 1992, 1. Abhandlung

Hans Schaefer

# Modelle in der Medizin

Mit einer historischen Einleitung
von Dietrich von Engelhardt

*Vorgelegt in der Sitzung vom 30. November 1991*

Springer-Verlag
Berlin Heidelberg New York
London Paris Tokyo
Hong Kong Barcelona
Budapest

Prof. Dr. med. Dr. med. h.c. Hans Schaefer
Karl-Christ-Straße 19
W-6900 Heidelberg-Ziegelhausen

Die Deutsche Bibliothek – CIP-Einheitsaufnahme
Schaefer, Hans: Modelle in der Medizin: vorgelegt in der Sitzung vom 30. 11. 1991 / Hans Schaefer. Mit einer historischen Einl. von Dietrich von Engelhardt. – Berlin; Heidelberg; New York; London; Paris; Tokyo; Hong Kong; Barcelona; Budapest: Springer 1992
(Sitzungsberichte der Heidelberger Akademie der Wissenschaften, Mathematisch-Naturwissenschaftliche Klasse; Jg. 1992, Abh. 1)
ISBN 978-3-540-55153-9 ISBN 978-3-642-87515-1 (eBook)
DOI 10.1007/978-3-642-87515-1
NE: Heidelberger Akademie der Wissenschaften / Mathematisch-Naturwissenschaftliche Klasse: Sitzungsberichte der Heidelberger ...



Satz: K+V Fotosatz GmbH, Beerfelden

25/3140-5 4 3 2 1 0 – Gedruckt auf säurefreiem Papier

# Vorwort

Die hier vorgelegte Schrift ist aus der Arbeit der Kommission für Theoretische Pathologie der Heidelberger Akademie der Wissenschaften entstanden und mit einigen ihrer Mitglieder, welche sich zur Arbeitsgruppe „Modelle" zusammenfanden, diskutiert worden. Der Verfasser ist den Herren Jürgen Pfeiffer, Heinrich Schipperges und Friedrich Vogel für Durchsicht und zahlreiche kritische Anmerkungen zu besonders großem Dank verpflichtet, ebenso wie den Kommissionsvorsitzenden Wilhelm Doerr und Volker Becker. Ohne die Hilfe und die Ermunterung der Kollegen hätte der Autor vermutlich vor der kaum lösbaren Aufgabe einer solchen Darstellung verzagt. Der Akademie und dem Springer-Verlag gebührt Dank dafür, daß die Drucklegung ermöglicht und in so hervorragender Form durchgeführt werden konnte.

Es ist ein besonders glücklicher Umstand, daß der Modelltheorie eine geschichtliche Einführung durch Dietrich v. Engelhardt vorangestellt werden konnte.

# Inhaltsverzeichnis

# Zur Rolle und Bedeutung des Modells in der Geschichte der Naturwissenschaften und Medizin der Neuzeit. Mit einer Bibliographie zum Thema

Dietrich v. Engelhardt

## I Voraussetzungen

Modelle haben in der Geschichte der Wissenschaften eine entscheidende Rolle gespielt. Wenn auch vor allem Naturwissenschaften und mathematische Logik mit Modellen in Verbindung gebracht werden, ist ihre Bedeutung für die Medizin wie ebenfalls die Sozial- und Geisteswissenschaften, die Psychologie, Soziologie, Literatur- und Sprachwissenschaft doch ebenso unbestritten. Wissenschaftliche Erkenntnis und empirische Forschung können grundsätzlich auf Modelle nicht verzichten, zugleich muß ihre Anwendung in theoretischer und methodischer Hinsicht stets von neuem kritisch geprüft und für die verschiedenen Wissenschaften differenziert werden.

Wie Wissenschaftstheorie allgemein kann auch das Verständnis des Modells aus der Geschichte der Wissenschaften wichtige Anregungen erhalten; ebenso lassen sich umgekehrt aus der Wissenschaftstheorie den Analysen der wissenschaftshistorischen Entwicklung mit Gewinn wichtige Impulse geben. Die Verbindung von Theorie und Geschichte ist für eine historische Wissenschaftswissenschaft ohnehin fundamental.

In diesem knappen Beitrag sollen an wenigen Beispielen aus der Geschichte der Naturwissenschaften und Medizin der Neuzeit einige zentrale Positionen und Dimensionen des Verständnisses und der Anwendung des Modells skizziert werden. Das Spektrum der Möglichkeiten ist groß. Das recht umfangreiche Literaturverzeichnis bietet dem Interessierten vielfältige Möglichkeiten der Ergänzung und Vertiefung. Eine übergreifende monographische Studie zum Modell in der neuzeitlichen Entwicklung der Naturwissenschaften und Medizin liegt im übrigen bislang noch nicht vor.

## II Positionen und Dimensionen im historischen Verlauf

Die sprachliche Herkunft des Wortes Modell (engl. model, franz. modèle, ital. modello) von lat. ‚modulus' mit der Bedeutung von Maß und Vorbild findet ihre Entsprechung in dem praktischen und theoretischen Sinn, der sich mit diesem Begriff verbinden läßt. Das Kausalprinzip kann Praxis und Theorie in einen Zusammenhang setzen, insofern die Naturerscheinungen hervorbringen können soll, wer ihre Ursache, ihr Vorbild erfaßt hat. Seit der Drucklegung von VITRUVS ‚De architectura' (1487) läßt sich die Geschichte des Fachausdruckes verfolgen, während die Begriffsgeschichte viel weiter zurückreicht. Unter Modell wird in Zedlers Unversial-Lexikon (1739) das konkrete Vorbild verstanden, „darnach man etwas machet"; der Maßstab kann verkleinert, vergrößert, auch verjüngt sein. In der Malerei heißt Modell der Mensch, der abgemalt wird. Die französische Enzyclopédie vertritt eine weitere Auffassung: „Ce mot se prend au simple et au figuré, au physique et au moral" (1765).

Gleich zu Beginn der Neuzeit manifestieren sich Bedeutung und Spannweite des Modells in den Naturwissenschaften und der Medizin. Mit dem Hinweis auf den hypothetischen Charakter der von KOPERNIKUS entwickelten heliozentrischen Vorstellungen über die Planetenbewegungen will der protestantische Theologe Andreas OSIANDER in seiner berühmt-berüchtigten Vorrede zu ‚De Revolutionibus Orbium Coelestium' (1543) eigenmächtig und entgegen der Auffassung des KOPERNIKUS einen Konflikt zwischen Naturwissenschaft und Theologie vermeiden: „Neque enim necesse est, eas hypotheses esse veras, imò ne verisimiles quidem". Das Konzept des Modells soll auch GALILEI ein Jahrhundert später vor dem Verdikt durch die Kirche und Theologie bewahren können. Die Abweichungen zwischen Modell und Wirklichkeit führt GALILEI auf die noch unzulänglich entwickelte Mathematik zurück (Dialogo, 1632). Noch einmal ein Jahrhundert später sieht NEWTON für diesen Konflikt zwischen Wissenschaft und Glaube einen Ausweg in seiner Auffassung der zwei Wahrheiten, während der Naturforscher BUFFON auf brisante Passagen über die Historisierung der Natur seiner ‚Histoire Naturelle' (1749 ff) verzichtet, um ihren Druck durch die Theologen der Sorbonne nicht zu gefährden. DARWIN hat sich dann bekanntlich im 19. Jahrhundert in der Publizierung seiner Erkenntnisse von Theologie und Kirche nicht mehr einschränken lassen. Der Zusammenstoß der Evolutionisten und Creationisten in der Gegenwart zeigt, daß über den Status der naturwissenschaftlichen Aussagen wie Offenbarung ein beiderseitiger Konsens offensichtlich noch nicht gefunden wurde.

Naturwissenschaftliche und medizinische Erkenntnisse zu Modellaussagen zu erklären, muß aber nicht nur auf theologische Gründe zurückgehen. Mit dem Modell verbindet sich die Frage nach den Möglichkeiten der Erkenntnis. Hinter den Diskussionen steht seit der Renaissance bis in die Gegenwart PLATOs philosophisches Höhlengleichnis; Modelle sind in dieser Perspektive die Schatten der Dinge, die der Mensch an der Wand der Höhle allein zu sehen in der Lage ist.

Bereits in PLATOs Philsosophie zeigt sich das zweifache Verständnis von Modell als Repräsentation von Ideen oder von Realitäten. Die nominalistische Tradition der neuzeitlichen Naturwissenschaft gibt die mimetische Position der ‚Realisten' vollends auf und vertritt noch grundsätzlicher einen subjektabhängigen oder fiktionalen Erkenntnisbegriff. Die entsprechenden Auseinandersetzungen zwischen LOCKE (Nominalismus) und LEIBNIZ (Realismus) erhalten ein medizinisches Pendant in der Kontroverse zwischen dem Philosophen LEIBNIZ und dem Mediziner Georg Ernst STAHL; im Gegensatz zu LEIBNIZ will STAHL jede Modellbildung über die Leib-Seele-Beziehung (Psychosomatik) ausschließlich empirisch und unabhängig von jeder metaphysischen Begründung verstanden wissen (Negotium otiosum, 1720). Die spekulative Naturphilosophie eines SCHELLING und HEGEL hat um 1800 mit ihrem ‚realistischen' Ideenverständnis Naturwissenschaft und Medizin nur kurzfristig zu beeinflussen vermocht. Die Ablehnung der metaphysischen Position durch die Naturwissenschaftler und Mediziner des 19. und 20. Jahrhunderts hat aber nicht zu einem einheitlichen Modellstandpunkt geführt. Die Interpretation von Modellen als ‚schematischen Fiktionen' durch den Philosophen H. VAIHINGER hat sich auf die Auseinandersetzungen unter den Medizinern über den Ursachenbegriff (Kausalismus-Konditionalismus) ausgewirkt, die bis in die Gegenwart zu keinem Abschluß gekommen sind.

Neben der philosophischen und theologischen Dimension spielt die interdisziplinäre Dimension des Modells durchgängig in der Neuzeit eine zentrale Rolle. Modelle erfüllen nicht nur sinnvolle heuristische Funktionen in den verschiedenen Wissenschaften; Modelle können auch zu Vorbildfunktionen oder Herrschaftsinstrumenten einzelner Wissenschaften über andere Wissenschaften werden wie schließlich ebenfalls über den unmittelbaren Umgang mit der Wirklichkeit, über Einstellung und Verhalten des einzelnen Menschen, über Entscheidungen und Maßnahmen der Politiker.

Mit der Ausbreitung der cartesianischen Philsosophie wird der Mechanismus oder die Maschine zu einem Modell für alle Naturwissenschenschaften und auch die Medizin erhoben; das gilt für das 17., 18. und 19. Jahrhundert; selbst im 20. Jahrhundert ist die Macht des mechanistischen Denkens in Biologie und Medizin noch groß. Iatromechanik oder Iatromathematik charakterisieren im 17. und 18. Jahrhundert eine derart beeinflußte Medizin zutreffend; ihre großen Vertreter sind BELLINI, BORELLI, PITCAIRNE, KEIL. Auch heute interpretieren Ärzte und selbst Laien Gesundheit und Krankheit nach der Logik der Maschine.

Neben der interdisziplinären Funktion des Modells steht die intradisziplinäre Anwendung. Auch hier lassen sich mehrere Dimensionen unterscheiden: das Modell kann sich auf Funktion, Struktur, realen Körper, Schema oder Idee beziehen; selbst in diesen verschiedenen Dimensionen öffnen sich wieder mehrere Möglichkeiten. Strukturen können die Oberfläche oder innere Verhältnisse meinen; reale Modelle können das relevante Objekt in gleichem oder verändertem Maßstab abbilden; die Anzahl der Entsprechungsmomente kann höchst abweichend ausfallen. Modell überschneidet sich mit Metapher und Analogie. Die Differenz der verschiedenen Wissenschaften mit ihren jeweiligen Gegenständen, Kräften und Prozessen bringt jeweils spezifische Besonderheiten in diese formalen Möglichkeiten. Auf einem allgemeinen Niveau lassen sich phänomenale, strukturelle und relationale Modelle unterscheiden.

Die Anlage botanischer Gärten im 16. Jahrhundert (Pisa, Padua) richtet sich nach dem Modell des Renaissancegartens, der seinerseits an platonischen oder pythagoräischen Figuren orientiert ist; mit dem 17. und 18. Jahrhundert verdrängt die botanische Systematik diese philosophisch-religiösen Gesichtspunkte. Für die Chemie des 18. Jahrhunderts hebt der französische Wissenschaftler NICOLAS LÉMERY ausdrücklich den Nutzen des Modells für das Verständnis der Elemente wie Verbindungen hervor; korpuskular wird die Eigenschaft der Säure an dem Bild spitzer Teile erläutert (Cours de Chymie, 1675). In der Geologie stehen sich im endenden 18. und beginnenden 19. Jahrhundert zur Erklärung der Erdbildungen das neptunistische und plutonistische Modell gegenüber, in spezieller Hinsicht später dann für das Verständnis der Kraterbildungen das terrestrische Vulkan- und extraterrestrische Impact-Modell.

Wenn für die Erscheinungen der belebten Welt im 18. Jahrhundert von Modell, von ‚dessin primitif' oder Urform gesprochen wird (BUFFON), läßt sich mit Recht an die Fortwirkung platonischer oder in scholastischem Verständnis realistischer Auffassungen denken. In zahlreichen Modellen wird im 18. und 19. Jahrhundert die Systematik der Organismen und zunehmend auch ihre zeitliche Entwicklung zu fassen gesucht. Das gängige Bild von einer sich nominalistisch verstehenden Naturwissenschaft in der Neuzeit muß zumindest eingeschränkt werden; ohne explizit einer bestimmten Metaphysik anzugehören, werden auch heute viele Naturwissenschaftler die von ihnen gefundenen Gesetze nicht nur nominalistisch interpretieren wollen.

Die Geschichte der Medizin durchzieht eine Fülle zentraler Krankheitsmodelle, die nicht allein theoretische Bedeutung haben, sondern sich unmittelbar auf die therapeutische Praxis und auch das Selbstverständnis des Patienten auswirken. Die aus der Antike stammenden humoral-, solidar- und pneumapathologischen Modelle prägen die Entwicklung auch während der Neuzeit, erfahren zugleich vielfältige Differenzierungen. Diese klassischen Unterscheidungen werden ergänzt und abgewandelt durch weitere Alternativen: durch den Gegensatz von Krankheitsgeschichte oder Krankengeschichte, durch die Differenz von ontologischen, symptomatischen, empirischen oder metaphysischen Krankheitsbegriffen sowie von lokalistischen oder generalistischen Standpunkten, durch den Unterschied einer deskriptiven oder normativen Anwendung der Krankheitsbegriffe. Unter dem Einfluß der naturhistorischen Systeme des 17. und 18. Jahrhunderts und den Deskriptionsregeln des Francis BACON werden von Medizinern zahlreiche nosologische Systeme (SYDENHAM, de SAUVAGES) entwickelt, die in der Naturhistorischen Schule (SCHÖNLEIN) des 19. Jahrhunderts ihren Höhepunkt und ihren Abschluß erfahren.

Zum Spektrum des Modells in den Naturwissenschaften und der Medizin gehört seit Beginn der Neuzeit auch das reale Modell, der konkrete Körper. Schiffsmodelle, Flugmodelle, Modelle für Maschinen und Werkzeuge auf dem Lande sind für die Geschichte der Technik zentral. Leonardo DA VINCI entwickelt in dieser Perspektive Modelle der Mechanik und technischen Anwendung, als Zeichnung oder real in verkleinertem Maßstab, deren Nachbildungen heute im Museum von Vinci (bei Florenz) wie an anderen Orten betrachtet werden können. Leonardo DA VINCI hat zahlreiche Vorläufer und noch mehr Nachfolger, die keineswegs nur auf ihn bezogen sind. Wiederholt sind in der Medizin Modelle zu wissenschaftlichen, didaktischen und auch diagnostischen Zwecken in den vergangegen Jahrhunderten entwickelt worden. Erinnert sei an die Puppen in der japanischen wie chinesischen Medizin, an die anatomischen Präparate vor allem des 17. und 18. Jahrhunderts, von denen sich eindrucksvolle Beispiele in medizin- und wissenschaftshistorischen Museen in Wien, Florenz und Bologna erhalten haben. Ebenso bedeutsam waren und sind die schematischen Darstellungen in den wissenschaftlichen Publikationen aus allen medizinischen Disziplinen.

Modelle und Modelldiskussionen haben offensichtlich auch ihre zeitliche Seite. Gegen Ende des 18. Jahrhunderts wird dem mechanischen Modell zunehmend das Organismusmodell entgegengestellt; in jener Zeit entsteht ebenfalls die Fachbezeichnung ‚Biologie'. Einen Reflex findet diese Tendenzwende auch in den Werken der Schriftsteller, Historiker, Philosophen und Theologen jener Jahrzehnte. Organismus wird in der Entwicklung des Individuums wie der Geschichte der Völker, der Staaten und der Menschheit entdeckt; HERDERs Geschichtsphilosophie ist substantiell auf das Organismusmodell bezogen. Das Lebendige wird zu einem tragenden Begriff der idealistischen Ontologie oder spekulativen Logik der Zeit: „Die unmittelbare Idee ist das Leben", heißt es bei HEGEL. Wie wichtig und problematisch der Unterschied zwischen der formalen und realen Geltung des Modells ist, zeigt sich in den kritischen Auseinandersetzungen der Naturphilosophen wie positivistischen Naturwissenschaftlern mit den Naturforschern und Medizinern der Romantik; Goethes ‚Urpflanze' darf nicht phylogenetisch verstanden werden. Die romantischen Konzepte der Natur, der Gesundheit und Krankheit manifestieren überdies die Nähe zwischen Modell, Analogie und Metapher.

Das 19. Jahrhundert setzt neue Impulse im Verständnis des Modells, bringt neue wissenschafts- und erkenntnistheoretische Diskussionen hervor. Von besonderer Bedeutung sind William WHEWHELLs Ausführungen, die Überlegungen von MAXWELL, HERTZ und Lord KELVIN, die Beiträge von FARADAY, DALTON, KÉKULÉ und vielen anderen. Von KELVIN wird einerseits die Wichtigkeit des Modells betont, andererseits die Vorstellung seines realen Vorkommens in der Natur abgelehnt: „Is not be accepted as true in nature" (Mathematical Papers, 1871). Modelle sind keine Abbilder der Natur. In dieser Perspektive kommt es auch zu heftigen Kontroversen um die Stammbaummodelle HAECKELs. HERTZ unterscheidet die logische Widerspruchfreiheit eines Modelles von der empirischen Richtigkeit und heuristischen Zweckmäßigkeit. Das atomare Modell für ein Verständnis der chemischen Elemente und ihrer Verbindungen wird durch DALTON und seine Anhänger entwickelt. Für wie begrenzt aber gleichzeitig das Modell auch von den Chemikern selbst eingeschätzt werden kann, zeigt sich an KÉKULÉ, der 1867 einerseits feststellt: „Die Atome werden als Kreise oder als Kugeln, die Affinitäten als von ihnen auslaufende Linien oder Stäbe dargestellt" und andererseits ausdrücklich hinzusetzt: „Zahlreiche Verbindungsverhältnisse können nicht wiedergefunden werden; es sei denn, daß man die Linien, welche die Verwandschaftseinheiten ausdrücken, je nach Bedürfnis willkürlich stellt oder umbiegt". Das Kugel-Stäbchenmodell hat sich bekanntlich bis heute in der Chemie halten können.

Das 19. Jahrhundert vertieft die Konkurrenz anorganischer und organischer Modelle. Von Du BOIS-REYMOND und vielen anderen Naturforschern wird Mechanik zum Modell für alle Naturwissenschaften erhoben; Naturerkenntnis bezeichnet Du Bois-Reymond 1872 als „Auflösen der Naturvorgänge in Mechanik der Atome". Gegen Ende des Jahrhunderts verstärken sich dagegen erneut vitalistische Tendenzen, die ‚Mechanisierung des Weltbildes' (E. J. DIJKSTERHUIS, 1950) wird keineswegs allgemein akzeptiert. In der Physiologie konkurrieren während des gesamten 19. Jahrhunderts mechanische Modelle und biologische Konzepte.

Zugleich erlebt das positivistische Jahrhundert mit der Evolutionslehre die tiefgreifende Übertragung einer spezifischen Naturwissenschaft auf die Gesellschaft und den Menschen (Sozialdarwinismus), deren verderbliche Auswirkungen im 20. Jahrhundert manifest wurden. In den gegenwärtigen Diskussionen um eine evolutionäre Ethik oder Erkenntnistheorie erfolgen zu Recht vehemente Verurteilungen dieser Konsequenzen. Ein Beispiel für die Paradigmawirkung eines medizinischen Modells in den Geisteswissenschaften des 19. Jahrhunderts ist schließlich auch der Zellbegriff, der sich in verschiedenen Disziplinen und auch in Romanen und Erzählungen wiederfindet. In VIRCHOWS Pathologiekonzept stellt der Zellbegriff allerdings bereits – wenn auch eher in der Form einer Metapher und im Bewußtsein zugleich der Differenz – eine Übernahme aus dem sozialen Bereich dar: „Die Zelle ist so gut der eigentlichen Bürger, der berechtigte Repräsentant der Einzel-Existenz, wie jeder von uns beansprucht, es in der menschlichen Gesellschaft, in dem Staate, wie er eben konstituiert ist, zu sein" (1879). Einigkeit über den Gehalt naturaler und kultureller Aspekte im Denken und Handeln des Menschen wird ohne Naturphilosophie und Ontologie nicht zu erzielen sein.

Im 20. Jahrhundert wird die Anwendung des Modells im formalen, materialen, disziplinären wie interdisziplinären Sinn fortgeführt, obgleich auch immer wieder von einer zunehmend modellfreien Wissenschaft gesprochen oder eine Überwindung modellartiger Betrachtungen gefordert wird. Besonders intensiv fallen nun und vor allem in jüngerer Gegenwart die theoretischen Diskussionen aus. Wiederholt wird weiterhin von Naturwissenschaftlern neben Rechtfertigungen auf Grenzen des Modells und Modelldenkens hingewiesen. So urteilt auch HEISENBERG einschränkend über das Atommodell in der Chemie mit seinen Haken und Ösen: „Die Atome aber sollten doch eine Folge der Naturgesetze sein und durch die Naturgesetze veranlaßt werden, sich zu Molekülen zusammenzuschließen. Dabei kann es, so glaube ich, keinerlei Willkür, also auch keine so willkürlichen Formen wie Haken und Ösen geben" (1969). Ebenso stößt NIELS BOHRS Modell der Planetenbewegung zur Interpretation der Elektronenbewegung im Atom wiederholt auf Kritik. Vom Modell darf allerdings nicht mehr erwartet werden, als es zu bieten erlaubt. Nur zu oft handelt es sich beim Modell um anschauliche Bilder für unanschauliche Vorgänge, die nur partielle Richtigkeit besitzen können, um Abkürzungen oder Konzentrationen auf das Wesentliche.

Eine Diskussion für sich hat die Rolle des Modells im naturwissenschaftlichen Unterricht an den Schulen ausgelöst – als sinnvoller Zugang zur Natur, als Gedächtnishilfe, als Behinderung in der Wahrnehmung und im Verständnis der Phänomene. Ähnliche Fragen, wenn auch noch kaum erörtert, ergeben sich aber ebenfalls für die universitäre Ausbildung in den Naturwissenschaften wie der Medizin. Insgesamt ist für die Schule wie Universität der Gegenwart die Tendenz vom realen zum schematischen Modell unverkennbar, die Tendenz von der Anschaulichkeit der Erscheinung zur abstrahierenden Struktur. Die Relation von Wahrheit oder Richtigkeit und Einfachheit oder Verständlichkeit erweist sich nicht zuletzt hier als eine unaufhebbare Spannung.

Das 20. Jahrhundert erlebt die rasante Verbreitung mathematischer Modelle in allen Bereichen des Wissens oder in nahezu allen Wissenschaften. Stets stellt sich auch hier die Frage, wie sehr auf diesem Weg die Wirklichkeit angemessen erfaßt oder doch verfehlt wird, wie sehr vor allem Korrelationen oder modellartige Repräsentationen als Kausalbeziehungen zu verstehen sind. Mathematische Modelle haben ihre Anwendung zunächst besonders in den physikalischen Disziplinen gefunden, ihre Übernahme in den biologischen und medizinischen Fächern hat in den vergangegen Jahrzehnten aber ebenfalls außergewöhnlich zugenommen. Von noch weitergehender Problematik ist ihre Rezeption in den Sozial- und Geisteswissenschaften, in der Analyse der Gefühle und Vorstellungen, in der Interpretation der Literatur, in der Reflexion über Ethik. Vor allem von Anhängern der anthropologischen Medizin (V. v. WEIZSÄCKER) wird das mechanische oder pysikalische Verständnis des Organismus in Gesundheit und Krankheit zurückgewiesen. In diesem Zusammenhang steht auch die Entwicklung von Modellen offener Systeme zum Verständnis der Lebewesen (L. v. BERTALANFFY). Ohne Zweifel haben sich Modelle der Mathematik und genauer Kybernetik in der Theorie wie in der Praxis aber als nutzvoll erwiesen, etwa zum Verständnis der Evolution oder zellbiologischer Vorgänge, zur Erfassung der Verteilung von Flüssigkeiten im Körper und der Bewegung der Muskeln, zur Durchführung von Röntgenuntersuchungen, zur Festlegung therapeutischer Maßnahmen im Bereich der Atmung oder des Blutkreislaufes und allgemein im Gebiet der Sozialmedizin und Gesundheitspolitik.

Modelle spielen schließlich sogar in der Historiographie der Naturwissenschaften und der Medizin eine Rolle. Biographien von Naturwissenschaftlern und Medizinern wie die Entwicklung der naturwissenschaftlichen und medizinischen Fächer ingesamt haben sich an Modellen orientieren lassen. Die Geschichte des

Schiffbaus kann an entsprechenden Modellen veranschaulicht werden. Bis in die Gegenwart dominierte das positivistische Modell des einlinigen Progresses der Wissenschaften. In Th. S. KUHNs Paradigmalehre (1962) wurde diese Auffassung nachhaltig kritisiert; aber auch dieses Modell der Wissenschaftsentwicklung hat sich keineswegs für alle Naturwissenschaften oder jede Dimension der Wissenschaftswirklichkeit bewähren können. Die Medizin als Handlungswissenschaft mit ihren historischen und zugleich ahistorischen Dimensionen in Theorie und Praxis kann ohnehin mit dem Ansatz von Kuhn nur begrenzt erfaßt werden. Von besonderer Anziehungskraft haben sich wiederholt organische und biologische Modelle zum Verständnis der Wissenschaftsentwicklung erwiesen. Epochenbezeichnungen aus der Kunstgeschichte sind ihrerseits auf die Kultur- und Wissenschaftsgeschichte insgesamt übertragen worden; ähnliche Verabsolutierungen gingen allerdings auch von politologischer und sozialphilosophischer Seite aus. Im Verlauf der Geschichte läßt sich ein Pendeln zwischen naturalen, psychologischen, soziologischen und ideellen Erklärungsansätzen zur Wissenschaftsentwicklung beobachten; seltener sind Versuche einer Integration, die allein überzeugend sein können. Alle Einwände, die auch diesen charakteristischen Beispielen zu Grunde liegen, verdienen gewiß sorgfältige Beachtung; den grundsätzlichen Wert von Modellen auch für das Verständnis der Geschichte der Naturwissenschaften und Medizin können sie jedoch ebenfalls nicht aufheben.

## III Ausblick

Modelle haben in der Geschichte der Naturwissenschaften und Medizin der Neuzeit ohne Zweifel wichtige Funktionen ausgeübt; das gilt ebenfalls für Analogien und andere formale Prinzipien. Selbst die Geschichtsschreibung der Naturwissenschaften und Medizin hat mit Gewinn Modelle aufgegriffen und wird sich ihrer weiterhin bedienen. Zahlreich sind die Typen des Modells. Die Gefahren sind im Verlauf der Wissenschaftsgeschichte allerdings ebenso offensichtlich geworden, haben auch bereits in der Vergangenheit zu Kritik und Differenzierungen geführt.

Wenn gegenwärtige Wissenschaftstheorie die Rolle des Modells in den Wissenschaften untersucht, rechtfertigt oder begrenzt, kann sie in der Vergangenheit, aus der in dieser Studie nur wenige Beispiele erwähnt werden konnten, Anschauung wie Bestätigung finden. Die Zusammenhänge und unterschiedlichen Positionen müssen in vielen Bereichen aber von den Quellen her überhaupt erst noch zugänglich gemacht werden; besondere Beachtung verdienen die Reflexionen der vergangenen Forscher selbst. Notwendig sind komparative Studien zur Rolle des Modells in den verschiedenen Naturwissenschaften wie Disziplinen der Medizin.

Die entscheidenden Dimensionen des Modells tauchen in allen Wissenschaften auf. Fragen der Priorität und disziplinären Besonderheit wurden bislang allenfalls im Ansatz diskutiert. In der Theorie und Praxis der Malerei noch der Renaissance wird in scholastischer Tradition zwischen dem Abbild als lebensgroßer (aequalitas) und abgewandelter (imago) Wiedergabe unterschieden; welchen Einfluß besitzt diese Unterscheidung für die Geschichte des naturwissenschaftlich-medizinischen Modells? Umgekehrt läßt sich auch den Konsequenzen mechanischer und biologischer Modelle in der Literatur und der Literaturwissenschaft nachgehen, wie ebenfalls der Rezeption des naturwissenschaftlichen Modelldenkens in der Theologie, im Verständnis dogmatischer Glaubensinhalte zum Beispiel. Der Zusammenhang zwischen technischem und künstlerischem Modell ist seit der Antike ohnehin evident, bedarf aber ebenfalls noch historischer Analysen. Die Titel der Bibliographie führen zu zahlreichen Untersuchungen aus der Wissenschafts- und Medizingeschichte und zu bedeutenden Beiträgen aus der Philosophie; aber auch hier kann nicht mehr als eine Auswahl geboten werden.

Modelle enthalten vor dem Hintergrund der neuzeitlichen Wissenschaftsentwicklung epistemologische, wissenschaftstheoretische und forschungslogische Dimensionen, mit ihnen stellt sich die Frage nach der Ontologie und Metaphysik der Naturerkenntnis und medizinischen Praxis, nach dem Verhältnis der Einzelwissenschaften untereinander wie zur Wirklichkeit, nach der Rolle heuristischer Prinzipien für den Prozeß des Wissens, nach der Bedeutung realer Vorbilder und abstrahierender Schemata für Theorie und Praxis, nach dem Verhältnis zur Analogie und Metapher. Die Fragen der Systematik zielen auf Antworten der Geschichte, d. h. auf Antworten der zeitlichen und räumlichen Aktualisierung der unterschiedlichen Modelldimensionen – und dies wiederum nicht nur übergreifend, sondern jeweils konkretisiert an den verschiedenen Einzelwissenschaften.

Die historische Analyse des Modells läßt einmal mehr die Notwendigkeit einer Verbindung von Wissenschaftstheorie und Wissenschaftsgeschichte erkennen; was Theorie und Praxis des Modells in den Naturwissenschaften und der Medizin bedeuten, wird sich nur im Rahmen einer historischen Wissenschaftswissenschaft belegen und begreifen lassen.

## IV Bibliographie zum Thema

ACHINSTEIN P: Models, analogies, and theories, in: Philosophy of Science 31, 328–350 (1964)

ACHINSTEIN P: Theoretical models, in: British Journal for the Philosophy of Science 16, 102–120 (1965)

ADDISON J, HENKIN L, TARSKI A. Hg.: The theory of models, Amsterdam 1965

AGOSTINO S d': I vortici dll'etere nella teoria del campo elettromagnetico di Maxwell: La funzione del modello nella construzione della teoria, in: Physis 10, 188–202 (1968)

ALTSCHUL E, BISER E: The validites of unique mathematical models in science, in: Philosophy of Science 15, 11–24 (1948)

ANTILLA R, BREWER WA: Analogy: A basic bibliography, Philadelphia 1977

APOSTEL L: Towards the formal study of models in the non-formal sciences, in: H. FRIEDENTHAL, Hg.: The concept and role of the model in mathematics and natural und social sciences, Dordrecht u. Boston, S. 1–37 (1961)

AUER J.: Die Bedeutung der „Modellidee" für die „Hilfsbegriffe" des Katholischen Dogmas, in: Einsicht und Glaube. Festschrift für G. Söhngen, Freiburg i. Br. S. 259–279 (1962)

AUGER P: Models in science, in: Diogenes 52, 1–13 (1965)

BALAGUER PERIGÜELL E: L' introducción del model físicomatematico en la medicina moderna. Análisis de la obra de G.A. Borelli (1608–1679) „De motu Animalium" (= Cuadernos Hispánicos de Historia de la Medicina y de la Ciencia, XIV, Ser. A.), Valencia 1974

BEAMENT JWL, Hg.: Models and analogies in biology, New York 1960

BEATTY J: Optimal-design models and the strategy of model building in evolutionary biology, in: Philosophy of Science 47, 523–561 (1980)

BELLONI E: Il significato metodologico dell'eliminazione dei modelli del calorico promossa da Joseph Fourier, in: Physis 9, 301–310 (1967)

BELLONI L: Schemi e modelli della macchina vivente nel seicento. Con ristampa della lettera di R. Magiotti „Renitenza certissima dell'acqua alla compressione" (il „Diavoletto di Descartes"), in: Physis 5, 259–298 (1963)

BERLINSKI D: Mathematical models of the world, in: Synthese 31, 211–228 (1975)

BERTALANFFY L v: Zur Geschichte der theoretischen Modelle in der Biologie, in: Studium Generale 18, 290–298 (1965)

BERTALANFFY L v: Das Modell des offenen Systems, in: Nova Acta Leopoldina NF, 33, 72–87 (1968)

BIANCA M: Alcune osservazioni sull'uso di modelli fisici ed iconici e sulle metafore ed analogie nella formazione di teorie scientifiche, in: Proteus 13, 123–146 (1974)

BIERLEIN D: Bemerkungen zu ‚Realität und Modell' in: Philosophie und Kybernetik, hg. v. STEINBUCH K, MOSER S, München, S 151–155 (1970)

BIESE A: Die Philosophie des Metaphorischen, Hamburg u. Leipzig 1893

BLACK M: Models and metaphors. Studies in language and philosophy, Ithaca, NY 1962

BRAITHWAITE RB: Models in the empirical sciences, in: NAGEL E u. a. Hg.: Logic, methodology and philosophy of science; Proceedings of the 1960 International Congress, Stanford, CA, S 224–231 (1960)

BROWN JR: Thought experiments since the Scientific Revolution, in: International Studies in Philosophy and Science (Dubrovnik Papers) 1 (1), 1–15 (1986)

BUCKLEY RE: Three basic brain models of the last three centuries, in: Minnesota Medicine 52, 235–241 (1969)

BUNGE M: Scientific Research, Bd. 1, Berlin 1967, S. 391 ff

BURCH CB: Huygen's pulse models as a bridge between phenomena and Huygen's mechanical foundations, in: Janus 68, 53–64 (1981)

BURSTALL AF: Simple working models of historic machines (easily made by the reader), London 1970

BUSHKOVITCH AV: Models, theories, and Kant, in: Philosophy of Science 41, 86–88 (1974)

BUSHKOVITCH AV: The concept of model in scientific theory, in: International Logic Review 8, 24–31 (1977)

BYERLY H: Model-structure and model-objects, in: British Journal for the Philosophy of Science 20, 135–144 (1969)

CANGUILHEM G: The role of analogies and models in biological discovery, in: Scientific change, hg. von A.C. Crombie, London, S 507–520 (1963)

CARLOYE JC: An interpretation of scientific models involving analogies, in: Philosophy of Science 38, 562–569 (1971)
CARLSON ET, SIMPSON MM: Models of the nervous system in eighteenth century psychiatry, in: Bulletin of the History of Medicine 43, 101–115 (1969)
CHANG CC, KEISLER HJ: Model theory, Amsterdam 1973
1. Congresso internazionale sulla ceroplastica nella scienza e nell'arte. Firenze 1975, Firenze 1975 (engl. u. franz. summaries)
DÄNZER H: Die Rolle des Modells und des bildhaften Denkens in der naturwissenschaftlichen Forschung, in: Physikalische Blätter 16, 305–309 (1966)
DESTOUCHES J-L: Sur la notion de modèle en microphysique, in: Synthese 12, 176–181 (1960), auch in: Synthese Library 3, 52–57 (1961)
DEUTSCH KW: Some notes on research on the role of models in the natural and social sciences, in: Synthese 7, 506–553 (1948–49)
DEUTSCH KW: Mechanism, organism and society: Some models in natural and social science, in: Philosophy of Science 18, 230–252 (1951)
DIAMBRINI PALAZZI G: Modello epistemologico e formale dello sviluppo scientifico, in: Physis 14, 375–394 (1972)
DIEPGEN P, GRUBER GB, SCHADEWALDT H: Der Krankheitsbegriff, seine Geschichte und Problematik, in: Handbuch der allgemeinen Pathologie, Bd. 1, Berlin, S 1–50 (1969)
DITTRICK H: Chinese medicine dolls, in: Bulletin of the History of Medicine 26, 422–429 (1952)
DOERR W: Das physikalische Herzmodell, in: Nova Acta Leopoldina, N.F., 33, 121–142 (1968)
DOERR W, SCHIPPERGES H: Modelle der Pathologischen Physiologie, Berlin 1987
DOROSZEWSKI J: Hypothetico-nomological aspects of medical diagnosis. Part II: Formal model of the explanation and testing procedures, in: Metamedicine 1, 195–205 (1980)
DUHEM P: La théorie physique, Paris 1905, engl. Princeton, NJ, 1954 (Kap. 4)
ECKES T: Formale Modelle zu Ähnlichkeitsstrukturen, Diss. rer. nat., Saarbrücken, 1981
EGLI U: Modell, Modelltheorie. II. Linguistik, in: Historisches Wörterbuch der Philosophie, hg. v. RITTER J, GRÜNDER K, Bd. 6, Basel u. Stuttgart, Sp. 52–54 (1984)
ELLIOTT CA: Models of american scientist: A look at collective biography, in: Isis 73, 77–93 (1982)
ENGELHARDT W v, ZIMMERMAN J: Theorie der Geowissenschaft, Paderborn 1982
EVERALL JD: Three dimensional clinical models, in: Medical and Biological Illustration 26, 209–210 (1976)
FLASCHKA H: Modell, Modelltheorie und Formen der Modellbildung in der Literaturwissenschaft, Köln 1976, $^{2}$1981
FRANCK UF: Modelle zur biologischen Erregung, in: Studium Generale 18, 313–329 (1965)
FREUDENTHAL H: Models in applied probability, in: Synthese 12, 202–212 (1960)
FREUDENTHAL H, Hg: The concept and role of the model in mathematics and natural and social sciences, Dordrecht 1961
FREY G: Symbolische und ikonische Modelle, in: Synthese 12, 213–221 (1960), auch in: Synthese Library 3, 89–97 (1961)
FÜHRT R: The role of models in theoretical physics, in: Boston Studies in the Philosophy of Science 5, 119–150 (1969)

GLIOZZI M: I modelli atomici, in: Archives Internationales d'Histoire des Sciences 10, 329–339 (1957)

GÖTLIND E: Two views about the function of models in empirical theories, in: Theoria 27, 58–69 (1961)

GOLDSTEIN BR: The status of models in ancient and medieval astronomy, in: Centaurus 24, 132–147 (1980)

GONSETH F: Analogie et modèles mathematiques, in: Dialectica 17, 119–150 (1963)

GOODFRIEND PL: On the nature of models in atomic and molecular quantum mechanics, in: Journal of Chemical Education 53 (1976)

GROENEWOLD HJ: The model in physics, in: Synthese 12, 222–227 (1960), auch in: Synthese Library 3, 98–103 (1961)

GROSS R Hg: Modelle und Realitäten in der Medizin, Stuttgart u. New York 1982

GUILLERMÉ J: De l'écorché au schéma anatomique. A propos de „La mémoire artificielle" de Goiffon et Vincent (1779), in: Revue d'Histoire des Sciences 25, 151–170 (1972)

HAGER N, HÖRZ H: Modelle und Modellmethode in der wissenschaftlichen Erkenntnis, in: Deutsche Zeitschrift für Philosophie 25, 164–179 (1977)

HAKKARAINEN HJ: Naturwissenschaftliche Modelle in der Deutschen Sprachwissenschaft am Beispiel der Diffusionstheorien, in: Abstracts of Papers Presented in Scientific Sections (2 Bd.). Bd. 1. International Congress of History of Science, n° 17 (1985, 31 juill.–8 août), Berkeley, University of California, Berkeley 1985

HARMON LD, LEWIS ER: Neural modeling, in: Advances in Biomedical Engineering and Medical Physics 1, 119–241 (1968)

HARRÉ R: Metaphor, modell and mechanism, in: Proceedings of the Artistotelian Society 60, n.s. 101–122 (1959-60)

HARRÉ R u.a.: Models, metaphors and analogies in science, in: International Studies in Philosophy and Science (Dubrovnik Papers) 2, 118–236 (1988)

HARTMANN H: Die spezielle Problematik des Modellbegriffes in der Quantenchemie, in: Studium Generale 18, 259–262 (1965)

HARTMANN P: Modellbildung in der Sprachwissenschaft, in: Studium Generale 18, 364–379 (1965)

HASENJÄGER G: Modell Modelltheorie. I. Logik, in: Historisches Worterbuch der Philosophie, hg. v. RITTER J, GRÜNDER K, Bd. 6, Basel und Stuttgart 1984, Sp. 50–51

HASSENSTEIN B: Gedanken über Modelle in der Biologie, in: Universitas 35, 1173–1178 (1980)

HAVILAND ThH, PARISH LC: A brief account of the use of wax models in the study of medicine, in: Journal of the History of Medicine 25, 52–75 (1970)

HECKMANN O: Weltmodelle, in: Studium Generale 18, 183–193 (1965)

HEISTERMANN W: Modell und Urbild. Philosophische Probleme der Kybernetik, in: Philosophia Naturalis 9, 22–45 (1965)

HELLMANN B: Neuzeitliche Methoden zur Herstellung von Kleinmodellen in der zahnärztlichen Technik, Diss. med. Bonn 1959

HERZOG W: Modell und Theorie in der Psychologie, Göttingen 1984

HESS B: Modelle enzymatischer Prozesse, in: Nova Acta Leopoldina, N. F., 33, 195–230 (1968)

HESSE MB: Models in physics, in: British Journal for the Philosophy of Science 4, 198–214 (1953)

HESSE MB: Models and Analogies in science, London 1963
HESSE MB: Models and Analogies in Science, Notre Dame 1966
HORNER L: Modell- und Schemabildung in der organischen Chemie, in: Studium Generale 18, 237–256 (1965)
HUND F: Denkschemata und Modelle in der Physik, in: Studium Generale 18, 174–183 (1965)
HUNTER SS: Historical perspectives on the development of health systems modeling in medical anthropology, in: Social Science and Medicine 21, 1297–1307 (1985)
HUTTEN EH: The role of models in physics, in: British Journal for the Philosophy of Science 4, 284–301 (1953)
JAMMER M: Die Entwicklung des Modellbegriffs in den physikalischen Wissenschaften, in: Studium Generale 18, 166–173 (1965)
JONES DD: Entropic models in biology: the next scientific revolution, in: Perspectives in Biology and Medicine 20, 285–299 (1977)
KAMBARA H: The wooden models of the human skeleton made during the Edo period in Japan, in: 23th International Congress of the History of Medicine, London 1972, Bd. 2, London 1974, S. 981–983
KAMBARTEL F: Zur Überwindung des Szientismus und Modellplatonismus in der Ökonomie, in: Zeitschrift für allgemeine Wissenschaftstheorie 8, 132–143 (1977)
KAMBARTEL RW: Modelle der Lebensgrundfunktionen, in: Studium Generale 18, 269–284 (1965)
KARGON R: Model and analogy in victorian science. Maxwell and the french physicists, in: Journal of the History of Ideas 30, 423–436 (1969)
KASSLER JC: Music as a model in early science, in: History of Science 20, 103–139 (1982)
KAULBACH F: Schema, Bild und Modell nach den Voraussetzungen des Kantischen Denkens, in: Studium Generale 18, 464–479 (1965)
KAULBACH F: Modell, in: Historisches Wörterbuch der Philosophie, hg. v. J. RITTER, GRÜNDER K, Basel u. Stuttgart, Sp. 45–47 (1984)
KAY LE: Conceptual models and analytical tools: the biology of physicist Max Delbrück, in: Journal of the History of Biology 18, 207–246 (1985)
KAZEMIER BH, VUYSE D: The concept and the role of the model in mathematics and natural and social science, Dordrecht 1961
KEMENY JG; SNELL JL: Mathematical Models in the Social Science, New York 1962 u. Cambridge, Mass., 1978
KILX F, Hg.: Mathematische Modellbildung in Naturwissenschaft und Technik, Berlin 1976
KNOEFEL PK: Florentine anatomical models in wax and wood, in: Medicina nei Secoli 15, 329–340 (1978)
KNOEFEL PK: Antonio Scarpa, Felice Fontana, and the wax models for Pavia, in: Medicina nei Secoli 16, 219–234 (1979)
KREISEL G, KRIVINE JL: Modelltheorie. Eine Einführung in die mathematische Logik und Grundlagentheorie, a.d. Franz. (1971) Heidelberg 1972
KROEBEL W: Nachrichtentechnische Modelle, in: Studium Generale 18, 226–231 (1965)
KUHN D: Uhrwerk oder Organismus – Karl Friedrich Kielmeyers System der organischen Kräfte, in: Nova Acta Leopoldina 36, 157–167 (1970)

KUHN H: Modellbetrachtung an Beispielen aus der physikalischen Chemie, in: Nova Acta Leopoldina, N. F. 33, 89–100 (1968)

KUIPERS A: Model and insight, in: Synthese 12, 249–256 (1960), auch in: Synthese Library 3, 125–132 (1961)

LA FORGIA M: Analogia, modelli e teorica dinamica nel contributo di Maxwell all'elettromagnetismo, in: Physis 23, 525–554 (1981)

LEATHERDALE WH: The role of analogy, model and metapher in science, Amsterdam 1974

LEISS S: Der Modellbegriff in der Philosophie und die Frage der Adäquatheit, Diss. phil Heidelberg 1944

LEPLIN J: The role of models in theory construction, in: Boston Studies in the Philosophy of Science 56, 267–284 (1980)

LEWONTIN RC: Models, mathematics and metaphors, in: Form and strategy, hg. v. GREGG JR, HARRIS FTC, Dordrecht, 1964, S. 274–296; auch in: Synthese 15, 222–244 (1963)

LEY H: Der Begriff des Modells in der Biologie, in: Deutsche Zeitschrift für Philosophie 16, 113–117 (1968)

LINDEMANN FA: Über die Grundlagen der Atommodelle, in: Verhandlungen der deutschen physikalischen Gesellschaft 16, 281–294 (1914)

LÜDERS G: Kernmodelle, in: Studium Generale 18, 193–198 (1965)

MAINZER K: Modell, in: Historisches Wörterbuch der Philosophie, hg. v. RITTER J, GRÜNDER K, Bd. 6, Basel u. Stuttgart, Sp. 47–50 (1984)

MANN G: Medizinisch-biologische Ideen und Modelle in der Gesellschaftslehre des 19. Jahrhunderts, in: Medizinhistorisches Journal 4, 1–23 (1969)

MARTIN M: An explicative model of theory testing, in: Zeitschrift für allgemeine Wissenschaftstheorie 1, 228–242 (1970)

MCMULLIN E: Galilean idealization, in: Studies in History and Philosophy of Science 16, 247–273 (1985)

MELLOR DH: Models and analogies in science: Duhem versus Campbell?, in: Isis 59, 282–290 (1968)

MENDELSOHN E: Physical models and physiological concepts; explanation in nineteenth century biology, in: British Journal of the History of Sciene 2, 201–219 (1965)

MEYER H: On the heuristic value of scientific models, in: Philosophy of Science 18, 111–123 (1951)

MEYER K: Das Kuhnsche Modell wissenschaftlicher Revolutionen und die Planetentheorie des Copernicus, in: Sudhoffs Archiv 58, 25–45 (1974)

MORUZZI G: Il contributo di Carlo Matteucci alla creazione del modello fisico del nervo, in: Physis 11, 408–417 (1969)

MORUZZI G: L'opera elettrofisiologica di Carlo Matteucci. Il contributo di Carlo Matteucci alla creazione del modello fisico del nervo (= Quaderni di Storia della Scienza e della Medicina, v. 12), Ferrara 1973

MOSER S: Der Form- und Strukturbegriff in Eddingtons und Bertrand Russells Naturphilosophie. Fragen zum Generalthema „Formprobleme, Strukturen und Modelle" der Alpacher Hochschulwochen 1951, in: Philosophia Naturalis 2, 100–105 (1952/54)

MÜLLER GH: Der Modellbegriff in der Mathematik, in: Studium Generale 18, 154–166 (1965)

MÜLLER H: Theorie und Modell in der Naturwissenschaft, in: Kant-Studien 50, 5–17 (1958/59)

NAGASAKA G: Models and theories in physics, in: Annals of the Japan Association for Philosophy of Science 5, (1) 21–36 (1976)

NAGORSEN G, WEISS A: Der Modellbegriff in der anorganischen Chemie, in: Studium Generale 18, 262–268 (1965)

NALSIN P: Analogies, homologies et modèles, in: Dialectica 17, 215–239 (1963)

NAUMER H: Atommodelle – ihre genetische Entwicklung, in: Der Physikunterricht 3, (3) 13–33 (1969)

NEUJMIN JG: [De l'histoire de l'évolution des représentations et méthodes des modèles, russ], in: Voprosy Istorii Estestvoznaniya i Tekhniki (2) 35–49 (1983)

OPPELT W: Das Verhalten des Menschen und Modellvorstellungen des Ingenieurs, in: Universitas 34, 737–745 (1979)

PARSSINEN TM: Development of the disease model of drug addiction in Britain, 1870–1926, in: Medical History 24, 275–296 (1980)

PAUL S: Wesenszüge der mathematischen Modellierung physikalischer und biologischer Sachverhalte, in: Deutsche Zeitschrift für Philosophie 25, 212–218 (1977)

PERGENS E: Zur Geschichte der anatomischen Augenmodelle und der schematischen Augen zu optischen Berechnungen, in: Janus 14, 435–456 (1909)

PETERS HM: Soziomorphe Modelle in der Biologie, in: Ratio 22–37 (1960)

PETERS HM: Modellbeispiele aus der Geschichte der Biologie, in: Studium Generale 18, 298–305 (1965)

PETRUCCIOLI S: Modello meccanico e regole di corrispondenza nella costruzione della teoria atomica, in: Physis 23, 555–579 (1981)

PHILIPPOVICH E v: Anatomische Modelle in Elfenbein und anderen Materialien, in: Sudhoffs Archiv 44, 159–178 (1960)

PREMUDA L: The waxwork in medicine: an example of cultural feedback, in: Imago 48, 17–24 (1972)

PUTNAM H: Models and reality, in: Journal of Symbolic Logic 45, 464–482 (1980)

REDHEAD M: Models in physics, in: British Journal for the Philosophy of Science 31, 145–163 (1980)

REINHARDT K: Geschichte des Schiffbaues an Modellen sichtbar gemacht. Denkmale der Schiffbaugeschichte oder Spielball der Unkenntnis und Willkür?, in: Technikgeschichte 29, 44–52 (1940)

REITZER A: Allgemeine Modelltheorie, in: Zeitschrift für Philosophische Forschung 29, 257–270 (1975)

RICHARDS R: Why Darwin delayed. Or interesting problems and models in the history of science, in: Journal of the History of the Behavioral Sciences 19, 45–53 (1983)

RITTER G: Das geburtshilfliche Phantom im 18. Jahrhundert, in: Medizinhistorisches Journal 1, 127–143 (1966)

RITTER G: Zur Entwicklung des geburtshilflichen Phantoms im 19. und 20. Jahrhundert, in: Medizinhistorisches Journal, 1, 224–234 (1966)

ROBOTTI N: La genesi del modello di Bohr sulla costituzione dell'atomo: generalizzazione teorica e base empirica, in: Physis 18, 319–341 (1976)

ROSENBLUETH A, WIENER N: The role of models in science, in: Philosophy of Science 12, 316–321 (1945)

RUBEN P, WOLTER H: Modell, Modellmethode und Wirklichkeit, in: Deutsche Zeitschrift für Philosophie 17, 1225–1239 (1969)

RUSE M: The value of analogical models in science, in: Dialogue 12, 246–253 (1973)

RUSE M: The nature of scientific models: Formal v. material analogy, in: Philosophy of the Social Sciences 3, 63–80 (1973)

ROTHSCHUH KE: Zwei Beiträge zur allgemeinen Krankheitslehre, Stuttgart 1973

ROTHSCHUH KE: Commentary ... on the importance of models in physiology, in: Scientific change, hg. v. CROMBIE AC, London, S. 590–596 (1963)

SAATY ThL, ALEXANDER JM: Thinking with models. Mathematical models in the physical, biological, and social sciences, Oxford 1981

SCHADEWALDT H: Medizinhistorische Betrachtungen zu einigen Modellvorstellungen von der Funktionsweise des Nervensystems, in: Nordrhein-Westfal. Landesamt Forsch. Jb. 481–512 (1967)

SCHADEWALDT H: Geschichtliche Betrachtungen über Modellvorstellungen der Nierenfunktion, in: Verhandlungen der Deutschen Gesellschaft für Innere Medizin 74, 16–27 (1968)

SCHAEFER G, TROMMER G, WENK K, Hg: Denken in Modellen, Braunschweig 1977

SCHAEFER H: Allgemeine Modellfindung, in: BLOHMKE M, FEEBER C v, KISKER KP, SCHAEFER H, Hg: Handbuch der Sozialmedizin, Bd. 1, Stuttgart, S. 363–380 (1975)

SCHMAUDERER E: Wandlungen in der Lebensmittelbeurteilung im 19. Jahrhundert. Modellbetrachtung am Beispiel der künstlichen Färbung, in: Technikgeschichte 41, 201–226 (1974)

SCHMIDT JU: Zur Invarianz und Vergleichbarkeit von Intelligenzstrukturmodellen, Diss. phil., Berlin 1981

SCHÜRMANN HW: Theoriebildung und Modellbildung, Wiesbanden 1977

SCHWABHÄUSER W: Modelltheorie, Bd. 1–2, Mannheim 1971/72

SEELIGER R: Analogien und Modelle in der Physik, in: Studium Generale 1, 125–137 (1947/48)

SETERS WH van: Anatomische Oogmodellen uit de 17e en 18e eeuw, in: Nederlands Tijdschrift voor Geneeskunde 90, 1320–1330 (1946)

SHIBLES WA: Metaphor. An annotated bibliography and history, Whitewater, WJ, 1971

SILOMON H: Modelle in der Medizin – Modelle in der Sozialversicherung, in: Medizin Mensch Gesellschaft 11, 187–202 (1986)

SIMON B: Models of mind and mental illness in ancient Greece, in: Journal of the History of the Behavioral Sciences 2, 303–314 (1966), 8, 389–406 (1972), 9, 3–17 (1973)

SPECTOR M: Models and theories, in: British Journal for the Philosophy of Science 16, 121–142 (1965)

STAASS G: Zur erkenntnistheoretischen Bedeutung der Modellmethode in der Biologie, Diss. phil., Berlin 1962

STACHOWIAK H: Über kausale, konditonale und strukturelle Erklärungsmodelle, in: Philosophia Naturalis 4, 403–433 (1957)

STACHOWIAK H: Gedanken zu einer allgemeinen Theorie der Modelle, in: Studium Generale 18, 432–463 (1965)

STACHOWIAK H: Allgemeine Modelltheorie, Wien 1973

STACHOWIAK H: Der Modellbegriff in der Erkenntnistheorie, in: Zeitschrift für allgemeine Wissenschaftstheorie 11, 53–68 (1980)

STEINBUCH K: Realität und Modell, in: Philosophie und Kybernetik, hg. v. STEINBUCH K, MOSER S, München, S 136–150 (1970)

STEPAN NL: Race and gender: The role of analogy in science, in: Isis 261–277 (1986)

STOFF VA: Modelirovanie i filosofija, Moskau u. Leningrad 1966, dt: Modellierung und Philosophie, Berlin (Ost) 1969

SUPPES P: A comparison of the meaning and uses of models in mathematics and the empirical sciences, in: Synthese 12, 287–301 (1960); auch in: Synthese Library 3, 163–177 (1961)

SWANSON JW: On models, in: British Journal for the Philosophy of Science 17, 297–312 (1967)

TARSKI A: Contributions to the theory of models, in: Indagationes Mathematicae 16, 572–588 (1954), 17, 56–64 (1955)

TATARKIEWICZ K: Modèles et systèmes déductifs, in: Dialectica 16, 275–298 (1962)

TEMKIN O: Metaphors of human biology, in: R.C. STAUFFER, Hg.: Science and civilization, Madison, WI, S 167–194 (1949)

THAEMER V: Ein Kreislaufmodell um 1850, in: Medizinhistorisches Journal 8, 323–327 (1973)

THEOBALD DW: Models and method, in: Philosophy 39, 260–267 (1964)

THOM R: D'un modèle de la science à une science des modèles, in. Synthese 31, 359–374 (1975); engl. in. Theoria to Theory 10, 287–302 (1977)

TÖRNEBOHM H, RADNITZKY G: Forschung als innovatives System: Entwurf einer integrativen Schweise, die Modelle erstellt zur Beschreibung und Kritik von Forschungsprozessen, in: Zeitschrift für allgemeine Wissenschaftstheorie 2, 239–290 (1971)

TOPITSCH E: Mythische Modelle in der Erkenntnislehre, in: Studium Generale 18, 400–418 (1965)

TROCCHIO F di: La fisica della mente come modello della collaborazione interdisciplinare fra le neuroscienze (Approccio storico), in: Medicina nei Secoli 12, 423–440 (1975)

UBBINK JB: Model, description and knowledge, in: Synthese 12, 302–319 (1960); auch in: Synthese Library 3, 178–194 (1961)

USCHMANN G: Die Naturgeschichte des biologischen Modells, in: Nova Acta Leopoldina, N.F., 33, 43–64 (1968)

VEITH I: The medicine doll with bound feet, in: Medical Heritage 2, (1) 63–69 (1986)

VERSCHUER O v: Modelle in der humangenetischen Forschung, in: Studium Generale 18, 334–338 (1965)

WAERDEN BL van der: Mathematische Modelle in der Biologie, in: Nova Acta Leopoldina, N.F., 33, 64–72 (1968)

WARTOFSKY MW: Models, metaphysics and the vagaries of empiricism (1965), in: Boston Studies in Philosophy of Science 48, 24–39 (1979)

WARTOFSKY MW: Models. Representation and the scientific understanding, Dordrecht u. Boston 1979

WARTOFSKY MW: The model muddle: Proposals for an immodest realism (1966), in: Boston Studies in Philosophy of Science 48, 1–11 (1979)

WEERDA J: Untersuchungen zum Modellbegriff in der Chemie. Eine empirische Untersuchung bei Schülern, Frankfurt a.M. 1982

WEIL KG: Modellbildung in der physikalischen Chemie, in: Studium Generale 18, 257–259 (1965)

Wendler G: Über einige Modelle in der Biologie, in: Studium Generale 18, 284–290 (1965)

Wilkie JS: Galton's contribution to the theory of evolution with special reference to his use of models and metaphors, in: Annals of Science 11, 194–205 (1955)

Willer J: Die methodische Funktion von Modellen, in: Philosophische Perspektiven 3, 250–265 (1971)

Wüstneck KD: Zur philosophischen Verallgemeinerung und Bestimmung des Modellsbegriffs, in: Deutsche Zeitschrift für Philosophie 11, 1504–1523 (1963)

Wüstneck KD: Einige Gesetzmäßigkeiten und Kategorien der wissenschaftlichen Modellmethode, in: Deutsche Zeitschrift für Philosophie 14, 1468–1476 (1966)

Ziemski S: Towards a new model of science, in: Zeitschrift für allgemeine Wissenschaftstheorie 7, 340–347 (1976)

**Modelle in der Medizin**

Hans Schaefer

## Einleitende Bemerkungen über die besondere wissenschaftstheoretische Lage der Medizin und ihr Modell-Bedürfnis

Der wissenschaftlich arbeitende Mediziner hat es mit zwei Aufgaben zu tun, die ihm schon von der Etymologie des Stammes MED und des Wortes Medizin zugewiesen werden und mit denen sich die Medizin in allen Phasen ihrer Geschichte beschäftigte: sein Geschäft ist, dem Heilen (mederi) den Weg zu bereiten, also auf Praxis, Anwendung bedacht zu sein. Medizin ist eine Handlungswissenschaft. Der Mediziner hat es aber ebenso mit dem meditari, dem Nachdenken, zu tun, als dessen Ergebnis er Anleitungen zu seinem Handeln erwarten darf. Das Nachdenken über die Möglichkeiten des Handelns führt ihn zu einer Reihe von Fragen, deren Beantwortung nicht so ohne weiteres gelingt.

– Erstens entdeckt er, daß sein Handeln sich auf einen Zustand der Hilfsbedürftigkeit seiner Mitmenschen erstreckt, den man Krankheit nennt, der sich aber zum Glück als systematisch erforschbar dadurch erweist, daß dieser Zustand sich in definierbare, klassifizierbare Phänomene einteilen, also ordnen läßt. Diese Ordnung gebietet es, die Methode der Zu-Ordnung, die Diagnose, zu entwickeln, die zugleich Ordnungsbringerin und Handlungsbestimmerin ist: Beurteilung und Handlung sind ihre Prinzipien (WIELAND 1975, S. 41).

– Er entdeckt zweitens, daß es Prinzipien dieser Diagnose gibt, welche auf die Ermittlung einer Krankheits-Ursache hinauslaufen. Diese Prinzipien haben die Medizin keineswegs immer bestimmt. KOCH (1920) hat den Entwicklungsweg der Diagnose skizziert. Er stellt fest, daß die Therapie älter ist als die Diagnose, trotz der heute gültigen Einsicht, daß Gott vor die Therapie die Diagnose gesetzt hat. Und daß die diagnoselose Therapie in bestimmten Fällen bis heute noch geübt wird, kann man bei GROSS (1969, S. 2ff) nachlesen.

– Er entdeckt dann sehr bald, daß schon der Patient mit Hypothesen kausalen Charakters zu seinem Arzt kommt, und der Patient eine Bestätigung oder Korrektur dieser Kausalvorstellungen erwartet.

– Er sieht sich mit den technischen Möglichkeiten kausaler Hypothesen-Klärung konfrontiert. Der Sitz der Krankheit ist eine erste Feststellung, welche mindestens die Kausalität der Symptome klärt. MORGAGNI hat 1761 bekanntlich in seinem grundlegenden Werk, übrigens in hohem Lebensalter, „de sedibus et causis morborum“ diesen Gedanken entwickelt, und es ist faszinierend zu lesen, wie moderne Neurologen den Sitz der Störung im Nervensystem als Ursache definierbarer Krankheitsphänomene beschrieben haben (C. u. O. VOGT 1937).

– Er entdeckt aber sehr bald, daß der Sitz von Störungen (morphologisch oder funktionell definiert) eine kausale Interpretation in der Regel nur hinsichtlich der *Symptome* gestattet. Es bleibt bei fast allen topologischen Diagnosen die Frage offen, wodurch die Störung am Sitz der Krankheit entstanden sei.

– Er erinnert sich in diesem Zusammenhang des revolutionären Panoramawandels der Krankheiten und der Tatsache, daß noch zu VIRCHOWs Zeiten Krankheit auf sichtbare und also „demonstrierbare" Ursachen beziehbar war. MORGAGNIs „Sitz der Krankheit" ist vermutlich mit dem, was wir heute unter „Sitz" oder „Krankheit" verstehen, identisch. Auch der logische Inhalt der beiden Begriffe ist bis zu VIRCHOWs Cellularpathologie (1858) gültig geblieben. Diese einsehbare Krankheitslehre bedurfte einer interpretativen Hilfe ihrer Theorien, wie wir sie hier als Modelltheorie darstellen werden, in einem weit geringeren Maße als die Krankheitslehre der Gegenwart. HARTMANN (1987) hat die Einfachheit der alten Ursachenlehre dadurch einsehbar gemacht, daß er darauf verwies, daß in der Ursachenlehre der beiden vorausgehenden Jahrhunderte immer die „causa prima" im Vordergrund stand, also (im modernen Sprachgebrauch) das einer krankhaften Veränderung unmittelbar voraufgehende Glied einer, wie wir heute wissen, immer langen und oft endlosen Kette von Ursachen der Ursachen, die wir heute den „Kausal-Regress" nennen. LEIBNITZ schildert das Prinzip der causa prima in einem Brief an Varignon sehr anschaulich, was dann als „Kontinuitätsprinzip" (von seinem Herausgeber Cassirer) bezeichnet wurde (LEIBNITZ 1924, II. S. 74). In einer Zeit, in der die Krankheiten fast ausschließlich Infektionen, Tumoren oder Verletzungen waren, war dieser „Verzicht", wie HARTMANN (1987) es nennt, nach den *ersten* Ursachen der Krankheiten zu forschen, wohl eine pure Selbstverständlichkeit. Jede Krankheit folgte in der Regel aus einer Veränderung, die ihr unmittelbar vorherging.

– Man wird sich auch der großartigen Einteilung VIRCHOWs erinnern, der die zellulären Veränderungen der Krankheiten als „Neubildungen" begriff, die entweder, als homologe Neubildungen, das Bestehende zwar auch zunächst destruktiv beseitigen, aber durch gleich strukturiertes und funktionierendes Material ersetzen. Oder eine Neubildung, die er als heterologe bezeichnet, destruiert das Bestehende unter Ersatz durch funktionell Unbrauchbares oder Schädliches, also Malignes (VIRCHOW 1858, S. 393). Diese nosologischen Darlegungen sind unmittelbar verständlich, was auch ihren enormen Siegeszug in der zeitgenössischen Medizin begründet hat.

– Diese Reduktion der Ursachen von Lebenserscheinungen und Krankheiten auf die zelluläre Ebene bedeutete, daß man mit dem Mikroskop beobachten konnte, wie das Normale und Pathologische entsteht. VIRCHOWs Buch ist eine Ansammlung von Beispielen dieser Art. Natürlich hat auch VIRCHOW gewußt, daß ein Organismus zwar aus Zellen besteht, daß deren Zusammenwirken aber einer besonderen Erklärung bedarf, weil die „Zusammensetzung eines größeren Körpers immer auf eine Art von gesellschaftlicher Einrichtung herauskommt, eine Einrichtung socialer Art" (VIRCHOW 1958, S. 12). Bezeichnend ist aber, daß er diese „sociale" Art der einzelnen Zelle zuschreibt, wie er wohl auch glaubte, daß die Eigenschaften einer Gesellschaft aus den Eigenschaften ihrer Individuen ableitbar sind. Der Aspekt der „Gestalttheorie", daß das Ganze mehr ist als seine Teile, war noch nicht geboren worden, und an anderer Stelle der Cellularpathologie betont er ausdrücklich, daß das Gehirn nicht „als Centrum aller organischen Thätigkeiten" anzusehen sei. Eine solche Krankheitslehre war wohl in ihren Details kompliziert, in der allgemeinen Theorie aber einfach. Daß VIRCHOW dann die sozialen Ursachen der Krankheiten beschrieb, floß nicht aus seiner Ursachenlehre, sondern aus der Einsicht eines guten Beobachters über die hygienischen Zustände seiner Zeit.

– Diese Krankheitslehre hatte sich schon zu VIRCHOWs Zeiten vieler Kritik zu stellen, wovon JACOB (1967) ausführlich berichtet. Daß aber die Krankheitslehre in zunehmendem Maße immer komplizierter werdender Verständnishilfen bedurfte, war die Folge zweier Entwicklungen. Die erste dieser Entwicklungen besteht in der Komplizierung des Details, mit immer weiterer Verlagerung der Prozesse einerseits in die Chemie, also das nicht mehr Sichtbare, andererseits in die Psychophysiologie, also das nicht mehr unmittelbar Verständliche. Beide Aspekte werden weiter kompliziert durch die zu VIRCHOWs Zeiten noch nicht ins wissenschaftliche Bewußtsein getretene Tatsache einer historischen Entwicklung, die sich in den langen Zeiträumen der Chronifizierung von Krankheit jeder direkten Beobachtung entzieht. Es sind diese drei Faktoren, die Ausdehnung der Medizintheorie ins Unsichtbare, ins Systemische einschließlich des Psychischen, und ins Historische, was eine neue Form der „Verständlichmachung" medizinischer Probleme und Tatsachen erfordert.

Für die wissenschaftliche Medizin äußert sich diese zunehmende Komplikation insbesondere darin, daß für alle medizinischen Phänomene die Frage ihrer Verursachung immer komplizierter wird, eben diese Verursachung aber der Schlüssel zu jeder Diagnose und Therapie ist. Bedenken wir, daß Ursachen einfach nur so festzustellen sind, wie es die klassische Experimentalphysik tat, daß der Experimentator einen Eingriff in die Natur vornimmt, der als Ursache der durch ihn bewirkten Folgen unmittelbar evident ist. Dieser einfache Verursachungs-Mechanismus mag noch in gewissem Umfang durch die Beobachtung ersetzbar sein, wie ein Gebilde unter unseren Augen, wenn auch durch Hilfe fremder Kräfte, entsteht. Wo aber weder die Handlung noch die Beobachtung als Erklärung denkbar sind, bleibt das Entstehen der Phänomene auf Erklärungen angewiesen, welche das Anschauliche und Evidente durch bestimmte Vorstellungen ersetzen. Solche Vorstellungen wollen wir Modelle nennen. Wir sagen: Vorstellungen, nicht Annahmen, nicht Erkenntnisse, also weder willkürliche logische Akte noch uns von außen her zugebrachte Vermehrungen unseres Wissens. Wir sind es zwar, die sich das Vorgestellte vor ein inneres Auge zaubern, aber es ist eine nur dem analysierenden Verstande entspringende Konstruktion davon, wie der vorgestellte Gegenstand oder Prozeß entstanden sein könnte. Daß solche Vorstellungen auf frühere Erlebnisse zurückgreifen, ist sicher. Sie sind eine Mischung von Analogien und vorgegebenen (erlernten) Denkmustern. Dies näher auszuführen, ist Sache der folgenden Seiten.

– Die Modelle der zellulären Prozesse sind nicht nur von CREMER (1985) schon dargestellt worden. Sie überschreiten auch die Fachkompetenz des Autors. Wir werden uns daher auf grundsätzliche Überlegungen zur Modelltheorie der Zelle beschränken und den Nachdruck der Darstellung auf jene medizinischen Probleme legen, welche die ärztlichen (ätiologischen, diagnostischen, therapeutischen) Fragen betrifft.

– Die Krankheit des Menschen ist durch eine Besonderheit ausgezeichnet, mit der sich die Medizin von allen anderen Wissenschaften unterscheidet. Alle medizinischen Phänomene spielen sich am Menschen ab. Dieser ist aber nicht nur der mit Abstand komplizierteste Gegenstand, welcher einer Wissenschaft vorgegeben werden kann und also schon aus diesem Grunde nur selten eine einsehbare Ursach-Wirkungsbeziehung für die bei ihm auftretenden Phänomene entdecken läßt. Der Mensch hat Leib und Seele, was immer wir auch unter „Seele" verstehen. Seele ist nur durch Selbstbeobachtung erfahrbar, also grundsätzlich in keiner ihrer Äußerungen meßbar. Es gehört aber zu den elementarsten Erfahrungen des Menschen, daß Leib und Seele wechselseitig aufeinander „einwirken", wobei der Ausdruck „Einwirken" rein phänomenologisch – im Sinne des Psychophysischen Parallelismus – verstanden wird. Dieser Leib-Seele-Zusammenhang bedeutet, daß die Medizin nicht nur die beiden Dimensionen Leib und Seele als Forschungsfeld besitzt, sondern als dritte Dimension deren Wirkungsgefüge (SCHAEFER 1990). Diese Leib-Seele-Problematik bedarf also zu ihrer Einsehbarmachung ebenfalls besonderer Analoga, Bilder oder Deutungen, die wir zu den Modellen rechnen.

Modelle sind also einerseits Hilfskonstruktionen des analysierenden Verstandes, welche diesem Verstand die Möglichkeit eröffnen, einen Zusammenhang einzusehen und damit zu „verstehen", wobei Verstehen etwas anderes meint als Erkennen von einfachen experimentellen Ursach-Wirkungs-Zusammenhängen. Sie sind gleichsam der Versuch, sich gedanklich an die Stelle dessen zu setzen, der durch seinen uns unbeobachtbar bleibenden Eingriff die zu erklärende Folge hervorgebracht hat.

Modelle sind also, so dürfen wir es zusammenfassend definieren, *demiurgische Konzepte des Verstehens.* Sie versuchen also, in die Unerkennbarkeiten der Natur, d.h. der Entstehung ihrer Gebilde und der Funktion dieser Gebilde, einen „Verstand" einzuführen, der diese Gebilde verursacht haben könnte. Das heißt natürlich, daß Modelle immer dort entwickelt werden müssen, wo der Naturvorgang oder der natürliche Gegenstand in seiner Entstehung oder Funktion nicht unmittelbar beobachtet werden kann. Beim Entstehen mag die Entstehungszeit zu lang, die Summe der Ursachen zu vielfältig oder zu unmeßbar klein sein. Bei der Funktion (die wir hier schon mit dem allgemeineren Begriff des „Verhaltens“ kennzeichnen wollen) mögen die Determinanten und Wechselwirkungen zu klein, zu schnell, zu schwach oder auch zu mannigfaltig sein. Das Modell ist eine „geistige Nachahmung biologischer Tatsachen“, wie es TAUTU u. WAGNER (1987) ausdrücken, und diese Nachahmung kann sich den Demiurgen sowohl formal, z. B. mathematisch, oder struktural (z. B. morphologisch) oder funktional (z. B. physikochemisch oder physiologisch) am Werke befindlich vorstellen. Immer aber ist es der Versuch, das, was wir von uns selbst als handelnde Hervorbringung direkt verstehen, in dem unerkennbar Unverstandenen in analoger Form zu ersetzen.

Modelle haben also immer die „Tatsachen“ verständlich zu machen, welche von der Forschung ständig erweitert oder neu entdeckt werden. Deshalb sind Modelle also immer Bilder von zeitgebundener Gültigkeit, welche Bedürfnisse menschlichen Orientierens und Handelns befriedigen. Sie sind kein Ausweis dessen, was man eine „wissenschaftliche Wahrheit“ nennen möchte, und es ist zu bezweifeln, ob es eine solche Wahrheit in endgültiger Form überhaupt gibt. Diese Skepsis ist auch deshalb angebracht, weil schon die Gültigkeit einer „wissenschaftlichen Tatsache“ nicht so groß ist, wie man oft meint (FLECK 1980).

Diese Einleitung ist, wenn man so will, der Versuch, selbst ein Modell der Modelle zu konstruieren, mit Hilfe dessen das, was im folgenden vorgetragen wird, unmittelbar verständlich erscheinen sollte.

Diese Einleitung gibt kein vollständiges Konzept dessen, was Modelle sind, aber sie gibt die wesentlichen Charakteristika von Modellen wieder. Sie zeigt überdies, warum Modelle in der Ursachenforschung der Medizin besonders hilfreich und fast immer unerläßlich sind. Mehr als diese Hilfe zur Einführung in das Thema will diese Einleitung nicht sein.

Es muß aber in dieser Einleitung insbesondere darauf hingewiesen werden, daß die Modelltheorie, die hier entwickelt wird, zwar eine allgemeine Anwendbarkeit aufweisen sollte, ein Ziel, das zu erreichen hoffentlich gelungen ist, daß aber die Beispiele, die hierzu benutzt werden, dem begrenzten Erfahrungsbereich des Autors, nämlich der Physiologie und der Sozialmedizin, entnommen werden.

Daß der Begriff des „Modells“ hier relativ weit gefaßt wird, läßt sich nur mit dem Ergebnis dieser Darstellung entschuldigen. Nur in dieser Weite konnte das erreicht werden, was soeben als Sinn eines Modells skizziert wurde: die Medizin insgesamt in ihren „Verständnis-Grundlagen“ einsehbarer zu machen.

# 1 Darlegung der Ecken, an denen wir uns stoßen (der „Probleme")

## 1.1 Der Weg um die Ecken

In dieser Schrift über Modelle in der Medizin soll eine Frage behandelt werden, die man heutzutage gerne der sog. Wissenschaftstheorie zuordnet. Diese Theorie, erst seit wenigen Jahrzehnten als solche etabliert, behandelt jene Fragen, die der Forscher für sich selbst eigentlich schon immer beantwortet hatte, ohne sich der Tatsache bewußt zu sein, daß hier etwas besonders Wichtiges in seinem Verstande bedacht wird. Die praktische Brauchbarkeit solcher Theorien ist denn auch erstaunlich gering, und vermutlich haben auch einige sehr erfolgreiche Wissenschaftler nie ein Buch über die Theorien dessen gelesen, was sie täglich tun.

So ähnlich ergeht es auch der Theorie der Modelle. Modelle sind etwas, das alle Wissenschaftler von Rang ständig in ihrer täglichen Arbeit produzieren, ohne daß sie einen Gedanken an diese besondere Seite ihrer Denktätigkeit verschwenden. Es könnte also als eine müßige Spielerei betrachtet werden, sich mit der Theorie der Modelle zu beschäftigen. Um dieses Eingeständnis vorwegzunehmen: auch die hier vorgelegten Bemühungen um das Denken in Modellen werden die Medizin nicht revolutionär umgestalten. Wir möchten aber glauben, daß es einige Einsichten gibt, welche aus einer Auseinanderlegung („Analyse") von Modellen folgen, und zu einigen Erleichterungen in der Erforschung von Krankheiten führen. Die Richtigkeit dieser Annahme kann natürlich erst am Ende dieses Büchleins geliefert werden. Der geduldige Leser muß freilich bis zu diesem Ende hingehalten werden und der Autor hofft, daß ihn sein Optimismus nicht getäuscht hat, wenn er annimmt, daß es so geduldige Leser gibt.

Beginnen wir mit einer Gewissensfrage, die uns überraschen mag. Warum forschen wir? Die Frage stellt sich vielleicht nicht jeder Forscher, weil seine Initiative ihn zu solcher Frage gar nicht kommen läßt. Sollte die Frage dennoch in einer stillen Stunde auftauchen, so wird sich herausstellen, daß die Antwort nicht auf der Hand liegt, es sei denn, man betreibe seinen Beruf nach dem bekannten Worte von den „Brotgelehrten". Wer nach den höheren Weihen der Wissenschaft strebt, muß sich hier wohl etwas einfallen lassen. KARL POPPER beginnt sein großes Werk über Wissenschaftstheorie, die „Logik der Forschung", mit der apodiktischen Feststellung, die Tätigkeit des Forschers bestehe darin, „Sätze oder Systeme von Sätzen aufzustellen und systematisch zu überprüfen; in den empirischen Wissenschaften" (zu denen die Medizin wohl sicher zählt, füge ich hinzu) „sind es insbesondere Hypothesen, Theoriesysteme, die aufgestellt und an der Erfahrung durch Beobachtung und Experiment überprüft werden (POPPER 1982, S. 3).

Nun habe ich den Eindruck, der freilich durch keine Epidemiologie über die Psychologie der Forscher bestätigt ist, daß diese Formulierung mindestens nicht den Tatbestand des täglichen wissenschaftlichen Arbeitens beschreibt und gewiß nicht den des ärztlich denkenden Wissenschaftlers. Nicht einmal Physiologen folgen dieser apodiktischen Aussage. Warum wir forschen? Wir wollen als Ärzte wissen, woher die Krankheiten kommen, und was wir, daraus ableitbar, gegen sie unternehmen können. Aber ist diese Art zu forschen nicht doch mit dem identisch, was Popper so hochtrabend schildert? Ich glaube nicht, denn das, was die Tatsachen von Poppers Theorien unterscheidet, ist die psychologische Grundlegung des wissenschaftlichen Arbeitens in der Medizin. Natürlich kommt am Ende heraus, daß wir „Sätze aufstellen", aber wir pflegen sie nicht systematisch zu überprüfen. Popper stellt den Zeitablauf auf den Kopf. Erst überprüfen wir Beobachtungen, die wir als regelmäßig, nach einiger Zeit als gesetzmäßig vorkommend bezeichnen, und wenn daraus schließlich der Lehrsatz formuliert worden ist, so halten wir ihn für überprüft. Zu dieser psychologischen Glanzleistung, die uns zugleich mit dem Gefühl einer sicheren Deutung von Erfahrung beglückt, gelangen wir, indem wir uns von den Erfahrungen eine gewisse Vorstellung machen, nach denen sie insgesamt gedeutet werden könnten. Diese, mehr oder weniger deutlichen, Vorstellungen von dem, was als „reale Außenwelt" unseren Beobachtungen zugrunde liegen könnte, nennen wir vorerst einmal versuchsweise „Modelle".

Doch zurück zu unserer Eingangsfrage: Warum forschen wir? Offenbar zur Erreichung einfach zu definierender Ziele. Wir wollen zunächst nur von der Medizin, also der Lehre von den Krankheiten sprechen. Wir wollen wissen, woher die Krankheiten kommen. Wir wollen das wissen, noch ehe wir die Krankheiten definiert haben. Der Patient klärt uns zunächst über zwei Grundphänomene des Krankseins auf. Er „hat etwas" (ein „Symptom") oder „es fehlt ihm was" (ein „Defekt"). Von beiden den unmittelbaren Grund zu finden, ist unser Bestreben. Dieser „Grund" ist, wenn wir es wissenschaftstheoretisch nehmen, die Herkunft, nicht die „Ursache" der Krankheit. Mein Husten kommt von einer „Erkältung", mein Infarkt von etwas, das sich mir, dem Kranken, bereits in vielfältigen Verdächtigungen widerspiegelt, Verdächtigungen, die selten etwas mit dem zu tun haben, was ein Forscher als „Ursache" irgendwann einmal definieren mag. Die „primitive" Theorie der „Herkunft" einer Krankheit gründet sich auf die primitive Ermittlung des der Krankheit unmittelbar vorausgegangenen Ereignisses. „Primitiv", weil das *zuerst* Vorzufindende in dem Regreß nach rückwärts, in die Vergangenheit hinein, die unmittelbare Ursache dessen sein könnte, was ich habe oder was mir fehlt. In dieser Hinsicht war die Medizin früherer Jahrhunderte weit entfernt sowohl von Modellen als auch von Theorien. Von dieser „Primitivität" wird das Denken der meisten Menschen, vor allem was ihre Krankheit angeht, bis zur Stunde beherrscht.

Natürlich verfährt die wissenschaftliche Medizin nun ein wenig komplizierter. „Ein wenig", sage ich und meine es auch so. Ein Blick in die Lehre der sog. Krankheitsursachen, die oft in den Lehrbüchern am Anfang der systematischen Schilderung von Symptomen, Diagnostik und Therapie stehen, dieser Blick belehrt uns über folgendes: Entweder stellen wir fest, daß der Patient „etwas hat", einen Tumor, eine Entzündung (nach deren Erreger wir dann suchen), eine auffällige Abweichung von der Norm in Morphologie oder Funktion, deren „Sitz" wir feststellen, ganz nach dem Schema des Morgagni (De causis et sedibus morborum). Oder dem Patienten „fehlt etwas", ein Defekt, den wir meist erst durch die Arbeit der Physiologen haben definieren können. Hormondefekte, Vitaminmangel, Eiweißmangel, und dergleichen mehr. Wir sollten zögern, diese „primitiven" Kausalbetrachtungen bereits „Modelle" zu nennen. Erst die Frage nach den weiteren Ursachen dieser „primitiven" unmittelbaren Ursachen kennzeichnet die moderne wissenschaftliche Medizin. Doch dieser Schritt hat es sofort mit erheblichen Schwierigkeiten zu tun.

Die größte dieser Schwierigkeiten besteht darin, daß uns bei dem nächsten Schritt, fort von Symptomen und Defekten, die unmittelbare Erfahrung verläßt. Sie tut das aus zwei Gründen, denen wir im folgenden immer wieder begegnen werden: Die Sachverhalte, die wir kennenlernen wollen, d. h. die Schritte eines Kausal-Regresses in immer weitere, jeder Ursache selbst voraufgehende Vor-Ursachen, diese Schritte führen uns rasch in das nicht mehr direkt Beobachtbare, weil die Vor-Ursache der unmittelbaren Ursache sich der Beobachtung durch ihre Kleinheit oder durch ihre Zeitdauer entzieht.

Die Mikroskopie war die wissenschaftliche Antwort auf die erste, die Epidemiologie die Antwort auf die zweite Schwierigkeit. Man lernte das Unsichtbare sichtbar zu machen und damit eine „Cellular-Pathologie" zu entwerfen, wie es in besonderer Vollendung, wenn auch keineswegs als erster, VIRCHOW getan hat. Wir lernten mit Hilfe der Epidemiologie den Faktor Zeit in den Griff zu bekommen: Man lernte den unmittelbar nicht mehr zugänglichen „Zusammenhang" von Ursache und Wirkung aus konstruierten Verläufen zu erschließen, welche uns durch die Statistik zu konstruieren ermöglicht wurde. Diese Zeit-Analyse begann mit der Epidemiologie der übertragbaren Krankheiten, doch ist ein ähnlich bedeutender, wenn auch wohl praktisch nicht so unmittelbar wichtiger Erfolg der Epidemiologie der nicht-übertragbaren, chronischen Krankheiten zu verdanken (LILIENFELD u. a. 1966; PFLANZ 1973). Diese Epidemiologie hat uns zwei Begriffe geschenkt, welche die Medizin revolutioniert haben: den Begriff des Risikofaktors und den Begriff der multifaktoriellen Krankheitsentstehung, die beide gedanklich eng miteinander zusammenhängen.

Eine zweite Schwierigkeit wissenschaftstheoretischer Art besteht in der Medizin darin, daß sie mit ihren Gegenständen, anders als die Naturwissenschaft, nicht (oder nur in einem sehr bescheidenen Umfang) experimentieren darf, ohne mit den Gesetzen der Ethik in Konflikt zu kommen.

Auf diesen Wegen (Methoden sind „Wege") war es möglich, die Ursachen vor allem der chronischen Krankheiten in einem weit in die Vergangenheit reichenden

Kausalregreß zu bestimmen. Doch diese Forschung kann sich nur noch begrenzt auf unmittelbare Beobachtung stützen. Sie bedarf des Modells. Warum das so ist, darüber wird im folgenden berichtet. Heute forschen wir also zu dem Zweck, Modelle der Krankheitsentstehung zu finden.

## 1.2 Der Gegenstand der Medizin ist die schwierigste „Ecke“

Dieses ist sozusagen der Weg, die methodische Seite, unseres Problems, Krankheitsursachen zu finden. Doch hat unser Problem auch eine ontologische Seite, wie es alle Wissenschaften haben: denn Wissenschaft bestimmt sich durch die Methoden und Gegenstände, die sie mit diesen Methoden untersucht. Welches ist nun der Gegenstand der wissenschaftlichen Medizin? Hier wimmelt es von vordergründigen Behauptungen. Natürlich ist der Gegenstand der Medizin die Krankheit. Was aber ist „Krankheit“? Ich habe mich mehrfach, aber mit geringem Erfolg, bemüht zu beweisen, daß man den Begriff „Krankheit“ nicht in allgemeiner Form definieren kann (SCHAEFER 1959, 1963, 1976). Diese Unmöglichkeit verheißt nichts Gutes für unsere Grundfrage nach dem Gegenstand der Medizin. Natürlich kann man sich aus der Affaire ziehen und sagen, die Lehre von den Ursachen der Krankheiten sei der Inhalt der Medizin. Aber das stellt uns vor das Dilemma, daß wir nicht wissen, von was denn wir die Ursache erforschen sollen, wenn Krankheit nicht definierbar ist. Unsere Bemerkungen über die „Wege“ der Medizin, die wir vorhin gemacht haben, führen allein auch nicht zum Ziel. Diese Wege waren dazu geeignet, Phänomene auf ihre Ursachen hin zu untersuchen, über die ein Dissens zunächst nicht zu bestehen schien: Es waren die Phänomene, welche dem Arzt in seiner praktischen (aber unreflektierten) Tätigkeit begegnen, und die wir, ebenfalls unreflektiert, Krankheiten genannt haben. Aber die bohrende Frage nach dem „Wesen“ der Krankheit ist damit nicht gelöst. Die Antwort, dieses Wesen bestehe in Abweichungen der normalen Morphologie, ist zwar richtig, aber sie ist offenbar unvollständig. Denn im Arsenal dessen, was irgend ein „Maßgebender“ als Krankheit anspricht, erscheinen viele Dinge, auf welche diese These der Abweichung von normalen Formen sicher nicht zutrifft.

Unsere Schwierigkeiten stammen zunächst allein daher, daß man in der Wissenschaftstheorie, die innerhalb der Medizin entwickelt wurde (ohne daß die Medizin diesen Titel jemals angewandt hätte), den Gegenstandsbegriff der Naturwissenschaft benutzt hat: Wissenschaft hat es mit der Erforschung der „realen Außenwelt“ zu tun, also einer Sache, die für unser Erkenntnisvermögen ein „Objekt“ darstellt: objectum, das uns Entgegengeworfene, In-den-Weg-Gestellte. Diese Wissenschaft führt dann zu „objektiven“ Ergebnissen, indem sie diese Objekte beschreibt.

Die emotionsbeladenen Diskussionen der letzten Jahrzehnte, insbesondere in der „Heidelberger Schule“, belehren uns eines anderen. Hier wird der Gegenstand der Medizin nicht die „Krankheit“, sondern der „kranke Mensch“. So hat es wohl zuerst LUDOLF v. KREHL definiert (v. KREHL 1930, S. VIII). Diese Wendung ins Anthropologische hatte, soviel ich sehe, zwei Konsequenzen. Die erste Konsequenz bestand darin, daß die Medizin ihren *Gegenstand* wo nicht wechselte, so doch in einer Art erweiterte, daß die gängigen Ansichten („Modelle“) der Medizin nicht mehr auf diesen Gegenstand paßten. Denn dieser Gegenstand der Medizin war nun nicht mehr die Zelle RUDOLF VIRCHOWS, sondern der Mensch, der zwar aus Zellen bestand, dessen Wesen und dessen Krankheit aber nur noch unter Ansehung seines Geistes, seiner Umwelt, seiner Gesellschaft zu erfassen war. Die Theorie der Krankheit hatte sich zu ändern. Die zweite Konsequenz bestand darin, daß auch das medizinische *Handeln* sich ändern mußte. Wenn die Funktion des Arztes primär die des Helfers ist (und es auch im Rahmen der Cellularpathologie war), so erstreckt sich seine Hilfe jetzt eben auch auf einen anderen Gegenstand. Nicht nur die Theorie, auch die Praxis der Medizin bedurfte der Neuorientierung.

Um nun auf die kategoriale Gleichsetzung des Gegenstandes der Medizin mit den Gegenständen der Naturwissenschaft zurückzukommen, so bringt uns dieser Gegenstands-Wandel in eine prinzipielle Verlegenheit. Denn wenn es die Naturwissenschaft mit der Erforschung der „realen Außenwelt“ zu tun hat, so paßt unser neuer Medizin-Gegenstand, der Mensch, in dieses Konzept der realen Außenwelt offensichtlich nur mit einem Teil seiner „Natur“. Er paßt nur mit demjenigen Teil, den man mit den Interpretationen von Signalen in Sinnesnerven, in vollständiger Analogie zu den Signalen, die von der Außenwelt künden, zu einem Bild der „realen Außenwelt“, die nun menschlicher Körper heißt, synthetisieren lassen kann. Insofern also, als wir *unserem Körper als Gegenstand* gegenüber treten, können wir naturwissenschaftliche Aussagen von ihm machen. Doch schon bei dem elementarsten Phänomen der Medizin, dem Schmerz, versagt diese Möglichkeit der Modellbildung. Zwar können wir noch feststellen, in welchen Faserarten Signale laufen, die wir als Schmerz empfinden, z. B. in Selbstversuchen bei externer Reizung von Hautnerven, wie sie m. W. als erster HENSEL anstellte (HENSEL 1976; KONIETZNY u. HENSEL 1975). Aber das Qualitative des Schmerzes bleibt dann unerkennbar, und mit dieser Schwierigkeit der Zuordnung von Schmerz und Körperereignissen kämpft jede Theorie des Schmerzes (BERGENER u. a. 1987; LARBIG 1982; ZIMMERMANN u. a. 1984, 1986) und jede Theorie der Sinneswahrnehmung. Auch wenn wir, wie das wissenschaftstheoretisch durchaus legitim ist, auf die in den Sinnesnerven laufenden Impulse die Prinzipien der Informationstheorie anwenden (GRÜSSER 1972; ZIMMERMANN 1987), so ist mit einer solchen Theorie das grundsätzliche Problem, wie aus binären Signalen Modelle der realen Außenwelt entstehen, nicht zu lösen.

Die Schwierigkeiten wachsen ins fast Unüberwindbare, wenn weitere Phänomene des Bereichs „Krankheit“ in unserer Erfahrung auftauchen, z. B. das Phänomen, daß eine Erkrankung, die ich als solche mit Gewißheit erlebe, ihre „Herkunft“ offenbar nicht mehr aus Ereignissen ableiten kann, welche unmittelbar verständlich zu machen sind. Aber schon die Aussage, daß die „Verständlichmachung“ zur Rede steht, deutet darauf hin, daß nun in mein System der Naturbeschreibung ein neues Element eintritt, nämlich das der unmittelbaren Einsehbarkeit („Evidenz“) eines Zusammenhangs, der in der Analyse der „realen Außenwelt“ offenbar so glänzend durch eine Modell-Vorstellung gelingt. Die Potenz naturwissenschaftlichen Denkens endet vor dieser Erfahrung des eigenen Leidens.

Das ist der Grund, warum die sog. naturwissenschaftliche Schulmedizin auch an dieser Barriere haltmachte und Phänomene, die hier zur Einsichtig-Machung anstanden, als Scheinphänomene zurückwies. Es ist eines der wichtigsten Anliegen dieser Schrift, diese Barriere und ihre wissenschaftstheoretische Bedeutung zu analysieren.

Ein zweites Argument entsteht an dieser Stelle. Sobald der Physiker über seine Theorie der „realen Außenwelt“ hinausgelangen und den Menschen mit seiner *subjektiven* Welt in sein System einbauen will, verlassen ihn seine Methoden. Nur die Physiologie könnte ihn jetzt ein Stück weiter tragen, indem sie die Korrespondenzen zwischen der Innenwelt des Menschen und der „realen Außenwelt“ darstellt und einen einsehbaren Zusammenhang beider herzustellen versucht. Es ist für den Physiologen grotesk zu bemerken, mit welcher Ahnungslosigkeit einige Physiker heutzutage beginnen, die Kluft von „realer Außenwelt“ und subjektiver Innenwelt zu überspringen, ohne zu bemerken, daß dieser Sprung notwendigerweise transzendental ist, also unser Deutungsvermögen übersteigt. Ich meine die Versuche, den Geist als ein jeder Materie Innewohnendes zu modellieren.

## 1.3 Die Medizintheorie und die „reale Außenwelt“

Naturwissenschaft und daher auch die bisherige medizinische Wissenschaft befassen sich also nach klassischer Auffassung mit der Erforschung der „realen Außenwelt“. Natürlich weiß jeder Naturforscher, daß wir von der realen Außenwelt nichts wissen. Das PLATONsche Beispiel von den Schatten an der Wand, die allein wir von dieser Welt erkennen können, ist jedem Forscher einmal erzählt worden. Und wäre es nicht so: Jeder Mediziner weiß, daß die Welt, die wir im Bewußtsein als Gegenstand des Erkennens vorfinden, aus binären Signalen entsteht, welche in den Sinnesnerven zentralwärts laufen, sich in nichts anderem als in ihrer zeitlichen Ordnung (Frequenz, Musterbildung), ihrer Dauer (die von der Leitungsgeschwindigkeit abhängt) und der Herkunft der Faser, in der sie laufen, unterscheiden. Mit diesem äußerst mageren Material baut sich unser Bewußtsein die unendliche Vielfalt seiner Erlebnisse auf.

Die soeben getroffene Aussage hat es nun mit einer eigenartigen prinzipiellen Schwierigkeit zu tun. Der Physiologie, der die soeben beschriebene Ansicht von der „Herstellung von Welt“ äußert, kann sich selbst ja auch nur auf die Impulse seiner Sinnesnerven berufen. Wenn er also sagt, daß sein Bewußtsein nur mit diesen binären Bausteinen aufgebaut wird, so sagt er eben etwas über Bausteine aus, was selber aus nichts anderem als diesen Bausteinen besteht. Unsere Kenntnis der

Signale, mit deren Hilfe wir erkennen, stammt nur aus solchen Signalen. Die physiologische Analyse des Erkenntnisvorgangs ist also eine Art petitio principii: sie setzt das Auszusagende voraus.

In dieser mißlichen Situation macht der Wissenschaftler bekanntlich einen salto mortale: Er setzt sich über alle Philosopheme hinweg und praktiziert einen „naiven Realismus", überläßt es dann den Philosophen, die Naivität dieses Realismus mit Metaphysik zu beleuchten, zu kritisieren und vielleicht gar ad absurdum zu führen. Doch was auch immer der Philosoph sagen zu können glaubt, er formuliert seine Ansichten mit denselben Bausteinen, welche die Notwendigkeit des naiven Realismus begründet haben. Es ist hier ganz ähnlich wie mit der Kritik des Kausalgesetzes, die ausschließlich mit den Mitteln kausalen Denkens möglich ist. Der Mensch verfängt sich immer im gleichen Zirkelschluß, den er – je nachdem, wie er ihn wendet – für eine neue Weltansicht hält.

Mit dieser Einsicht sind wir bei unserem speziellen Thema angelangt. Denn zwar können wir nichts von der realen Außenwelt wissen – KANTs Skepsis, das „Ding an sich" sei unerkennbar, ist unwiderlegbar –, aber wir müssen uns dennoch einen Orientierungsrahmen schaffen, innerhalb dessen wir denken und handeln können. Das Wesen dieses Rahmens ist ein Prinzip: daß wir nämlich die Bilder, welche uns die in den Sinnesnerven ankommenden binären Signale vorgaukeln, für bare Münze nehmen und diese Bilder ordnen, zu Abstraktionen von Bildern zusammensetzen, aber immer so, daß die Abstraktion ein Bild desjenigen Teiles der realen Außenwelt bleibt, über den wir uns gerade Gedanken machen. *Diese Bilder* werden wir *Modelle* nennen, wenn bestimmte zusätzliche Bedingungen erfüllt sind.

Die Frage nach der „Richtigkeit" eines Modells stellt sich immer erst dann, wenn das Modell versagt, wenn es also eine Meldung unserer Sinne, eine Erfahrung in unserem Gedächtnis, eine Abstraktion aus Erfahrung nicht mehr in seinen Rahmen einzubauen gestattet. Die Richtigkeit des Modells der zellulären Krankheitsentstehung mußte in dem Augenblick bezweifelt werden, in dem das Erlebnis einer Krankheit (an mir selbst oder an anderen) nicht mehr mit zellulären Begriffen in einem Modell beschreibbar war. Dabei entsteht die typische Situation, daß der Cellularpathologe immer noch sagen kann, daß die Zelle der einzige Ort ist, in dem Krankheit entstehen kann. Ich habe das Gefühl, daß ich diesen Cellularpathologen nicht widerlegen könnte, weil mein Argument, daß er die Phänomene nicht vollständig beschreibt, sofort damit ungültig gemacht wird, daß der Cellularpathologe sich auf die grundsätzliche Begrenztheit *allen* Wissens berufen und glaubhaft versichern kann, eines Tages, wenn die Kenntnisse über die Zelle weit genug fortgeschritten seien, werde er auch das Seelische oder das Menschliche der Krankheit zellulär interpretieren können.

## 1.4 Das Grund-Modell der neuen Medizin

Die in der heutigen Medizin herrschenden Vorstellungen sind freilich nicht auf eine reine Cellularpathologie im Sinne VIRCHOWs zu gründen. Das unbezweifelbar in Leibliches eingreifende Seelische des Menschen wird in seiner Wesensstruktur am ehesten einsehbar durch eine einfache physiologische These, die in modernen Werken in verschiedenen Verbrämungen auftritt. Sie lautet in verkürzter Formulierung so: Das Gehirn des Menschen ist ein Organ, das (wie alle Organe) sich evolutiv und nützlich erwiesen und deshalb zu dem entwickelt hat, was es heute ist. Seine Funktion kann daher primär nicht so etwas wie „Erkenntnis der Außenwelt" sein, sondern besteht darin, das Überleben seines Trägers zu sichern. Dies ist eine uralte physiologische Meinung, wird freilich neuerdings zu einer nur scheinbar neuen Theorie einer Biologie der Erkenntnis erweitert (RIEDL 1981).

Natürlich ist diese Ansicht ein „physiologistisches" Modell. So wird es zum Beispiel der Philosoph oder seine moderne Abart, der Soziologe, gerne nennen. Der Physiologe fragt dagegen, welche Vorteile andere Modelle des Gehirns haben. Sie scheinen nicht sehr groß zu sein.

Das Überleben des Individuums wird – und das ist die erste Erweiterung dieses „existentialistischen" Modells – durch zwei völlig verschiedene Teilfunktionen des Gehirns bewerkstelligt: Die Orientierungsfunktion und die Erzeugung von Trieben, die man als Mensch subjektiv als „Emotionen" erlebt. Die zweite Funktion (der Triebe) ist existentiell fast wichtiger, weil man mit ihr allein zur Not überleben kann. Ohne Antriebe, welche das Handeln überhaupt erst einleiten, ist keinerlei Tätigkeit denkbar, ohne Tätigkeit kein Überleben – weder des Individuums noch der Art. Daß dieses Handeln seine Ziele erreicht, wird durch die andere, die Orientierungsfunktion des Gehirns garantiert.

Diese Darstellung ist ein Modell des Gehirns als Funktionsträger, das sich auf zahllose Beobachtungen stützt, die einzeln zu zitieren ein unmögliches Unterfangen wäre. (Eine hervorragende Einführung in die schon lange bekannten Tatsachen geben die Werke von GELLHORN 1953, 1957, 1967). Aus diesem Modell folgen einige Konsequenzen. Für die Wissenschaft selbst folgt daraus, daß das reine Erkennen als Leistung des Gehirns überschätzt wird. Die absolute Vorherrschaft der Erkenntnistheorie in der abendländischen Philosophie bis in unsere Tage ist eine Einseitigkeit, welche der Korrektur bedarf. Es ist eine „Häresie" in theologischem Sinne. Es folgt weiter daraus, daß alle subjektiven Probleme des Menschen nicht ohne eine Analyse der emotionalen Situationen zu erhellen sind, was bekanntlich das Hauptanliegen der Psychosomatik war und schon zuvor den enormen Erfolg von FREUDs Psychoanalyse begründete.

Wenn also heute eine „ganzheitliche" Medizin gefordert wird, so läßt sich diese Forderung als eine Berücksichtigung dieses Grund-Modells des Menschen begreifen. Eine physiologisch begründete Medizin muß dieses Grund-Modell in ihr System einbauen, also psychosomatisch argumentieren. Mit dieser Feststellung ist nicht gemeint, daß die derzeit vorgelegten Theorien der Psychosomatischen Schulen korrekt sind. Auch sie sind Modelle, deren Anwendbarkeit zu prüfen wäre. Auch kann man mit dieser Darstellung eine einseitige somatische Krankheitslehre nicht einmal in der Psychiatrie widerlegen. Wenn zum Beispiel Kurt SCHNEIDER (1955, S. 15) sagt, „Krankheit *selbst* gibt es nur im Leiblichen, und „krankhaft" heißen wir seelisch Abnormes dann, wenn es auf krankhafte Organprozesse zurückzuführen ist", so ist diese Aussage wieder ein Modell, das von dem Zukunftsscheck lebt, daß man eines Tages für *alles* Seelische leibliche Ursachen wird angeben können. Heute können wir das (noch) nicht, vielleicht werden wir es nie können. Aber wenn wir an irgendeine Form der psychophysischen Korrespondenz glauben, so hat natürlich SCHNEIDER im Grundsatz recht, aber sein Grundsatz ist ein theoretisch wie praktisch schlecht zu handhabendes Modell, auf das wir unser Handeln schwerlich aufbauen können.

Die soeben gemachte Überlegung gibt ein Grund-Modell der Psyche des Kranken, welcher das Objekt der Medizin ist, wieder und stellt so gleichsam den *anthropologischen* Teil des Grundmodells der Neuen Medizin dar. Ihm steht ein anderer Teil zur Seite, welcher die Physis des Menschen in ihrer medizinisch relevanten Natur umfaßt und die denkbaren Krankheitsursachen betrachtet. Wir wollen diese „Ursachen" zunächst im weitest möglichen Sinn definieren, als alles, was als Quell krankhafter Phänomene infrage kommt.

Natürlich sind als Ursachen von Krankheiten zunächst solche zu benennen, welche im Menschen selber begründet sind. Es mag den traditionellen Mediziner überraschen, wenn wir von diesen „inneren" Ursachen nur die genetische Veranlagung des Individuums gelten lassen. Alles andere muß aus der Umwelt stammen. Wenn wir den wohl deutlichsten Punkt eines möglichen Dissenses vorweg nehmen: Wenn das Verhalten des Menschen sicher auch der Quell zahlreicher pathologischer Verläufe ist, so ist Verhalten doch notwendigerweise das Resultat der Auseinandersetzung genetischer, also im genetischen Code determinierter Anlagen mit der Umwelt, vor allem natürlich der sozialen Umwelt.

Da sich Krankheit immer im individuellen Menschen entwickelt, ist sie also notwendigerweise auch das Resultat der Auseinandersetzung genetisch determinierter Anlagen mit der Umwelt, die auf die Physis und Psyche des so angelegten Menschen einwirkt.

Wir lassen dabei die sog. „Willensfreiheit" beiseite, die sich immer auch als Resultat genetischer Vermögen und der sozialen Umwelt in deren Wechselwirkung herausbildet. Was daran als „frei" gedacht werden kann ist das Vermögen, durch vernünftige Reflexion auf Umwelteinflüsse zu reagieren, und ist in der Möglichkeit dieses Vermögens nicht anders als genetisch vorgegeben denkbar.

Versucht man die Quellen pathischer Wirkungen der Umwelt logisch zu ordnen, so wird man das Schema der Tabelle 1 (S. 45) mühelos entwerfen können.

Dieses Schema enthält alle denkbaren Formen von Umwelt-Einwirkungen. Es zeigt zugleich, bei der heute vorgefundenen Seltenheit infektiöser oder parasitärer Erkrankungen oder physischer Umwelt-Insulte, daß die soziale Umwelt des Menschen offenbar die wesentlichste Bedeutung für die Auslösung von Krankheit ha-

**Tabelle 1.** Schema der denkbaren „Ursachen“ krankhafter Prozesse

1. Genetische Ursachen
2. Umwelt-Einwirkungen
   2.1 Einwirkungen der physischen Umwelt (Energetische Wirkungen, Wärme, Strahlung, mechanische Energie, z. B. durch Erdbeben oder Wasserbewegungen)
   2.2 Einwirkungen der biologischen, nicht-menschlichen Umwelt (Viren, Bakterien, Pflanzen, Tiere)
   2.3 Einwirkungen der sozialen (menschlichen oder durch Menschen veränderten) Umwelt
      2.3.1 Einwirkungen der technisch veränderten Umwelt
      2.3.2 Einwirkungen durch Determination von Verhalten (Konsum, Sitten, etc.)
      2.3.3 Einwirkungen durch Erzeugung von psychosozialen Reaktionen (z. B. psychosozialem Streß)
      2.3.4 Einwirkungen durch Formung der Persönlichkeit
3. Die Kombination von 1 und 2, d. h. genetisch bestimmte Empfindlichkeiten auf Umwelt-Einwirkungen

ben muß, wenn man sie genügend weit definiert, z. B. auch die Technik ihr subsumiert.

Der heutige Arzt wird in dieser Tabelle die üblichen, im Lehrbuch definierten Krankheitsursachen nicht wiederfinden. Wir werden diese Tatsache später (Kap. 5.2) ausführlich erklären. An dieser Stelle sei nur soviel gesagt, daß alle in der klinischen Medizin angegebenen sog. Ätiologien, sofern sie nicht in dieses Schema passen, auf ihre Entstehung hin hinterfragt werden müssen. Das Schema besagt also u. a., daß die Ätiologienlehre der Medizin unvollständig sein muß. Hiermit ist wiederum nicht gemeint, daß man alle Ursachen der Krankheit schon kennt. Aber viele scheinbar wohlbekannte Ursachen sind „Scheinursachen“, die selber einer Erklärung ihrer Entstehung bedürfen.

Dieses Schema stellt, mit dem Schema der Rolle des menschlichen Gehirns zusammen, ein Modell der Krankheit dar, das diesen Namen vielleicht noch nicht verdient, wenn ein Modell als ein Mittel verstanden sein will, das in jedem Fall sonst schwer Verständliche verständlicher zu machen. Es ist ein Ordnungs-Modell, ein „erdachtes“ Modell von extrem grober Struktur, das nur die Probleme der Medizin in ihrer letzten logischen Konsequenz zu ordnen versucht.

## 1.5 Modelle und „Gestalten“

In seiner Modelltheorie der Zellphysiologie macht CREMER (1985, S. 9) auf einen interessanten historischen Umstand aufmerksam, daß nämlich TH. KUHN seinen Begriff des wissenschaftlichen Paradigmas unter dem Eindruck der Gestalttheorie entworfen habe (vgl. KUHN 1978, S. 35). Paradigmata und Modelle haben, wie sich zeigen wird, vieles gemeinsam und unter anderem ihre Verwandtschaft mit dem, was man heute „Gestalt" zu nennen pflegt. Es lohnt sich, diesen Gedanken – wenn auch nur kurz – zu verfolgen. Wir dürfen von Erörterungen über die Gestaltpsychologie im Detail absehen, zumal unsere Ansicht nicht immer die der Gestaltpsychologen sein kann. Der Begriff „Gestalt" hat aber nicht ohne Grund eine so hohe Beliebtheit erreicht, denn er bezeichnet ein Phänomen, mit dessen Erklärung sich die klassische Philosophie und Psychologie ebenso schwer taten wie die Naturwissenschaft. Die „Gestalt" (gleich, welche wir als Beispiel nehmen wollen, zum Beispiel die Gestalt eines bestimmten Tieres, etwa eines Vogels) ist mehr als die Summe ihrer Teile, wie der elementarste Lehrsatz der Gestalttheorie lautet. Das Wesentliche an einer Gestalt läßt sich in der Tat nicht auf „Elemente" reduzieren, und damit bietet der Begriff der „Gestalt" einer jeden Erkenntnistheorie klassischer Art fast unübersteigbare Hindernisse. Insbesondere der Psychologe METZGER (1941) hat die Gründe dieser Hindernisse in einleuchtender Weise erhärtet. METZGER geht von der Ablehnung des eleatischen Grundsatzes aus, der darin bestand, das im Erlebnis unmittelbar Gegebene nicht als das „Wirkliche" anzusehen, denn dieses liegt jenseits unserer Erkenntnismöglichkeit (vgl. METZLER 1989, S. 826f.). Die moderne Naturforschung – KANT folgend und die Prinzipien der Sinnesphysiologie anwendend – wird dieses eleatische Prinzip, das XENOPHANES formuliert hat, als unbedingt richtig anerkennen. Die Ablehnung des eleatischen Grundsatzes durch die Gestaltpsychologen meint auch – soviel ich das erkennen kann – etwas völlig anderes: Der richtige Gedanke von der Gestalt führt uns zu einer fruchtbaren Beleuchtung unseres Themas. Denn in dem Urteil über die Gestalt eines Tieres wirken Elemente der Urteilsfindung zusammen, welche in der Tat einer logischen Analyse von Teilen nicht zugänglich sind. Das hier zutage tretende Dilemma hätte der Gestalttheoretiker, zum Beispiel mit den Beobachtungen von K. LORENZ, gut illustrieren können, von denen ich zwei als besonders einsichtig zitiere. Das aus dem Ei schlüpfende Graugans-Küken nimmt als Mutter-Gestalt das erste Lebewesen an, das ihm nach dem Schlüpfen begegnet. Graugans-Küken ohne jede entsprechende Erfahrung ducken sich vor der über ihren Köpfen erscheinenden Silhouette eines Raubvogels, von deren Bedeutung sie also nichts erfahren haben können (LORENZ 1942). LORENZ spricht von angeborenen Schemata der Gestalterkennung. Die neurophysiologischen Grundlagen kennen wir nicht, aber wir haben durch die mit dem Nobelpreis gekrönten Arbeiten von HUBEL und WIESEL (1968) gelernt, daß bestimmte Gestalten als solche unmittelbar erkannt werden können, wenn es sich bei diesen Gestalten um einfache geometrische Anordnungen handelt. Der weitaus höhere Komplexitätsgrad ist noch nicht durch einfache neurologische Rezeptorschaltungen erklärbar und setzt offenbar noch andere Mechanismen voraus. Auch wollen wir keineswegs annehmen, daß Gestalten nur in dem Sinne von angeborenen Schemata, wie sie LORENZ analysiert hat, erkennbar sind. Was wir sagen, ist, daß bestimmte Konstellationen von Orten und Zeiten in unserer Wahrnehmung zu Erkenntnissen führen, die etwas völlig Neues konstituieren, was in der Summe der Orts- und Zeit-Einheiten selbst noch nicht enthalten war.

Eben dieses Charakteristikum des „Neuen", das sich nicht aus der Summe des schon Bekannten erklären läßt, kennzeichnet die subjektiven Vorgänge, welche die Konzeption eines Modells begleiten. Subjektiv zwingend ist der Eindruck, eine Summe von Tatsachen oder Elementen plötzlich verstanden zu haben. Mit dieser Auslassung soll nun nicht der Eindruck vorgetäuscht werden, als sei der Begriff des Modells jetzt auf eine physiologische, und damit naturgesetzliche, Weise erklärt worden. Gerade diese Reduktion auf eine rationale Erklärbarkeit möchten wir ausschließen. Über alle Rationalität hinaus wird uns in der Lösung eines wissenschaftlichen Problems, vor allem in der Möglichkeit, ein Modell zu konstruieren, ein Elementarerlebnis zuteil, das sich in keine Analyse logischer Funktionen übersetzen läßt.

Die Philosophen beginnen, dieses Phänomen der Erklärung von Wirklichkeit realistischer zu sehen als das in der klassischen „Erkenntnistheorie" geschah. Diese Erkenntnistheorie war – bei aller Verschiedenheit der Philosophen, von denen eine solche Theorie entworfen wurde – doch immer auf ein Erkenntnisziel gerichtet (GEYSER 1922, S. 156), das als erreichbares Ziel nicht in Frage gestellt wurde und dessen Eigenschaft („Ziel") eine Abbildung von Außenwelt war. Wer diesem Ziel gegenüber skeptisch verblieb, war ein Agnostiker, der sich mit unlösbaren praktischen Schwierigkeiten konfrontiert sah.

Die neue Sicht der Wirklichkeit ist eine, die der modernen Medizin und ihren Problemen wahrscheinlich sehr viel besser entgegenkommt. BLUMENBERG etwa sieht deutlich, Wirklichkeit sei „die Schrift auf der Wand des Nichts, die auf den Weg um die Ecke herum verweist, hinter der das unbekannte Endgültige sich verbirgt". Es gibt nichts Derartiges, wie endgültige „Wahrheiten". Das, was wir vielmehr von einer (hypothetischen, freilich unverzichtbar als existierend gedachten) Realität wahrnehmen, ist immer nur ein „Modell", in dem die *Bedeutung* von Wahrnehmungen für uns und unsere Wirkwelt festgestellt wird. Die Anschauung der Krankheit, wie sie uns gleich begegnen wird, wird dadurch „nicht nur anschaulich, sondern auch sinnvoll" (BLUMENBERG, 1983, S. 14), daß sie bedeutsam wird. Bedeutsamkeiten aber haben mit unserer Not, mit Angst, Hoffnung, Leben und Tod zu tun, und die Aussagen über das Wesen der Krankheit werden, soweit sie mit „Wirklichkeit" zu tun haben, zu solchen Aussagen über menschliche Existenz.

Die Verbindlichkeit dieser Aussagen aber leitet sich daraus ab, daß sie „Modelle" sind, welche es uns gestatten, Symptome, Verläufe, Bedeutungen und Prognosen in ein geschlossenes Gedankensystem zu bringen. Solche Modelle sind dann in der Tat „Gestalten", die uns etwas zu klassifizieren, die uns über etwas Voraussagen von hoher Wahrscheinlichkeit zu machen gestatten, Gestalten, die wir nach einem Prinzip in unserem Bewußtsein herstellen, das sich jedenfalls nicht allein auf logische Operationen zurückführen läßt. Damit ist natürlich nicht gesagt, daß in der Form, der Metaphorik, des Modells nicht logische Strukturen enthalten sind. Krankheits-Erkenntnis ist kein Akt der Beliebigkeit, sondern ein Akt, dessen rationale Begründungen in Analysen von Geschichte, also Kausalregressen und der Anwendung von Erfahrungssätzen, unverzichtbar sind. Aber die „gestaltende" Einsicht in eine Krankheit ist mehr als diese Logik, und es geht in diese Gestalt eine Mischung von Kulturtradition, Emotionalität und Irrationalität ein, deren Anwesenheit wir in der sogenannten „Schulmedizin" gerne verdrängen oder gar leugnen. Vor allem aber bedingt der hier vorgetragene Sachverhalt, daß die Krankheit des anderen nur in der Analogie zum Betrachter (z. B. zum Arzt) „wirklich" deutbar (BLUMENBERG würde sagen: lesbar) wird.

## 1.6 Das Problem der Diagnose oder was ist Krankheit?

Kehren wir zu unserem Uranliegen zurück, der Frage, was der theoretische Mediziner über die Krankheit wissen will. Er möchte wohl – seiner Erfahrung mit Menschen (Patienten) folgend – etwas über die „Wirklichkeit" der Krankheit wissen. Aber schon hier beginnt ein hoffnungsloser Kampf um das, was man „wirklich" nennen könnte. Der klassische Mediziner der Jahrhundertwende hatte aus solchen Erfahrungen den Schluß gezogen, daß nur die Meßbarkeit von Dingen eine Garantie ihrer Wirklichkeit gebe, wobei das, *was* gemessen werden sollte (die „Dinge", wie wir es eben nannten) in den Vorurteilen der Zeit festgeschrieben blieb. Das Meßbare bestand im messenden Vergleich des zu Beurteilenden (also des konkreten Patienten) mit einer Normalität, die zur „Meßnorm" verdichtet worden war. Was normal sei, das glaubte man zu wissen. Erst die epidemiologischen Bemühungen um eine „Früherkennung" von Krankheit haben dieses so einfach erdachte Weltbild erschüttert. Man bemerkte mit einem Male, daß man in unlösbare Widersprüche verfiel, wenn man gemessene Werte (sog. „Befunde") als abnorm – und damit als Zeichen von behandlungsbedürftiger Krankheit – definieren wollte. Man zog daraus zunächst den Schluß, der Bereich der Normalität sei weiter zu ziehen als bisher. Für das Elektrokardiogramm hatte das der geniale SIMONSON (1961) begonnen. Man hätte gut daran getan, sich einzugestehen, daß die Meßbarkeit der Krankheit offenbar nur in Grenzfällen gelingt, in einer weiten Grauzone aber das Normale und (schon) Abnorme unbestimmt und unbestimmbar bleiben.

Wo also ist die „Wirklichkeit" der Krankheit zu suchen? Wir erinnern uns einer ärztlichen Kunst, die heute vollkommen vergessen ist, aus dem Anblick, und, von ihm her gedacht, dem Anschein einer Gesamtheit von Merkmalen auf „Krankheit" zu schließen, wie das wohl jeder erfahrene und phantasiebegabte Kliniker der Jahrhundertwende tat, wie ich es noch von meinen Lehrern Friedrich VON MÜLLER oder REDWITZ gelernt habe und wie es RISAK (1941) in seinem damals sehr berühmten Buch vom „Klinischen Blick" zu schildern versuchte. Es war eine Diagnostik ohne klinische Hilfsmittel (HIRSCH u. a. 1958).

Nun wollen wir hier nicht die Probleme der modernen medizinischen Diagnostik behandeln. Ihre gedanklichen Grundlagen sind hinreichend von bedeutenden Autoren durchdacht worden, angefangen von den gründlichen Arbeiten von

KOCH (1920), MCKENZIE (1913) und MAINZER (1925) (vgl. BOCK u. a. 1970; BRAUN 1957; FEINSTEIN 1967; GROSS 1969; HADORN, HARTMANN 1971; HARVEY u. a. 1963; LEIBER u. a. 1966; WIELAND 1975).

Das Problem der Erkennung von Krankheit ist ein äußerst intrikates Problem, und zwar aus vorwiegend zwei Gründen: weil der Schluß vom sogenannten „Befund“, der mit Labormethoden erhoben wird, auf Krankheit (was immer das auch sei) offenbar extrem schwierig ist (BUCHBORN 1977; KORAN 1975). Zwar lassen sich seit langem medizinische Befunde so zusammenstellen („Syndrome“), daß damit eine scheinbar sehr genaue Diagnostik entsteht (DURHAM 1960). Es bleibt aber das Problem des Krankseins bei der Feststellung von „Befunden“ ungelöst. Der kranke Mensch taucht im Laborbefund nicht auf, ja es ist so, daß eine umfassende Labordiagnostik kaum einen „Gesunden“ übrig zu lassen scheint, wodurch die Folgekosten eines jeden „Screenings“ auf Frühsymptome zu einer nicht zu verantwortenden Kostenlawine mit äußerst geringer Effizienz anwachsen. Man begann wieder die „Befindlichkeit“ zu beachten, die dem „klinischen Blick“ nicht unmittelbar zugänglich ist (BÜRGER-PRINZ u. a. 1964; PLÜGGE 1962; ZERSSEN u. a. 1970); man besinnt sich auf die Anamnese als „wichtigste Grundlage der Diagnose“ (BÜRGER 1956), das heißt: man forscht so, wie wir es oben darstellten, nach dem, was der Krankheit unmittelbar vorausging. Man entwickelte eine „Funktionsdiagnostik“ (KÜCHENMEISTER u. a. 1967) – in der Hoffnung, die Skala der „Befunde“ aus der Welt der Statik in die der Dynamik zu verlegen. Der Versuch, die gestörte Funktion (oder wie es HOEPKER (1977) ausdrückt: ‚das gestörte Regelverhalten‘) als Definition der Krankheit zu benutzen, hat vermutlich die größte Verbreitung gefunden. Selbst C. F. VON WEIZSÄCKER huldigt ihm als Physiker, wenngleich mit der Erweiterung, daß Krankheit ein „parasitäres Regelsystem“ darstellt (VON WEIZSÄCKER 1972, S. 329). Alle diese Versuche kranken daran, daß sie einseitig sind, die Krankheit durch Unfälle zum Beispiel ebenso wenig verständlich machen wie das Gros jener Kranken, welche heute die Praxis des Landarztes bevölkern. Alle diese Bemühungen haben das Problem nicht gelöst, was denn die „Wirklichkeit der Krankheit“ ist bzw. wann ein Mensch „krank“ ist, dessen Gesundheit der Arzt zu beurteilen hat – mit bekanntlich erheblichen rechtlichen Konsequenzen. Die „Meßbarkeit“ der Krankheit bleibt problematisch.

Die zweite Schwierigkeit der Erkennung von Krankheit liegt in der Unmöglichkeit, „Ursachen“ zu finden, welche die konkrete, individuell zu beurteilende Krankheit hervorgerufen haben. Es ist in der Allgemeinmedizin leider nicht so einfach wie im Recht der Berufskrankheiten, bei denen bekanntlich eine bestimmte Einwirkung (eines Chemikals, einer physikalischen Noxe) genügt, um eine bestimmte, standardisierte Symptomatik als durch diese Einwirkung *kausal* bedingt anzuerkennen. Natürlich wäre eine Therapie, also die Elementaraufgabe der Medizin, am ehesten dann erfolgreich durchführbar, wenn man die Ursache einer Krankheit feststellen und – nach erfolgter Feststellung – beseitigen könnte. Dies ist der tiefe Sinn des bekannten Ausspruchs, daß die Götter vor die Therapie die Diagnose gesetzt haben.

Nun ist die Ursachenforschung an sich schon seit Jahren in eine Krise getreten, die ihre Auswirkungen natürlich auch in der Medizin spürbar werden läßt. Selbst Physiker sind bereit, den Begriff der ‚Ursache' aufzugeben und werfen gleichzeitig damit auch den Begriff der Kausalität über Bord, einen Begriff, der allein die Diskussion über seine Gültigkeit durchzuführen gestattet. Aber Ursachen sind mit dem Begriff der ‚Kausalität' nicht identisch. Ursachen sind nämlich immer nur dort unproblematisch klar, wo unsere eigene Tätigkeit die Ursache von Auswirkungen dieser Tätigkeit ist. Alle Ursachen-Modelle sind demiurgisch, setzen den Täter, den Handelnden, voraus, was der griechischen Philosophie – soweit ich sie verstehe – besonders deutlich gewesen sein muß. In der klassischen Physik war Ursache das, was an die Stelle solchen experimentellen Handelns trat, und die Begriffe ‚Kraft' und ‚Energie' (auch ‚Wirkung') künden von dieser Auffassung der Pionierzeit. Unsere heutigen Schwierigkeiten liegen in der Ausschaltung des Demiurgen. Bewegung ist nur noch eine Inertialbewegung (nach EINSTEIN), das heißt: die Körper, die sich „frei" bewegen, folgen dem Gesetz der Trägheit. Wo ihre Bewegung nicht geradlinig verläuft, ist es das Gravitationsfeld, das ihre Bahn erzwingt. Die einzige Ausnahme, bei der der Demiurg nicht ganz wegzuzaubern war, ist der Stoß, und die Thermodynamik als Theorie der Gase, deren Moleküle sich stoßen, verdankt ihren naturphilosophischen Siegeszug dieser Tatsache – wo keine Thermodynamik, dort wirken nur noch Felder. Das aber besagt, daß Ursachen in der Physik immer *momentane* Ereignisse sind, wie es der Begriff „momentum" besagt: ‚momentum' ist Bewegungskraft und – daraus erst abgeleitet – der Begriff des ‚kritischen Augenblicks', in dem diese Kraft wirkt.

Was also könnte nun noch die Ursache von Krankheit sein? Die „momentane" Kollision mit dem Erreger paßt noch in dieses Konzept naturwissenschaftlicher Kausalität. Es bedurfte vieler Mühen, die nur von der Epidemiologie der nichtinfektiösen Krankheiten (Framingham, Tecumseh) ausging, ein solches Kausalkonzept neu zu etablieren, mit den Hilfskonstruktionen der Risikofaktoren und ihres Zusammenwirkens in einer „multifaktoriellen" Genese. In diesem Schema einer reinstitutionalisierten Kausalität verschwindet die Möglichkeit, einen Kausalzusammenhang *unmittelbar* einzusehen, wenn er nicht in den seltenen Fällen der akuten Erkrankungen (bei Infekten und Unfällen) greifbar nahe liegt.

Was also ist jetzt „Krankheit"? Sie läßt sich nunmehr nur noch im Schema dieser Multifaktorizität durch ein Gedankengebäude einsehbar machen, in dem ein Modell die multiplen Wirkungsflüsse zeitlich und räumlich zusammenzieht. „Synopsis" ist die Parole dieser Strategie kausaler Analysen. Die Synopsis nimmt inzwischen ebenfalls die Charakteristika von „Gestalten" an, indem bestimmte Zeitverläufe und Wirkungsflüsse zu einem Generalbild vereinigt werden, das zum Beispiel ‚Arteriosklerose' oder ‚Diabetes' heißt. Doch jeder Spezialist, der diese Gebiete genau kennt, weiß, daß diese Gestalten ebenfalls ein in der Geschichte schwankendes Bild aufweisen, ständig von neuen Entdeckungen in Frage gestellt werden und am Ende nur in klaren Extremsituationen den Ablauf der Krankheit leidlich exakt beschreiben. Aber schon beim Infarkt des Herzens, den wir doch besonders gut erforscht haben, bleibt der *Zeitpunkt* seines Eintritts in der Regel schwer erklärbar und setzt einen „Auslöser" voraus, der mit der den Infarkt begründenden Coronarsklerose nichts zu tun hat. Diese Auslösertheorie ist ein Modell und ist dann übrigens eine allgemeine Theorie fast aller Katastrophen im Verlauf der chronischen Krankheit geworden (CURTIUS 1959), aber trotz ihrer einsehbaren Klarheit alles andere als ein Allgemeingut der Medizintheorie. In einer von der Pathologischen Morphologie entwickelten Krankheitslehre kann ein „Auslöser" wohl auch nicht erscheinen. Er gehört kaum jemals zum „Sektionsbefund", und so gibt denn auch die umfangreiche Dokumentation der Diagnostik, welche HOEPKER (1977) vorlegt, hier nicht einen einzigen Hinweis.

Unsere Suche nach dem „Wesen" der Krankheit, also nach der Bestimmung des Gegenstandes der Medizin als Wissenschaft, bleibt unbefriedigend, und nur die Tatsache, daß wir uns an diese Mißlichkeit längst gewöhnt haben, läßt uns diese Fragwürdigkeit der wissenschaftlichen Medizin so schwer erkennen.

Diese Fragwürdigkeit hindert uns natürlich nicht daran, Therapie zu treiben, auch wenn die Diagnose keine Ursachen hergibt. Teile solcher Ursachen sind ja bekannt, zum Beispiel Cholesterin, Bluthochdruck, Rauchen als Risikofaktoren des Infarkts. Aber selbst hier sind die Meinungen der Experten keineswegs uniform. Kommt nun der Grundsatz hinzu, nur der ganze Mensch erkranke, es gebe zum Beispiel Typen mit coronarnahen Verhaltensformen (FRIEDMAN u. a. 1975; DEMBROSKI u. a. 1978), oder es gebe eine cardiovasculäre Psychophysiologie (STEPTOE u. a. 1985), so wird unser „Gegenstand" der Medizin vollends unbestimmt. Denn Seelisches als Ursache von Krankheit ist in ein Schema kausaler Regresse nicht ohne erhebliche Schwierigkeiten einzuordnen, wovon die zitierten Werke in ihrer Einseitigkeit ein gutes Zeugnis ablegen. Wir werden dieser Seite unserer Modelltheorie, welche auch Seelisches in die Medizin einbaut, ein größeres Kapitel widmen. Für die Therapie wird die Situation jedenfalls durch die Psychophysiologie nicht einfacher.

Zur Theorie der *„Auslöser"* bedarf es einiger Anmerkungen. Diese Krankheitsentstehung bedarf des Modells eines Auslösers nur dann, wenn ein akuter Verlauf der Krankheit weder aus ihrem Wesen selber „verständlich" wird noch die akute Entstehung „evident" ist, wie z. B. beim Unfall oder bei einer Infektion. Auslöser werden also immer dann modelliert werden müssen, wenn eine chronische Krankheit ihr Zeitgesetz verläßt und in eine akute Phase übertritt, die als Krise oder Katastrophe erscheint. Das Paradebeispiel einer solchen Entwicklung ist immer noch der Herzinfarkt, dem wir deshalb in Kap. 5.2.10 eine eigene Betrachtung widmen. Doch muß auch die „Krise" der protrahiert verlaufenden infektiösen Erkrankungen modelliert werden, was in der Regel durch die Auslösung positiver, sich selbst verstärkender Rückkopplungen gelingt. Der zerebrale Insult gehört zu den ausgelösten Phänomenen, denen chronische progrediente Prozesse zugrunde liegen, ebenso wie die „Auslösung" von Infekten durch Erreger, die vor der Auslösung ungefährliche Parasiten waren, wie z. B. bei der Pneumonie. Als Beispiel für die Auslösung von Paroxysmen mag die paroxysmale Kältehämoglobinurie angeführt sein, welche durch akute Abwicklung und Bildung eines Kälte-Hämolysins zu entstehen scheint (Zit. nach GROSS u. SCHÖLMERICH S. 142). Es liegt in der Natur solcher „Auslöser“, daß sie postmortal nicht festzustellen sind.

Bei allen chronischen Verläufen, z. B. der Carcinogenese, finden sich natürlich auch Instabilitäten der Entwicklung, deren molekulare Entstehung im Zuge der modernen Molekularbiologie immer besser verständlich wird.

Hier scheint sich insbesondere die Immunologie als eine Schlüssel-Wissenschaft zu entwickeln. Doch auch bei ihr herrscht, soweit ich das habe lernen können, eine pathogenetische Einstellung weitgehend anstelle einer ätiologischen. Für alle Immun-Reaktionen müßte auch nach ihrer Entstehung in Form eines nicht weiter hinterfragbaren Kausalregresses gefahndet werden.

## 1.7 Modelle sind unverzichtbar

Wollen wir aus diesem Dschungel von theoretischen Schwierigkeiten herausfinden, so müssen wir einerseits versuchen, bestimmte erkenntnistheoretische Schwierigkeiten einfach zu vergessen, also „naiv“ verfahren – trotz aller Mahnungen der kritischen Philosophie. Wir müssen andererseits eine Form der einsehbaren, vereinfachten Darstellung unserer Erkenntnisobjekte versuchen, welche nicht den Anspruch auf Endgültigkeit oder gar Wahrheit erhebt, wie sie einer puristisch argumentierenden Wissenschaft so eigentümlich ist. Wir müssen den sokratischen Standpunkt, daß wir nichts wissen, ernst nehmen. Diese Forderungen nach einer zugleich bescheidenen und dennoch für uns und unsere Zwecke gültigen Theorie der Medizin erfüllen die Modelle, und HOEPKER (1977) sagt denn auch, daß die Krankheiten, welche definiert sind und die er ‚Krankheitseinheiten‘ nennt, eine ordnende Theorie mit Modellcharakter darstellen.

Daß Modelle in der Naturwissenschaft von jeher eine große Bedeutung hatten und sie heute mehr als je zuvor besitzen, leuchtet bei einem Blick auf die Praxis der Modellkonstruktion ein. Es ist tatsächlich so, wie STACHOWIAK (1983) ausführt, daß wir uns im Modell den modellierten Sachverhalt überhaupt erst zugänglich machen, sei es, daß er (wie in der Kosmologie oder der Mikrobiologie) die Grenzen des sinnlich Erfahrbaren ins sehr Große oder ins sehr Kleine überschreitet, sei es, daß im Bereich des sinnlich unmittelbar Wahrnehmbaren die Beobachtungen zu kompliziert, zum Beispiel die beobachteten Einzelvorgänge zu zahlreich oder zu langsam sind, um sie in der Erfahrung zu deuten.

Es dürfte, da die Medizin es zumindest immer mit komplizierten Prozessen und in zunehmendem Maße mit mikrobiologischen Bereichen zu tun hat, kaum ein wissenschaftliches Problem der Medizin geben, das nicht eines oder mehrerer Modelle bedarf, um uns verständlich zu werden. Tatsachen oder – wie es GROSS (1983) nennt – Realitäten und Modelle sind der Gegenstand der medizinischen Wissenschaft. Wir behandeln von dieser Dyade die Modelle, wohl wissend, daß die Realitäten sich unserem Verständnis eben nur in der Form von Modellen dieser Realitäten erschließen.

Diese Vorbemerkungen dienen zunächst dem Zweck, die Sinnhaftigkeit des Begriffs „Modell" für eine Theorie der Medizin darzulegen. Modelle sind nicht absolut gültige Aussagen über die Natur oder über die Ursache einer Krankheit oder irgendeines Vorgangs, der in dem System der Medizin als therapeutisch orientierter Handlungswissenschaft eine Rolle spielt. Wir nehmen von der Idee der Erkennbarkeit von Wirklichkeiten Abschied und begnügen uns mit einer Einsicht in Zusammenhänge, die zeitgebunden und vermutlich von begrenzter Lebensdauer ist, die uns zu handeln gestattet, die uns in erster Linie das beglückende Gefühl vermittelt, die Welt verstanden zu haben.

Wir wollen diesen skeptischen Standpunkt vorerst verlassen und – die Fragwürdigkeiten dieses Vorgehens zwar bedenkend, aber hintanstellend – dem naiven Realismus folgen, welcher die Praxis aller Naturforschung ausnahmslos kennzeichnet.

## 1.8 Herrschende Modelltheorien geben Anlaß zur Skepsis

Bevor wir eine Theorie der Modelle im Prinzip skizzieren, bedarf es einer Anmerkung zu zeitgenössischen Modelltheorien. Diese Theorien stehen in einem bemerkenswerten Gegensatz zur Praxis. Das ist folgendermaßen gemeint: Die wissenschaftliche Forschung kommt – wenigstens bei unserer Definition von „Modellen" – niemals ohne Modell aus, nennt auch immerfort theoretische Überlegungen zur Interpretation von Erfahrungen „Modelle", selbst wenn diese Überlegungen sehr heterogene Struktur haben oder sehr verschiedene Ziele verfolgen. Dennoch findet sich in der Theorie der medizinischen Disziplinen fast nie eine Erörterung darüber, was ein Modell eigentlich ist. Der „Fortschritt der Wissenschaft" – hier völlig unpretentiös als das bezeichnet, was die Veränderungen der medizinischen Wissenschaft im Ablauf der Zeit kennzeichnet und ungeachtet des möglichen „Wertes" solcher Fortschritte, gleich welchen Maßstab man als „Wertskala" zugrundelegt – dieser Fortschritt ist von der Theorie der Modelle offensichtlich weitgehend unabhängig. Zwar werden wir unten zu zeigen versuchen, daß Modelle, recht verstanden und konzipiert, den Fortschritt der Wissenschaft erheblich verbessern können, daß umgekehrt das Fehlen tragfähiger Modelle diesen Fortschritt oft in falsche Bahnen lenkt. Das hindert aber die Menschen, welche diesen Fortschritt inaugurieren, in keiner Weise daran, die Theorie der Modelle so gut wie völlig außer acht zu lassen.

Schaut man sich umgekehrt die Modelle an, welche von Theoretikern angeboten werden, so ist ihr blutleerer Charakter für jeden Experimentator offenbar. Das liegt an zwei Tatsachen:

Modelle werden oft formalistisch oder gar in mathematischer Sprache entworfen. Es stellt sich aber bei jeder Verfolgung mathematischer Modelle sehr bald heraus, daß die Mathematik allzu oft nur Trivialitäten mühsam entdeckt. Das ist auch aus dem Buch von STACHOWIAK leicht zu entnehmen (z. B. sein „Ausblick auf eine konstruktive Erkenntnisanthropologie"). Seitdem N. RASHEVSKY schon 1938 eine Darstellung von „mathematical biophysics" gab, konnte jeder etwas gewitzte Forscher sehen, daß mathematische Theorien in der Medizin selten einen Fortschritt an Einsichten in die „Realität" der Objekte oder einen solchen ihrer theoretischen Deutung bringen. Sie gestatten überdies in der Regel keinerlei Voraussage kommender Ereignisse. Sie sind oft nur nutzlose Spielereien. Bekanntlich trifft das in keiner Weise auf die Physik zu, wo eine „theoretische Physik" in erstaunlicher Weise Vorhersagen von Erfahrung gestattet. Es sollte darüber nachgedacht werden, worauf dieser Unterschied beruht.

Es könnte uns nun entgegengehalten werden, daß sich diese Situation in jüngster Zeit grundlegend geändert habe. Kybernetische Modelle sind zum Beispiel in der Physiologie überall eingeführt. Doch gerade hierbei muß betont werden, daß für den Erfinder des kybernetischen Prinzips, N. WIENER, die Mathematik zwar wichtig war. WIENER wollte bekanntlich die Treffsicherheit von Flugabwehrgeschützen an Bord schwankender Schiffe im letzten Weltkrieg verbessern und mußte also rückkoppelnde Verfahren ersinnen, um die durch die schnelle Fortbewegung und eventuelle Kursänderung von Geschütz und Zielobjekt notwendigen Zieleinstellungen an die Vorhersage der Flugrichtung des Flugzeugs zu koppeln (WIENER 1968). Bei der Lösung der Aufgabe war natürlich sehr viel Mathematik anzuwenden, doch bestand das Prinzip dieser Kybernetik in der Forderung nach einer Maschine, welche ihre Tätigkeit (ihren „output") nach einem eingegebenen Korrektionsfaktor („input") durch Rückkopplung an Bedürfnisse anpaßt (zur Theorie vgl. SACHSSE 1971). Die Anwendungen dieses Prinzips, das übrigens schon vor WIENER in Deutschland (1940) diskutiert worden und von dem Deutschen Hermann SCHMIDT erdacht worden war (E. VON HOLST in: MITTELSTAEDT 1956, S. 8), sind in der Biologie zahlreich und haben viele Vorgänge, insbesondere solche, die vom Nervensystem gesteuert waren, erheblich besser verständlich gemacht (HASSENSTEIN 1965). Aber diese aus der Kybernetik abgeleiteten Modelle waren nicht mathematisch, sondern waren anschaulich. Die kybernetische Theorie hat in allen ihren mathematischen Verfeinerungen zur Entwicklung der Physiologie rückgekoppelter Funktionen erstaunlich wenig beigetragen. Das Prinzip „Rückkopplung" freilich ist zu einem der fundamentalsten Prinzipien der Biologie geworden, das heute fast jedem Modell eines biologischen Vorgangs zugrundeliegt. Dabei erfordert aber jeder individuelle Prozeß, der kybernetisch erklärt werden soll, eine spezifische Ausformung seines Modells, ohne daß dabei allgemeine Formalismen, die über den Gedanken der Rückkopplung hinausgehen – als Standardformeln gleichsam – anwendbar wären.

Die Theorien des *Chaos* und der Fraktalen sind weitere mathematische Verfahren, denen eine große Rolle als Lieferanten von Modellen vorausgesagt wird. Auch hier ist Skepsis angebracht. Wir wollen aber der relativen Kompliziertheit dieser Theorien wegen ihre Anwendbarkeit in der Modelltheorie später besprechen (vgl. Kap. 3.2).

In der Medizin dient das Modell in der Regel zur Erklärung *spezieller* Sachverhalte; anders in den exakten Naturwissenschaften, bei denen – zum Beispiel in der Kosmogonie – Modelle möglich sind, welche zur Erklärung *globaler* Fragen, wie der Entstehung des Weltalls oder doch zumindest der Entstehung des derzeitigen Zustandes der Erdoberfläche, tauglich sind. In der Medizin wäre das Globalmodell schlechthin der Versuch einer Erklärung der Genesis oder der Natur des Menschen. Solche Modelle sind in einer Art, die man mit heutigen kosmogonischen Modellen vergleichen könnte, niemals versucht worden. Die Ansätze zu einer Modellinterpretation anthropologischer Phänomene, welche sich z.B. bei STACHOWIAK (1973) finden, sind Versuche einer Sozialpsychologie der menschlichen Gesellschaft, welche andere Ziele anstreben als die, welche ein naturwissenschaftliches Modell zu erreichen hoffen kann.

Es kann dennoch nicht übersehen werden, daß es auch in der Biologie Versuche gibt, Globalmodelle zu entwerfen, welche notgedrungen auf eine Metaphysik ihres Gegenstandes hinauslaufen, Modellbetrachtungen über die Natur des Lebens (im Gegensatz zur unbelebten Natur) und zur Entstehungsgeschichte und Natur des Menschen (im Gegensatz zum Tier). Diese Modellansätze müssen notgedrungen versuchen, Erklärungen für die Existenz des Menschen (DARWIN) und Kriterien für den als Hiatus betrachteten Übergang zwischen den zu differenzierenden Bereichen zu finden, das heißt: an Merkmalen festzustellen, was schon lebendig bzw. noch nicht lebendig ist. Beim Menschen tritt dabei der charakteristische Exkurs auf das Bewußtsein in den Vordergrund: menschliches Bewußtsein, das eine dem Menschen adäquate „Intelligenz“ besitzt, ist das meist genannte Charakteristikum für den Menschen. Wir werden noch darzulegen haben, warum dieses Charakteristikum ebenfalls versagen muß, weil sich hier, wie beim Begriff des Lebens, eine Grenzziehung methodisch nicht festlegen läßt. Das hat seinen wesentlichen Grund darin, daß die Modelltheorien des Lebens ebenso wie die des Menschen in definitorische Abstraktionen entarten, Definitionen aber aus analytischen Urteilen entstehen, welche den Gegenstand, den sie beurteilen, vorweg abgegrenzt haben. Sie sind Bestätigungen eines „Vorurteils“, was freilich dann später zu beweisen wäre. Den Namen eines Modells verdienen sie keinesfalls.

Wir werden aus den Erfahrungen, welche uns heute die Geschichte der Modelltheorie liefert, zweierlei für unsere Vorsätze ableiten dürfen:

- wir sollten bei unserer Modellbetrachtung die Mathematik, wenn überhaupt, so nur als Hilfswissenschaft benutzen;
- wir sollten Modelle betrachten, welche die Alltagsprobleme unserer Arbeit befruchten, und wir sollten uns vor einer Übersteigerung in eine Kosmosophie des Lebendigen hüten.

## 1.9 Die Medizin braucht Modelle in allen ihren Bereichen

Man könnte, wollte man die Medizin nur als Handlungswissenschaft ansehen, so wie es STACHOWIAK (1983) tut, ihren Bedarf an der Modellierung ihrer Gegenstände als gering erachten. Nun ist aber erstens die Medizin – entgegen landläufiger Meinung – nicht nur eine Handlungswissenschaft. Vielmehr spielen Theorie und Praxis des *Handelns* in ihr eine bemerkenswert geringe Rolle, was damit zusammenhängt, daß die Aufklärung der rein kognitiv zu behandelnden Probleme das daraus fließende Handeln (Therapie, Gesundheitspolitik und alle ihre Spielarten) relativ einfach erscheinen läßt. Im medizinischen Schrifttum haben vielmehr theoretische Arbeiten, selbst im klinischen Bereich, einen erstaunlich hohen Umfang, was unter anderem damit zusammenhängt, daß der Gegenstand der medizinischen Wissenschaft, der gesunde und kranke Mensch, das sachlich (naturwissenschaftlich) komplizierteste Objekt ist, das einer Wissenschaft vorgegeben werden kann. Also muß die Medizin auch einen besonders hohen Bedarf an Modellen haben.

Die medizinische Wissenschaft läßt sich gedanklich auf mehrfache Weise aufgliedern. Eine dieser Aufgliederungen wäre die nach Theorie und Praxis, die aber wenig sachgerecht scheint. STACHOWIAK (1983) gliedert die Medizin in drei Problembereiche: den des Seins, den des Sollens und den der Angleichung von Sein und Sollen. Aber auch diese Teilung erscheint wenig sachgerecht, wenn man bedenkt, daß es Diagnose (inclusive Amnanese), Ätiologie, Pathogenese und Prognose mit Problemen des Seins zu tun haben, die im Hinblick auf das Phänomen ‚Krankheit' immer zugleich und untrennbar voneinander das Problem des Sollens, das heißt: der Normalität und ihrer Wiederherstellung, mit umschließen. Wenn man will, ist Medizin die Wissenschaft von den normalen Lebensprozessen von Mensch und Tier und von den Gründen derjenigen Abweichungen, die wir ‚Krankheit' nennen, wobei das Normale häufig erst verstanden wurde, als man das Abnorme naturwissenschaftlich analysiert hatte. Freilich ist die Wissenschaft davon, wie man das Abnorme normalisiert, ein besonderer und abgrenzbarer Bereich, der zwar auch ‚Handlungswissenschaft' genannt werden darf, aber keineswegs in einem solchen aufgeht, denn sonst gäbe es keine Theorie der Therapie, zum Beispiel keine wissenschaftliche Pharmakologie oder Naturheilkunde.

Diese Theorie des Abnormen bringt allerdings – wie unter anderen FLECK (1980) betont hat – besondere Schwierigkeiten mit sich, die insbesondere im Verständnis des Abnormen und in der Abstraktion einer speziellen „Abnormität" bestehen. Denn alle abstrahierenden Verfahren stützen sich auf die Erfahrung, die in der Regel an normalen Vorgängen gewonnen wird. Es wäre also notwendig, Gesetze der Abnormität zu formulieren. Daß es solche Gesetze gibt, hat SELYE (1953) mit seiner Theorie der Streß-Symptome bewiesen: es finden sich *allgemeine* Syndrome der Anpassung und der Bewältigung extremer Umweltverhältnisse. Die Allgemeine Pathologie und die Pathologische Physiologie haben solche Gesetze formuliert. Es ist jedoch eindrucksvoll, zu sehen, in welchem Ausmaß diese Theorie der Abnormität auf dem Begriff der „Störung" normaler Vorgänge aufbaut. Es ist verständlich, daß dieser Störungs-Ansatz dazu verleitet, zwar die *Folgen* der Störung genau zu beschreiben, die *Ursachen* der Störungen dabei aber in relativ hohem Umfang unbeachtet zu lassen.

## 1.10 Die Ziele dieser Schrift

Dieses Buch möchte nun die praktischen Konsequenzen ermitteln, welche aus den Schwierigkeiten einer Einsicht in „objektive Wirklichkeiten" herrühren. Es bemüht sich darum, diese Diskussion als eine solche zu führen, welche einen Beitrag zu einer „theoretischen Pathologie" liefert. Es hat also die Absicht, eine Theorie der Theorien der Krankheit entwerfen zu helfen (DOERR und SCHIPPERGES 1979, S. 58). Die historischen Aspekte, die SCHIPPERGES (1983) behandelt hat, sind kurz von VON ENGELHARDT skizziert.

Die Erwartungen des Lesers müssen von vornherein davor geschützt werden, Falsches und vor allem zu viel von dieser Abhandlung zu erwarten. Diese Schrift will folgendes *nicht:*

*1.10.1.* Die Schrift will keine *spezielle* Theorie medizinischer Modelle geben; sie wird also keinesfalls in der medizinischen Praxis unmittelbar anwendbar sein. Keine Krankheit wird ihre Erklärung, keine Therapie ihre Begründung, keine Prognose ihre Wahrscheinlichkeit demonstriert finden. Es wird keine medizinische Anwendung untersucht. Dennoch wird sich zeigen, daß die Analysen dieser Schrift äußerst wichtige und weittragende theoretische Aussagen über praktische Probleme der Medizin machen, aber auf eine andere als die bislang in der Medizin übliche Weise. Die Schrift setzt dabei eine Kenntnis des landläufigen theoretischen Wissens über medizinische Sachverhalte voraus.

*1.10.2.* Die Schrift will also konsequenterweise ebenfalls keine Theorie der Medizin entwickeln, welche die speziellen Probleme von Krankheiten und ihrer Prognose und Therapie erörtert. Die Prinzipien der allgemeinen und speziellen Pathologie und Pathophysiologie bleiben unerörtert, dienen wohl als Material, an dem die Sinnhaftigkeit dieser Modellvorstellungen exemplizifiert werden kann. Die objektiven Gegenstände der Medizin, Gesundheit, Krankheit und Symptomatologie und Theorie der Krankheiten, werden als gegeben vorausgesetzt, die handlungsbestimmenden Argumente der Medizin, wie Therapie, Prävention, Rehabilitation einerseits, Diagnose und Prognose andererseits, ebenfalls.

*1.10.3.* Es ist keine Mathematisierung medizinischer Theoreme beabsichtigt. Es wird vielmehr von vornherein von der Unterstellung ausgegangen, daß die Versuche, medizinische Probleme mathematisch zu fassen, bislang erfolglos waren und es zumindest auch in naher Zukunft bleiben werden.

*1.10.4.* Es ist endlich nicht beabsichtigt, mit dieser Schrift einen Beitrag zu einer *allgemeinen* Theorie der Modelle zu liefern, so, wie das zum Beispiel das umfangreiche Werk von STACHOWIAK gemacht hat. Die medizinischen Anwendungen der Modelltheorie gestatten ohnehin nicht den Grad einer logischen Präzision, den das Werk STACHOWIAKs erreicht hat. Eine solche Präzision wäre für unser Vorhaben tödlich, denn sie bedingt eine solche Schwierigkeit in der praktischen Handhabung, daß man in dem unten zu erörternden Sinn eine Vereinfachung einer solchen Modelltheorie durch ein Modell dieser Modelltheorie vorweg vorzunehmen hätte. Das Werk STACHOWIAKs, obgleich es imposant genannt werden darf, ist dennoch zugleich steril, das heißt: es finden sich in ihm nicht nur keinerlei Schritte in die Anwendung dieser Modelltheorie; sie sind vermutlich auch gar nicht möglich. Was für die Zwecke, die dieser unserer Schrift vorschweben, wesentlich ist, ist die Befruchtung medizinischen Denkens mit neueren Gedanken, die zu einer Erweiterung medizinischer Forschung und Praxis führen. Die Hybris einer philosophischen Perfektion ist diesem Ansatz ex fundamento fremd. Er verliert seine Zeit also nicht mit nutzlosen Gedanken-Spielen. Er übt diese Selbstbeschränkung mit umso beruhigterem Gewissen, als STACHOWIAK eine bis ins letzte durchgebildete Theorie und Metatheorie der Modelle vorgelegt hat, der wir zwar nicht global in allen Details zustimmen möchten, gegen die wir aber nichts Ebenbürtiges zu setzen haben. Unser Anliegen ist völlig von dem des Werkes STACHOWIAKs verschieden.

Unsere Untersuchung wird folgenden Weg einschlagen:

- Wir werden eine allgemeine Theorie der Modelle in Hinsicht auf ihre medizinische Anwendung entwickeln;
- wir werden die Modelle der zellulären Ebene nur kurz behandeln, weil hier der Verfasser besonders wenig kompetent ist und das vorzügliche Buch von T. CREMER diesen Bereich darstellt;
- wir werden die Modelle des Gesamtorganismus in Gesundheit und Krankheit charakterisieren;
- wir werden die Modelle der Krankheitsentstehung im somatischen Bereich und
- die Möglichkeiten einer psychosomatischen Modelltheorie erläutern.

# 2 Allgemeine Theorie medizinischer Modelle

## 2.1 Die Kennzeichen von Modellen

Was ein Modell ist, ist nicht ohne die Bestimmung seines Zweckes entscheidbar. Jedes Modell ist das Produkt einer menschlichen Intentionalität. Das geht auch aus den drei Grundmerkmalen hervor, welche STACHOWIAK allen Modellen zubilligt (S. 131f):

- sie sind *Abbildungen* von etwas, d. h. sie beziehen sich auf ein genau definierbares Objekt;
- sie sind *Vereinfachungen* des Abzubildenden, d. h. sie erfassen nicht alle seine Attribute (die in der Regel sehr hohe Anzahlen aufweisen);
- sie sind zu bestimmten *Zwecken* von Menschen ersonnen.

Dennoch lieferen diese drei Merkmale noch nicht genau das, was ein Modell von anderen Abbildungen unterscheidet, da jede Photographie z. B. alle drei Merkmale zu besitzen pflegt, ohne doch ein Modell des Abgebildeten zu sein. Man wird also, über STACHOWIAK hinaus, eine weitere Wesensbestimmung des „Modelles" haben müssen, um das Wort „Modell" auf einen unverwechselbaren, aber auch unbestreitbaren Begriff zu bringen.

Wir schlagen als eine solche vorläufige Wesensbestimmung der Modelle die Definition vor, ein Modell sei eine vereinfachte Abbildung, die zu dem Zweck ersonnen wurde, das unverstandene Objekt handlicher und „verständlicher" zu machen.

„Handlichkeit" kann in diesem Zusammenhang zwar vielerlei, aber doch immer nur etwas Pragmatisches bedeuten:

- Man macht einen Sachverhalt einfacher, um ihn zu verstehen, d. h. Erklärungen oft sehr verschiedener Art für ihn zu finden, welche für unseren Verstand evident sind. Entstehung, Form, Eigenschaften, Veränderungen etc. des Objektes werden dem „Verständnis" einsehbar. Der subjektive Charakter solchen „Verständnisses" ist unbestreitbar, bedarf besonderer Betrachtung und zeigt, daß Modelle keineswegs nur mit einem Prozeß wissenschaftlicher Kausalanalysen zu tun haben können.
- Man macht den Sachverhalt durch Vereinfachung berechenbarer. Das ist im Grunde nur eine auf die mathematische Aufarbeitung hin orientierte Variante des Vorigen.

- Man macht den Sachverhalt durch Vereinfachungen abbildbarer, d. h. man läßt Unwesentliches fort. Auch vereinfachte Modelle können einer mathematischen Behandlung erhebliche Schwierigkeiten bieten, wie z. B. Körpermodelle, welche den Einfluß eines äußeren Feldes (elektrisch, magnetisch, Gravitation) auf Materie im Innern der Körpers zu beschreiben versuchen. Ein Beispiel: die Beschreibung der Stromdichten in verschiedenen Organgen des Körpers bei Stromzuführung an zwei diskreten Punkten, indem komplizierte Verläufe von Feldlinien graphisch dargestellt werden. Zu dieser Darstellung sind umfangreiche Computer-Rechnungen erforderlich (MEYER-WAARDEN).

## 2.2 Erster Versuch einer Begriffsbestimmung

Wesentlich erscheint in diesem Zusammenhang die Eigenschaft der „*Verständlichkeit*" des Modells. Sie führt uns also ins Zentrum der Klärung des Modellbegriffs. Ein Modell ist mehr als die Erklärung eines Sachverhalts durch eine Theorie oder gar ein mathematisch formulierbares Gesetz. Das Boyle-Mariottesche Gesetz führt als solches z. B. auf kein Modell. Erst die Zusammenschau aller Gasgesetze führt zum Modell der „Kinetischen Theorie der Gase", das durch seine *Anschaubarkeit* die Verständlichkeit aller Gasgesetze impliziert: Gase bestehen aus Korpuskeln, welche sich mit einer individiuellen Geschwindigkeit bewegen und im Aufprall aufeinander abstoßen. Modelle beziehen sich also immer auf Gruppen von Tatsachen, deren Zusammenhang miteinander teils als solcher durch das Modell beschrieben wird, zugleich aber mit der Wirkung, daß das unabhängig nebeneinander Bestehende einzelner Tatsachen und Gesetzmäßigkeiten in seinem Zusammenhang als notwendig erkannt wird. Der subjektive Effekt solcher Einsicht ist zunächst ein emotionaler: ein „Aha-Erlebnis" in Richtung einer Erklärbarkeit des Systems bei längst schon vorhandener Erklärbarkeit seiner Teile. Dieser nur psychologisch interpretierbare Vorgang ist das, was DILTHEY das „Verstehen" genannt hat.

Demnach wären Modelle nur mit einer der exakten Naturforschung sonst nicht eigentümlichen Doppelrolle zu definieren: sie bringen scheinbar Getrenntes in einen Zusammenhang, der dann letztlich im Sinne einer synthetisch vorgehenden Forschung durch Versuch und Irrtum, also durch Erfahrung, bestätigt werden muß. Dies ist der induktive Teil der Entstehungsgeschichte eines Modells, der naturwissenschaftlich unproblematisch ist. Ihm ist aber ein anderer, wenn nicht zeitlich vorgelagert, so doch mindestens parallel geschaltet: daß der Zusammenhang als solcher in einer neuen Form „gesehen" wird, ehe er erklärt wird. Sollte die Erklärung des Zusammenhangs bereits weit fortgeschritten sein, so wird durch diese Einsicht in den Zusammenhang doch ein neues Gefühl der Bekanntschaft erworben, das man am ehesten mit zwei Begriffen verdeutlichen kann: mit „Verstehen" und mit „intuitiver Einsicht".

Es wird die Aufgabe der folgenden Abschnitte sein, diesen Sprung aus einer Theorie der Gesetze in eine Theorie der Zusammenhänge, die zugleich auch immer den Beiklang des Teleologischen einerseits, der Einsicht in ein höheres Gefüge von Ordnungen andererseits besitzt, zu erläutern.

Ein gutes Beispiel dafür, was hier zu bedenken ist, bietet BOLTZMANN in einem Vortrag vor der Berliner Akademie. Er betont zunächst, daß die Naturwissenschaft *nicht* versuche, bei der Erklärung eines Naturvorgangs das zu Erklärende auf „ein ganz neues, außer ihm liegendes Prinzip" zurückzuführen. Vielmehr ersetze sie Erklärungen im Grunde durch Beschreibungen. Die Wärmetheorie beschreibt also die Bewegung der Atome und Moleküle als Quelle der Wärme vermittels der mittleren kinetischen Energie, welche die einzelnen (individuellen) Teilchen besitzen (S. 29ff). Bei genauem Zusehen freilich bemerkt man, daß diese Beschreibung sich auf Vorgänge bezieht, nämlich Bewegungen kleinster Teilchen, die als solche nur noch in Grenzbereichen, z. B. als sog. „Brownsche Bewegung" an suspendierten gröberen Partikeln im Mikroskop, beobachtbar sind, daß die Beschreibung dann in ihrer Extrapolation auf das grundsätzlich Unsichtbare aber eine analoge Übertragung von Vorgängen aus dem sichtbaren in den unsichtbaren Bereich vornimmt, also sich eines *Modells* bedient, durch das eine (supponierte) kinetische Energie mit anderen Energieformen, mit der Wärmeempfindung unserer Sinne und den Messungen von Thermometern in einen einheitlichen Zusammenhang gebracht wird.

Letztlich hat mindestens in der Medizin Lord KELVIN recht behalten, wenn er meint, daß zwar Modelle nicht Abbilder der Natur sind, daß man aber, wenn man sich ein Modell eines Vorgangs machen kann, man die Theorie des Vorgangs verstanden hat (Zit. nach JAMMER, S. 170).

Die Erdenkung bestimmter neuer Modelle, wenn sie nur allgemein genug gehalten sind, begründet die Verständlichkeit zahlreicher Naturerscheinungen, so daß eine neue Art, Naturvorgänge zu betrachten, zu entstehen scheint. Diese Situation hat Th. KUHN als „Paradigmenwechsel" beschrieben. Solche „paradigmatischen" Modelle sind dadurch charakterisiert, daß sie das Strukturschema eines Modells mehrerer, oft zahlreicher Naturvorgänge abgeben, ein Schema, das es gestattet, diese Vorgänge verständlicher zu machen. Das m. E. weitest anwendbare Modell ist das der DARWINschen Evolutionstheorie. Es gestattet, die Entstehung der Arten in ihrer unübersehbaren Fülle unter einem einheitlichen Schema zu betrachten. In dieser Hinsicht ist es quantitativ von keinem anderen Modell übertroffen worden. In der Geschichte der neuzeitlichen Naturwissenschaft treten ähnlich universale Modelle nur in der Physik auf: das kosmologische Modell des KOPERNIKUS, das den ersten Schritt zur Relativierung der Erde in ihrer Beziehung zum Kosmos darstellte. Die über die kopernikanische These vom Lauf der Erde um die Sonne hinausgehenden späteren Theorien vom Bau des Kosmos sind im Grunde allgemeinere, großräumigere Ausführungen des kopernikanischen Modells. Das Gravitationsgesetz NEWTONs war ähnlich universal, ebenso wie das Atommodell von N. BOHR als Extrapolation der kosmischen auf die atomare Struktur oder die Quantentheorie, deren anschaulicher Inhalt sehr an die Thermodynamik erinnert, und endlich die Relativitätstheorie.

Alle diese Theorien sind im Grunde *Modelle*, fassen verschiedene Phänomene, die an Systemen beobachtet wurden, unter einheitlichen und „verständlichen" Annahmen zusammen. Bald ist es das Modell einer universalen „Kraft", z. B. der Schwerkraft oder der Selektion, bald das Modell einer Ausschaltung einer solchen Kraft, bei der Relativitätstheorie, welche das Modell einer Gravitationskraft, das unverständlich geblieben war, durch das Modell des gekrümmten Raumes ersetzte (das ebenso unverständlich ist) und das die Trägheit (also die Abwesenheit von Kräften) bei der Erklärung der Bewegung als leitenden Gedanken des Modells einführt. Insofern war also EINSTEINs allgemeine Relativitätstheorie keineswegs eine Verwechslung von Beschreibungsmittel und beschriebenem Gegenstand, wie das in den ersten Jahren der Relativitätsdiskussion von O. KRAUS (1921), in einer an sich auch sehr leicht „verständlichen" Argumentation, behauptet wurde.

Die klassischen Fälle eines Paradiagmawandels, die KUHN selbst anführt (S. 83ff), sind: die Entdeckung des Sauerstoffs, der Röntgenstrahlen und der Leydener Flasche, drei „Anomalien" von neu entdeckten Naturphänomenen, welche in die bisherigen Modell-Vorstellungen der jeweiligen Wissenschaft nicht paßten. Sie lösten eine Flut neuer wissenschaftlicher Bemühungen aus. Es dürfen aber wohl zwei Anmerkungen zu dieser Paradigma-Theorie von KUHN gemacht werden.

1. Eine jede neue Feststellung in der Wissenschaft, z. B. selbst die vom „Membranzusammenbruch" einer lebenden Zelle[1], welche wirklich extrem speziellen Charakter hat, löst zahlreiche neue Arbeiten aus. Mir scheint, daß es zwischen den von KUHN als Beispiel paradigmatischer Forschung gewählten Entdeckungen und denen „normaler" Forschung jede Menge fließender Übergänge gibt. Paradigmata sind nur *besonders auffällige* Entdeckungen mit besonders weitreichenden Konsequenzen, aber nichts prinzipiell Anderes (so auch STAAB 1985).
2. Besonders bemerkenswert ist, daß die Beispiele für paradigmatische Forschung der anorganischen Naturwissenschaft, meist der Physik, entstammen, und die Biologie kaum eine Rolle in dieser Metatheorie spielt. Dennoch gibt es in der Biologie Entdeckungen, welche unser Weltbild in großem Ausmaß verändert haben, z. B. außer der Evolutionstheorie die Entdeckung der Prägungsfaktoren durch K. LORENZ, die Entdeckung der multifaktoriellen Genese der Krankheiten in der Medizin, die Entdeckung der Genstruktur (der „Doppel-Helix") und vieles mehr. Auch hier ist typisch, daß ein so universalgebildeter Autor wird E. MAYR in seinem Buch über die Entwicklung der biologischen Gedankenwelt (1984) nur die

[1] Es handelt sich um folgendes: Eine Zelle hat eine Membran, die sie umhüllt und die äußerst selektiv durchlässig ist. Sie hat eine Potentialdifferenz von 100 mV außen gegen innen. Wird dieses Membranpotential umgedreht und dann, den positiven Pol im Inneren der Zelle, auf 1 Volt Spannungsdifferenz gebracht, so bricht die Membran zusammen und verliert alle ihre typischen Eigenschaften (NEUMANN u. a. 1972; ZIMMERMANN u. a. 1974). Diese Beobachtung kann z. B. ein Modell der Defibrillation des Herzens abgeben (SCHAEFER, unveröffentlicht).

Evolutionstheorie und die Theorie der Vererbung behandelt, aber die Themen der Individualentwicklung und der Medizin völlig übergeht, obschon beide (nebst vielen anderen) für die menschliche Existenz vermutlich wichtiger sind.

Mit der eingangs zu diesem Kapitel gegebenen Begriffsbestimmung des Modells genügt man den meisten der bislang behandelten Modelltheorien. Modelle in den Naturwissenschaften und in der Medizin lassen sich in diesen theoretischen Rahmen einordnen. Wie aber schon die Abhandlung von STRASS (1963) erkennen läßt, kann man modelltheoretische Überlegungen so erweitern, daß die Modelltheorie in eine allgemeine Theorie naturwissenschaftlichen Erkennens übergeht. Eine solche Modelltheorie leistet folgendes mehr, als es die klassischen Ansätzee der Naturphilosophie tun. Diese erweitere Modelltheorie läßt alle naturphilosophischen Systeme als in sich gleichberechtigte modellmäßige Darstellungen des naturwissenschaftlichen Erkenntnisstandes erscheinen. Alle Theorien erscheinen als ein Versuch, eine Gruppe von Tatsachen, Phänomenen, Hypothesen zu einem in sich widerspruchsfreien Bild der Natur zusammenzufassen. Das so entstandene „Bild" versöhnt alle scheinbaren Gegensätze, macht alle Tatsachen und Phänomene „verständlich" und ordnet sie unter einem einheitlichen Gesichtspunkt.

Man kann bereits die Grundansichten über die Unerkennbarkeit der Natur (der Außenwelt, der Dinge, des „Dings an sich") als Modelle des Erkennens betrachten. Der Idealist, der Positivist, der Empiriokritizist oder der Philosoph der Kritik (KANT) haben so voreinander nichts Prinzipielles voraus und könnten sich nur in dem Umfang derjenigen Tatsachen und Phänomene unterscheiden, den sie in ihre Theorie erfolgreich einbeziehen. Man könnte dann z. B., von einem Modell des empirischen Kritizismus (gegen den sich LENIN wandte) ebenso sprechen wie von einem Modell der Phänomenologie (HERMANN SCHMITZ) oder des transzendenten Idealismus (KANT).

Wir werden freilich einen allzu weiten Gebrauch des Modellbegriffs nicht praktizieren. Doch gibt es eine Reihe von biologischen, für die Medizin sehr bedeutsamen Theorien, deren Modellcharakter wir herausarbeiten wollen, um damit ihren Geltungsbereich, aber auch die Kompatibilität scheinbar widersprüchlicher Theorien als Modelltheorien mit einem methodisch begrenzen Geltungsbereich darzulegen. Solche hier interessierenden Modelltheorien wären z. B.:

- die Evolutionslehre, speziell der Darwinismus;
- die 3-Welten-Theorie von POPPER und ECCLES;
- die anthropische Kosmologie;
- das Prinzip der Komplimentarität;
- die Theorie der Akausalität der Naturprozesse;
- die Theorie des Dualismus ebenso wie ihre Ablehnung;
- der Dezisionismus und die Willensfreiheit;
- das (fehlende) Modell des Leib-Seele-Zusammenhangs;
- die Theorie der psychophysischen Korrespondenz.

Es ist aber in einer Darstellung wie der vorliegenden nicht möglich, die Leistungen und Fragwürdigkeiten all dieser Theorien und der in ihnen enthaltenen Modelle zu analysieren, da ein solches Unternehmen darauf hinausliefe, eine vollständige Naturphilosophie der Biologie zu liefern. Ein solches Werk hat MAYR (1984) auch längst geschrieben. Aber bei MAYR fehlen medizinische Theorien weitgehend, und Analysen medizinischer Modelle sind auch in der Literatur so selten, fehlen z. B. ganz in dem naturwissenschaftlichen Modellen gewidmeten Band 18 des Studium generale, so daß hier ein Bedarf vorliegt.

## 2.3 Was Modelle sicher nicht sind

Man macht in der Medizin wie in allen problemreichen Wissenschaften nicht selten mit Vorteil von der Methode Gebrauch, das Wesen einer Sache zunächst negativ zu definieren, d. h. zu bestimmen, was diese Sache mit Gewißheit *nicht* ist. Dieses Vorgehen wirft natürlich bestimmte methodische Probleme auf. Eine auf Gewißheit fußende negative Definition könnte z. B. dem Argwohn verfallen, sie setze bereits stillschweigend (implicit) die längst vorhandene positive Definition voraus. Wir wollen diesen Einwand dadurch entkräften, daß wir Negativdefinitionen so treffen, daß wir nur solche Sachverhalte aus der Definition der Modelle ausschließen, welche offenbar und nach allgemeiner Anerkennung bereits klar definiert und damit unproblematisch geworden sind.

Zunächst wollen wir unter Modellen keine Beschreibungen von Naturzuständen oder Vorgängen in der Pathophysiologie verstehen, welche diese Zustände oder Vorgänge in irgendeiner Form lediglich abbilden. Zwar bezwecken alle Modelle auch eine Abbildung des modellierten Sachverhaltes, aber sie begnügen sich nicht mit ihr, wie wir schon oben darlegten (vgl. 2.1). Modelle sind also nicht:

- Beschreibungen von Symptomen;
- Beschreibungen von Verläufen (Prozessen) oder anderen historischen Ereignissen;
- Beschreibungen von Korrelationen, d. h. Zusammenhängen, welche durch statistische Signifikanz gesichert sind, einschließlich ihrer quantitativen Formulierung; vielmehr bedürfen diese Korrelationen bekanntlich erst eines Modells, um interpretierbar zu werden (SCHAEFER u. BLOHMKE 1978);
- Beschreibungen von Bewußtseinsinhalten.

Ferner sind Modelle grundsätzlich nicht formale Angaben (Formeln) über Zusammenhänge (Naturgesetze), allein schon weil solche „Naturgesetze“ nur beschreibender Art sind. Modelle sind also nicht:

- naturwissenschaftliche Gesetze, welche quantitative Zusammenhänge zwischen Phänomen beschreiben, gleich in welcher Form diese Gesetzmäßigkeiten selber formuliert sind, solange die in Beziehung gesetzten Daten keiner weite-

ren Erörterung unterzogen werden. Jede Erörterung über die *Gründe* dieser formalen Zusammenhänge wird freilich ein Modell in diese Erörterung einführen;
- Formulierungen von Gesetzmäßigkeiten, in denen durch Beobachtungen von Zeitabhängigkeiten eine kausale Abhängigkeit erschlossen wird („post hoc, ergo propter hoc").

Mathematische Formeln allein sind also niemals Modelle, was nicht heißt, daß nicht Modelle auch mathematisierbar sind. Dann muß das „Modell", das zu dieser Gleichung hinzutritt, in einer nicht-mathematischen Erläuterung bestehen. (In vielen scheinbar mathematischen Modellen sind diese nicht-mathematischen Zutaten in den Definitionen der Symbole verborgen.)

Der Begriff des Modells hebt sich auch deutlich ab von dem Begriff der *Hypothese.*

Hypothesen sind, im weitesten Sinn des Begriffs der Analogie, immer analoge Erklärungsversuche eines noch nicht erklärten Naturvorgangs, indem ein Phänomen gedanklich – d. h. seinem vermutetem Mechanismus nach – mit einem anderen schon bekannten Phänomen verglichen wird. Ein „Zusammenhang" beider Phänomene beschränkt sich also auf den *Vergleich.*

Beispiel: Die Membranpotentiale der Zellen werden als Diffusionspotentiale mit einseitig behinderter Diffusion gedeutet. Rechnung und Experiment haben gezeigt, daß die Hypothese dieser Analogisierung korrekt, aber unzulänglich war. Nicht immer liegt das Analoge einer Hypothese so klar auf der Hand wie hier.

In dieser Schrift wird also der Begriff „Modell" wesentlich enger verwandt als in der umfassenden Darstellung STACHOWIAKs, die durch ihre allzu weite Definition des Begriffs, in die sie z. B. auch Photographien oder graphische Darstellungen eines Gegenstandes einbezieht, voluminös und impraktikabel wird. Wo ein Begriff wie „Abbildung" oder „Photographie" in sich nicht weiter erläutert werden muß, um das Wesen des begrifflich gefaßten Gegenstandes erkenntnistheoretisch zu präzisieren, sollte es beim bisherigen Begriff verbleiben. Das Verhältnis einer Photographie zum Original bedarf einer philosophischen Analyse kaum. Es ist völlig operational bestimmt. Wir möchten also die Diskussion um das „Modell" von allem unnötigen Rankenwerk befreien und die für die praktische medizinische Forschung wesentlichen Probleme darstellen. Wie unnötig die allzu philosophisch expandierte Modelltheorie ist, zeigt die bislang einzige größere Darstellung modelltheoretischer Probleme in der Medizin bei GROSS (1983). STACHOWIAK selbst beklagt z. B. bei den philosophischen Exkursen der Wissenschaftslogik CARNAPs ihre „immense Applikationsferne" (STACHOWIAK, S. 34), eine Kritik, der wir uns ungern aussetzen möchten.

## 2.4 Modelle beziehen sich immer auf „Systeme“

Die Tatsache, daß die Formulierung einer Naturgesetzlichkeit allein noch kein Modell ist, wohl aber durch ein Modell verständlicher gemacht werden kann, ist dadurch bedingt, daß Modelle sich immer auf „Systeme“ beziehen. Mit dem Begriff System wollen wir, dem griechischen Wortsinn entsprechend, „zugleich Bestehendes“ bezeichnen, falls die betrachteten Entitäten eine wirksame Beziehung zueinander haben. „Wirksam“ soll bedeuten, daß die Wegnahme einer der zugleich bestehenden Entitäten an den anderen Entitäten des Systems etwas verändert, wobei eine und dieselbe Entität durchaus mehreren Systemen angehören kann. Unter „Entitäten“ der hier betrachteten Art verstehen wir alle grundsätzlich (wenngleich nicht immer auch tatsächlich) beschreibbaren und begrenzten Sachverhalte, welche es mit grundsätzlich (wenn auch nicht immer tatsächlich) meßbaren Vorgängen oder Zuständen zu tun haben. Wir vermeiden damit die schwierige Bezugnahme des Systems auf ein „Ganzes“, die STACHOWIAK nimmt (S. 137).

Unter „grundsätzlich“ wird hier verstanden, daß einerseits die Beschreibbarkeit, andererseits die Meßbarkeit der Sachverhalte theoretisch vorausgesetzt werden kann, selbst wenn im gegebenen Augenblick, durch Mängel an Kenntnissen über die Sachverhalte, z. B. durch Mängel technischer Möglichkeiten, die Beschreibung oder Messung (noch) nicht (ganz oder teilweise) möglich ist. Es wird sich herausstellen, daß Modelle sich nicht immer ausschließlich auf Entitäten beziehen, welche dieser Definition genügen. Es ist durchaus möglich, Modelle über Systeme zu ersinnen, deren Zweck es ist, ein System durch Hinzunahme grundsätzlich nicht beschreibbarer oder meßbarer Sachverhalte verständlich zu machen.

Um das hier Gemeinte leichter anschaubar (einsehbar) zu machen, seien Beispiele genannt, die denjenigen Arbeitsbereichen entnommen sind, in denen sich der Autor zu Hause fühlt.

### *2.4.1 Das Informationssystem der Lebewesen als Beispiel*

Die Informationsprozesse des Organismus werden bei allen Tieren und sogar bei Pflanzen durch sog. Aktionspotentiale vermittelt, elektrische Spannungen, welche mit meßbarer Geschwindigkeit über eine elektrisch leitende Struktur sich ausbreitende Ströme erzeugen und dadurch Wirkungen an anderen Orten erzielen. Wir nennen diese Wirkungen Information, ohne uns auf die komplizierten und nicht immer sehr ergiebigen philsophischen Erörterungen über den Informationsbegriff einzulassen (zur Literatur vgl. ZIMMERMANN 1987). Diese Informationstheorie der Physiologie ist modellierbar durch gleichzeitige Anwendung mehrerer, in sich selbst unproblematischer und gesicherter Theorien, die auf jeweils einfach einsehbaren Messungen beruhen: Die Entstehung von Potentialdifferenzen ist die Folge von Diffusionspotentialen, die aus der physikalischen Chemie genau bekannt sind (BEUTNER 1920). Die tatsächlich vorgefundenen Potentiale bedürfen zu ihrer Erklärung bestimmter Annahmen über die selektive Ionendurchlässigkeit der Membranen, welche die äußere Begrenzung einer erregbaren Zelle (Ganglienzelle, Nerven- oder Muskelfaser) sind. Solche selektiven Durchlässigkeiten waren von künstlichen Membranen schon früher bekannt (MICHAELIS 1925). Solche künstlichen Membranen dienten damit als („gemachtes") Modell der Zellmembran. Die Ausbreitung des elektrischen Prozesses längs einer Nervenfaser war meßbar; der Mechanismus wurde in Analogie zu kapazitiven Ladungen durch das Modell solcher Ladungsträger (z. B. den LILLIEschen Eisendraht, 1920) gedeutet usf. Inzwischen sind die Permeabilitäten erregbarer Membranen direkt gemessen worden. Wir werden später auf diese Membran-Modelle eingehen (Kap. 4.2).

Nun ist dieses elektrische Membranpotential nur der erste Vorgang in der Maschinerie der Erregungen. Interessant werden diese Vorgänge erst dadurch, daß sie sich ausbreiten und über die Nerven alle Teile des Körpers informativ miteinander verbinden.

Dieses System der Signalübermittlung ist in den letzten Jahren besonders intensiv bearbeitet worden, und weil es die wesentlichen Grundlagen dessen liefert, was die Biologie des Menschen zur Philosophie beizutragen hat, soll die Entwicklung dieser speziellen Modellvorstellungen kurz erwähnt werden.

Das Modell geht zunächst zurück auf den Begriff der „Erregung". Unter ‚Erregung' verstehen wir das Ineinandergreifen zweier Vorgänge. Zunächst wird an irgendeiner Zelle, zum Beispiel einer Sinneszelle oder einer Ganglienzelle im Gehirn, die jene Zelle umhüllende Membran durch ein „Reiz" dazu veranlaßt, ihr Membranpotential zu vermindern – um etwa 10 Millivolt. Ist das geschehen, so setzt ein nur kybernetisch zu verstehender Prozeß ein, bei dem in Form einer Rückkopplung das verminderte Membranpotential Ionenflüsse auslöst, die ihrerseits das Membranpotential vermindern, so daß weitere Ionenflüsse ausgelöst werden usf., bis sich die Membran am Ende sogar umgeladen hat: ihre vorher positive Außenseite ist gegen das Innere negativ geworden. EBBECKE (1927) hatte die einfache Modellvorstellung entwickelt, die Membran der Zelle sei eine Art Kondensator, der umgelanden werden müsse, um einen „Durchschlag" zu erleiden. Ist dieser Durchschlag erfolgt, so entlädt sich das Membranpotential der Nachbarschaft in die entladene Membranpartie hinein, so daß auch sie erregt wird. Die weiter anschließende Nachbarschaft tut das gleiche, so daß sich eine Entladungswelle aus der Sinneszelle über den aus ihr entspringenden Nerven von Ort zu Ort fortfrißt und so ein fortgeleitetes System von Ladungsverschiebungen auslöst, das als „Aktionspotential" meßbar wird. Es entstand die „Kabeltheorie" des Aktionspotentials (Lit. bei SCHAEFER 1940, JACK u. a. 1983). Diese Theorie hatte einige Lücken, zum Beispiel blieb die Frage, woher die Energie dieser elektrischen Wanderwelle stamme, ungelöst. Die Details des Phänomens wurden von HODGKIN und HUXLEY (1952) in einer mit dem Nobelpreis gekrönten Arbeit an einer besonders dicken Nervenfaser (der Riesenfaser von Tintenfischen) exakt analysiert. Der Systemcharakter dieses Prozesses wird sofort deutlicher, wenn man bedenkt, daß die den Prozeß der fortgeleiteten Erregung bereitstellende Energie aus dem Stoffwechsel stammt und dabei das Azetylcholin eine maßgebende Rolle spielt (NACHMANSOHN 1955). Ein besonderes Problem stellt dann die Überleitung dieser Erregungswelle vom Nervenkabel auf ein „Erfolgsorgan" (Muskel, Drüse, Zelle im Gehirn) dar, von dem ich selber zunächst annahm, sie geschehe durch einen elektrischen Mechanismus, der im Falle der Erregung des Muskels der „Endplattenstrom" sei (GÖPFERT und SCHAEFER 1937). Doch auch hier war der chemische Prozeß als Energielieferant unerläßlich.

Dieses System – aus Membranen elektrischer Ladungswellen und reagierenden Endorganen zusammengefügt – ist dasjenige System, das alle Vorgänge von Erkennen, Handeln, Denken und Bewußtsein auf der Seite der körperlichen Erscheinungen trägt. Die physikalischen Daten, die diesen Informationsprozeß regieren, sind in erstaunlicher Genauigkeit beschreibbar, wenngleich dabei auch physikalisch und mathematisch sehr verwickelte Analysen notwendig sind (NOBLE 1966).

### *2.4.2 Modelle machen komplizierte Systeme „verständlich“*

Die Annahmen des Modells machen das biologische Phänomen „verständlich“. Das „System“, welches durch die Modelle verständlich wird, ist das Zusammenwirken von Strukturen, welche einen Nerven aufbauen, mit den Organen, welche „innerviert“ werden, d. h. das „System“ der nervösen Signalübermittlung in Organismen.

Modelle sind häufig von sehr viel komplizierterer Natur. Auch wenn der Mechanismus der Informationsübermittlung in Nerven als bekannt (verstanden) vorausgesetzt wird, ist die Bewirkung selbst einfacher Bewegungen so kompliziert, daß Modelle eingesetzt werden müssen, welche prinzipielle Annahmen über Phänomene machen, deren Reichweite im einzelnen unüberprüfbar ist. Solche Prinzipien-Annahmen sind z. B.: Bahnungen, Hemmungen, Antagonismen, sensible Rückmeldungen, zentrale Programmierungen etc. Jede dieser Annahmen beruht auf einfachen, meßbaren Vorgängen, die erforscht sind. Ihr Zusammenspiel ist aber nicht im *Detail* erforschbar, weil es unübersehbar mannigfaltig ist (Lit. bei SCHMIDT u. THEWS 1987).

Aus der Darstellung der Membranen, die wir später (Kap. 4.2) genauer geben werden, geht hervor, wie ein Modell immer vom Zusammenwirken von Teilen (Elementen, Entitäten) handelt. Die Summe der vom Modell erfaßten Teile stellt das „System“ dar, welches vom Modell verständlich gemacht wird. Die Teile (z. B. die Kanäle) der Membran oder gar deren makromolekulare Auskleidung sind zugleich auch Teile des Modells, wobei das Modell nicht die elementaren Eigenschaften der Teile beschreibt, sondern deren Art des Zusammenwirkens miteinander. Wie das Beispiel der Ionenkanäle zeigt, können viele Eigenschaften der Teile des Systems unbekannt bleiben (Wer öffnet und schließt sie? Welche Moleküle bestimmen die Kanaldurchlässigkeit? etc.). Beschreiben muß das Modell nur die Art des Zusammenwirkens der Teile. In der Regeltechnik ist vom Regler Ähnliches zu sagen. Der Regler besteht aus Teilen, die zu einer Funktion (zu einem Zweck) zusammenwirken, ohne daß man die Mechanismen („Übergangsfunktionen“) zwischen den Teilen des Reglers genau zu kennen braucht. Der Techniker, der den Regler baut, muß diese Übergangsfunktionen natürlich kennen. Der Biologe, der die Reglerfunktion eines Regelkreises (der immer auch ein „System“ ist) beschreibt, braucht das nicht und kennt die Mechanismen auch selten vollständig (Lit. bei SACHSSE 1971).

Auf diese Weise eilen Modelle in der Regel den Ergebnissen der Forschung voraus, indem sie Annahmen über das Zusammenwirken der Teile eines Systems machen, die von späterer Forschung präzisiert, modifiziert oder auch verworfen werden. Darin liegt der enorme heuristische Wert der Modelle. Modelle sind aber auch dadurch so nützlich, daß sie Phänomene zu ordnen helfen, die sonst, gerade wenn sie wichtig sind, unverständlich, wenn nicht gar unerkannt blieben.

### *2.4.3 Modelle sozialen Verhaltens*

Diese Funktion der Modelle erkennt man leichter, wenn man das andere Extrem der Biologie betrachtet, bei dem Modelle angewandt werden: die menschliche Gesellschaft. (Übrigens stimmen diese Betrachtungen ebenso bei der extremen Seite der unbelebten Natur, der Kosmologie.) Erinnern wir uns des oben (Kap. 2.4.2) Gesagten, daß Modelle ein Phänomen, das (noch) nicht vollständig erklärbar ist oder aus methodischen Gründen nicht vollständig erklärt werden kann, verständlich machen sollen. Diese Situation findet sich im extremen Maß realisiert bei allen Phänomenen, welche an Gruppen von Menschen oder in einer „Masse" (im Sine CANNETTIS) auftreten. Es ist selbstverständlich, daß auch Massen von Menschen nur so reagieren, wie es die einzelnen Individuen tun. Eine Erklärung im Detail kann also nur in der Psychologie der an der Masse beteiligten Individuen gefunden werden. Die Massenreaktion setzt aber einen Mechanismus voraus, der in allgemein gültiger Form erklärt, wie die Konformität der individuellen Reaktion zustandekommt. Hierzu versuchen die Modelle der Massenreaktionen (LEBON, CANNETTI z. B.) etwas auszusagen. Für die Medizin freilich sind völlig andere Modelle interessant. Massenreaktionen sind in der Medizin zwar auch von großer Bedeutung, wenn der synchronisierende, Konformität erzeugende Einfluß der Gruppe oder der Gesellschaft in einem Lebensraum auf das Verhalten der Individuen erklärt werden soll. Die moderne Präventivmedizin hat es nicht zuletzt mit diesen Wechselwirkungen zwischen Individuen und Gesellschaft zu tun, welche pathogenes Verhalten (Rauchen, Eßgewohnheiten, Trinksitten, Medikamenten- und Drogenkonsum) betreffen. Sie hat es über diesen diagnostischen Teil der Verhaltensanalyse mit therapeutischen Problemen zu tun, also der Frage, wie man ein durch gesellschaftliche Sitten determiniertes Verhalten beeinflussen kann, was zum Beispiel bei allen Feldzügen gegen das Rauchen von ausschlaggebender Bedeutung ist (Lit. bei CYRAN 1968; HAMMER 1972; STÄCKER u. a. 1974; VON TROSCHKE u. a., 1984; WETTERER u. a. 1986).

Die vorwiegend massenpsychologischen Modelle, die in diesen präventiven Strategien auftreten, stellen aber keineswegs den Kern der Probleme dar, bei denen gesellschaftliche Einflüsse auf die Gesundheit des Menschen modelliert werden müssen. Die Medizin hat es letztlich immer nur mit dem Individuum zu tun, dessen Leben vor Krankheit geschützt werden soll. Auch die Sozialmedizin dient nur diesem Ziel in der Klärung einer zureichenden Ätiologie und dem Versuch, die medizinische Praxis in ihren gesellschaftlichen Bedingungen zu optimieren. Der individuelle Aspekt gesellschaftlicher Wirkungsflüsse auf die Gesundheit der Menschen wird methodisch erfaßbar durch die Epidemiologie. Sie erfaßt – zum Beispiel als „Sozialepidemioloige" (PFLANZ 1967) – diejenigen gesellschaftlichen Phänomene, welche mit der Entstehung von Krankheit in statistisch überzufälliger Weise zusammenhängen. Die ersten wissenschaftlichen Unternehmungen, welche ‚Sozialmedizin' genannt werden können, befaßten sich mit dem Einfluß der Armut bzw. der sozialen Lage auf Krankheit. Dieser Einfluß war mit sehr primitiven Methoden schon klar zu erkennen (J. P. FRANK 1970; VIRCHOW 1879; MOSSE u. TUGENDREICH 1913; GROTJAHN 1923). Die hinter diesen sozialmedizinischen Statistiken und Befunden stehende Theorie war simpel und entsprach dem damals herrschenden Verständis von Krankheitsentstehung: man schuldigte (wahrscheinlich auch völlig zu Recht) die Hygiene und die Ernährung in erster Linie an, durch ihre Defekte pathogen zu wirken. Wir müssen heute präzisere Modelle fordern, mit denen der Einfluß der Gesellschaft auf die Gesundheit verständlich gemacht werden kann. Jedoch zeigt ein Blick auf die heute vorherrschende sozialmedizinische Problematik, daß Modelle immer noch selten (oder unvollständig) sind, obgleich man epidemiologisch definierbare Phänomene in Massen kennt. Als Beispiel sei die Abhängigkeit von Krankheit, insbesondere des Herzinfarktes, von sozialen Phänomen – wie Migration, sozialer Schicht, sozialem Streß und dgl. – genannt (SCHAEFER und BLOHMKE 1977; JENKINS 1976).

Es war in der Auseinandersetzung der letzten Jahrzehnte keineswegs selbstverständlich, daß solche epidemiologisch gefundenen Korrelationen zwischen Krankheit und sozialen Variablen durch ein Modell interpretiert werden müssen, ehe sie kausal interpretierbar werden. Ein solches Modell müßte so aussehen, daß physiologische Reaktionen, welche zur Krankheit führen, als Folge sozialer Einflüsse auffindbar gemacht werden. Man kann zum Beispiel nicht einfach formulieren, daß Arbeit krank macht. Die evidente Tatsache, daß Krankheit oft mit Bedingungen der Arbeitswelt zusammenhängt, muß vielmehr in ihren Mechanismen erklärt werden, was bei den Berufskrankheiten bekanntlich gut gelingt, viel weniger aber bei dem allzu schwammigen Begriff der „arbeitsbezogenen Erkrankungen" (Lit. bei BRENNER u. a. 1980; SCHAEFER 1990) (vgl. Kap. 5.3).

Die Schwierigkeiten der Modellfindung liegen bei diesen gesellschaftlichen Problemen darin, daß die Gesellschaft in erster Linie durch Veränderung seelischer Vorgänge in den Individuen wirken kann – eine Problematik, die wir später behandeln werden. Verhältnismäßig einfach sind nur diejenigen Modelle, welche den Einfluß gesellschaftlicher Sitten in Form der Ernährung, des Konsums allgemein, der Körperarbeit usf. beschreiben. Als Beispiel sei die Begünstigung des Herzinfarktes durch Ernährungsformen, insbesondere den Fettkonsum, genannt. Hier ist eine wahrhaft unübersehbare, zum Teil sehr kontroverse Literatur entstanden, bei der die Tatsache, daß *Modelle* und nicht naturwissenschaftliche Gesetze durch Epidemiologien und biochemische Arbeiten gefunden werden, nicht immer gebührend berücksichtigt wird.

Eine völlig andere Problematik sozialmedizinischer Modelle findet sich in dem Versuch, Bevölkerungsbewegungen zu erklären. Diese Problematik spielt derzeit bei der Reform der Rentenversicherung eine enorme Rolle. Die Demographie versucht bekanntlich, Veränderungen der Bevölkerungsstruktur zu erfassen und vorauszusagen (MACKENROTH 1953; MACKENSEN u. a. 1973). Auch bei diesen Veränderungen ist aber das Verhalten der Individuen der einzige Zugang zur Erklärung der Veränderungen. Derzeit spielt das sogenannte ‚generative Verhalten' in der Diskussion eine hervorragende Rolle. Warum wollen die Menschen keine Kinder mehr? Die Antwort auf diese Frage entscheidet zum Beispiel die Altersversorgung in einigen Jahrzehnten. Es sind viele „Modelle" entwickelt worden, welche das generative Verhalten „verständlich" machen, zum Beispiel auch das einer erheblichen finanziellen Benachteiligung von Familien, welche Kinder aufziehen (OETER 1986; SCHNABEL 1986). Die Konsequenz eines solchen Modells schlägt sich derzeit in der Familienpolitik nieder.

### *2.4.4 Modelle machen Wirkungszusammenhänge einsehbar*

Die in diesem und im vorigen Kapitel erläuterten Modelle sollten das Anschauungsmaterial liefern, an dem wir nun versuchen wollen, in einer etwas systematischeren Form das Prinzip der Modellkonstruktionen in der Medizin näher zu bestimmen. Wir wiederholen, daß in diesen Modellen keineswegs alle Details bekannt sein müssen. Gerade dort, wo man die Details nicht kennt, sei es, daß sie zu zahlreich und zu unübersichtlich („chaotisch") sind, sei es, daß wir sie noch nicht haben erforschen können, ist das Modell der erste Schritt in die „Verständlichkeit" ebenso wie in die weitere Forschung („heuristische Modelle"). Solche Modelle brauchen wir in der Medizin bei der Erforschung aller *Phänome, bei* denen soziale Einflüsse pathogen werden. In allen diesen Modellen lassen sich die soziopsychologischen Einflüsse dann zwar definieren, die Begriffe auch standardisieren, aber die Wirkungseinflüsse entziehen sich sowohl der exakten Beschreibung als auch erst recht der Messung.

In jedem Fall ist das wesentliche Element des Modells die Annahme eines Wirkungszusammenhangs zwischen seinen Teilen, der seiner Natur nach zwar begründet vorausgesetzt, aber nicht schlüssig in seiner quantitativen und qualitativen Natur beschrieben werden muß oder kann. Der postulierte Wirkungszusammenhang macht aber das ansonsten nicht erklärbare System sofort „verständlich" in dem Sinn, daß die fehlende strikt wissenschaftliche „Erklärung" durch eine plausible Annahme ersetzt wird, welche keine Widersprüche zu exakt bekannten Gesetzmäßigkeiten aufweist. Natürlich kann die zum Verständnis notwendige Annahme bestritten werden. Mindestens unterliegt sie dem Falsifikations-Kriterium POPPERS (1982). Jedes Naturgesetz, auch jeder mit hoher Wahrscheinlichkeit erwiesene Zusammenhang, der dem Modell widerspricht, macht es ungültig. Ein nicht auf solcher Falsifikation gegründeter Widerspruch hingegen ist eindeutig ideologisch, was in diesem Zusammenhang nicht etwa ein Verdikt bedeutet. Er kann ideologisch derart begründet werden, daß man annimmt, Wirkungszusammenhänge der postulierten Art seien aus anderen, umfassenderen Modellen als unstatthaft gekennzeichnet. Die Falsifikation des umfassenderen, widersprechenden Modells wäre dann zur Abwehr der ideologischen Kritik notwendig.

Beispiel: Man kann aus korrelationsstatistischen Beobachtungen folgern, daß bei der Entstehung eines Carcinoms bestimmte seelische Faktoren eine ätiologische Rolle spielen (Bahnson 1986). Diese Rolle könnte mit dem Gegenmodell in Frage gestellt werden, daß die Entstehung eines Carcinoms im Prinzip bekannt und eine rein somatische Entstehung modellmäßig widerspruchsfrei begründbar sei. Meines Erachtens läßt sich dieses letztere, somatische Modell durch unbestreitbare Erfahrungen nicht begründen, Erfahrungen, die auf beschreibbare Tatsachen zurückgehen. Die Entstehung von Carcinomen ist noch nicht in einer geschlossenen Theorie erklärbar, auch nicht, was den naturwissenschaftlich beschreibbaren Teil desselben anlangt. Immunitätsfaktoren spielen z. B. eine Rolle. Der Einfluß seelischer Faktoren auf Immunitätsprozesse ist experimentell testbar. (Lit. bei Hermann u. a. 1986). Es bleibt allerdings offen, wieweit diese Prozesse beim menschlichen Carcinom wirksam sind. Es läßt sich aber ein Globalmodell entwerfen, welches teils Modelle der Entstehung von Krebszellen, teils deren Vernichtung durch Immunkörper, teils der Störung von Immunitätsvorgängen durch seelische Faktoren, als wichtigste Teilmodelle enthält.

## 2.5 Die möglichen Formen von Modellen

Alle Modelle machen also Zusammenhänge in Systemen „plausibel", ja mögen ein System als solches überhaupt erst definierbar machen, indem der Wirkungszusammenhang von verschiedenen Entitäten durch das Modell überhaupt erst einsichtig (oder auch nur erkennbar) wird. Warum bestimmte Krankheiten und bestimmte Umweltfaktoren (oder Risikofaktoren) einen kausalen Zusammenhang haben, macht erst ein Modell dieses Zusammenhangs deutlich. Daß der Mensch als Individuum mit bestimmten sozialen Gruppen ein System bildet, in dem Wirkungsflüsse hin- und widerlaufen, ist erst durch Modelle erkennbar gemacht worden, selbst wenn es vorher phänomenale Hinweise zwingender Natur auf solche Systemzusammenhänge gegeben haben sollte.

Man kann den Versuch machen, die enorme Viefalt möglicher Klassen von Modellen, wie sie uns z. B. das Werk von Stachowiak darbietet, dadurch übersichtlicher zu machen, daß man bestimmte Klassen von Modellen bildet, welche die Modelle nach generellen Gesichtspunkten zu ordnen gestatten. Wir wollen daher nachfolgend von Klassen von Modellen ausgehen, ohne damit mehr als eine formale Einteilung geben zu wollen, indem wir die Modelle 1. ihrer eigenen Struktur nach, 2. nach den Wirklickeiten, die sie verständlich machen, 3. nach ihrer sozialen Anwendung ordnen.

### *2.5.1 Strukturale Kriterien der Modelle*

Strukturale Ordnungskriterien lassen sich wie folgt aufstellen:

– Es gibt *gemachte Modelle,* d. h. Gebilde, von Menschenhand hergestellt, welche das Dargestellte, das ohne Modell schwer verständlich bleibt, unmittelbar verständlich machen, z. B. durch Nachbildung und zugleich Vereinfachung von Strukturen, deren Funktion dabei sofort einsichtig wird. Diejenigen Modelle, die diesen Namen zuerst trugen, die verkleinerten Nachbbildungen geplanter Bauwerke von VITRUV, schufen eine solche Möglichkeit: sie machten das sonst Unübersehbare übersehbar, realisierten dabei zugleich das noch nicht Vorhandene, waren also in diesem Sinn keine Abbildung, sondern eher Vorbild. Wir würden sie nach unseren Definitionen nicht eigentlich zu wissenschafltichen Modellen zählen dürfen. Anders das Modell der Gehörknöchelchen, das wir HELMHOLTZ verdanken (1868). Es stellt das Mittelohr vergrößert und seine Muskeln durch Zugbänder repräsentiert dar, so daß alle Teile in ihrer Funktion hervortraten und das vorher nicht unmittelbar Einsehbare einsehbar wurde. Gemachte Modelle sind künstliche Membranen, Modelle des Herzens mit seinen komplizierten Erregungswegen, die auch mit Computern modelliert werden können, etc.

– Es gibt analoge (*beobachtete*) *Modelle,* d. h. man nimmt einen Prozeß in der Natur als Modell eines anderen Prozesses, den man ohne den ersteren nicht verständlich finden würde. Wir machen uns z. B. zum Zuschauer der Entstehung eines lebenden Systems, das wir zwar nicht machen können, dessen Werdegang aber die Beobachtung offenlegt. Die Entwickungsphysiologie arbeitet mit derartigen Modellen, und HAECKEL hat bekanntlich das Modell entworfen, daß die Ontogenese eine Rekapitulation der Phylogense sei, wodurch er unbeobachtbare Prozesse der Phylogenese mit der beobachtbaren Ontogenese verständlich macht. Die Physiologie arbeitet unentwegt mit solchen Modellen, zum Beispiel in der Nierenphysiologie bei der Erklärung der Natur der HENLEschen Schleifen oder bei der Erklärung der Entstehung eines Elektrokardiogrammes, aus elementaren Dipolen (SCHAEFER 1951). Die DARWINsche Theorie der Entstehung der Arten hätte ein solches Modell benutzt, wenn sie in ihren Grundkonzepten (Mutation, Kampf ums Dasein, Auslese) unmittelbar beobachtet worden wäre. Tatsächlich wurde nur die Mutation beobachtet, der Kampf ums Dasein nur in Teilstücken, die entstehende Auslese war dagegen sehr oft ein Gedankenprodukt, das nach Art der nächsten Modellform konzipiert war. Die meisten Modelle soziokultureller Prozesse als Ätiologien von Krankheiten sind Teilmodelle dieser Klasse.

– Es gibt *erdachte Modelle* (Prinzipmodelle), welche die Komplikation der Wirklichkeit so weit vereinfachen, daß man die wesentlichen Kräfte und Strukturen in dieser Wirklichkeit erkennt. Alle Modelle von Gehirnbahnen, von Zellstrukturen, von Stoffwechselkreisprozessen usw. sind solche schematischen Vereinfachungen einer sonst unübersehbaren Mannigfaltigkeit. Insbesondere gehören aber alle Vorstellungen hierhin, mit denen man sonst nicht erklärbare Vorgänge einsehbar macht, indem man Naturereignisse als wirksame Bestandteile in einem System voraussetzt, die man aus anderen Systemen kennt, die man aber in dem noch unverstandenen System als Kräfte vermutet, welche die Prozesse des Systems erklärbar machen. Man macht also gar nichts selber, beobachtet auch nicht das zu erklärende System hinsichtlich der vom Modell postulierten Wirkkräfte, sondern setzt diese, gemäß anderer Beobachtungen und Messungen an anderen Systemen, auch hier als wirksam voraus.

– Es gibt die Form der *Analogbetrachtung,* die in allen diesen Modellen angewandt wird, als bloße Analogie zwei Phänomene als im Prinzip gleichartig erklärt und das eine durch das andere verständlich macht. Sie spielen bei der Interpretation von Verhalten eine große Rolle (z. B. „moralanaloges Verhalten von Tieren") (LORENZ 1963).

Alle diese idealisierten Formen zeigen in der Regel Übergänge, wenn z. B. Beobachtetes durch ein nur zu denkendes Prinzip seiner Erklärung den Einbau des Beobachteten zugleich zu einem gedachten Modell macht, wie das bei der Deszendenztheorie in besonders klarer Weise zutage tritt.

### *2.5.2 Ontologische und evolutive Modelle der Krankheit*

Eine für die Medizin besonders wichtige Klassen-Einteilung der Modelle betrifft einerseits Modelle, welche die Natur des Existierenden verständlich machen, mit allen Schwierigkeiten, welche dem Begriff der „Natur" eines Gegenstandes oder Prozesses anhaften (vgl. SCHIPPERGES 1978). Modelle dieser Art enthalten den Faktor Zeit nicht als Teil des Modells. Sie kann als „prozessuale Zeit" freilich im Modell erscheinen, z. B. als Differentialquotient eines Parameters nach der Zeit. Diese Modelle machen Zustände oder Prozesse verständlich, die prinzipiell in einer „Gegenwart" ablaufen, auch wenn diese nicht die Gegenwart des Betrachters ist.

Wir wollen solche Modelle *ontologische* Modelle nennen. Von solchen Modellen völlig verschieden sind Modelle, welche die Entstehung der Dinge verständlich machen. Sie haben es grundsätzlich mit der geschichtlichen Zeit zu tun, also mit Vorgängen, die in der Regel in einer mehr oder weniger fernen Vergangenheit begonnen haben. Wir wollen solche Modelle *evolutive Modelle* nennen.

In der Modelltheorie der Dinge, die weitaus größer sind als der Mensch, wäre z. B. ein Modell der Struktur des Weltalls ein ontologisches, ein Modell seiner Entstehung ein evolutives, also ein kosmogonisches Modell. In der Medizin haben es ontologische Modelle vorwiegend mit aktuen, evolutive mit chronischen Krankheiten zu tun.

*Ontologische* Modelle mögen schwierige Probleme bieten. Doch liegt deren Schwierigkeit dann in der Kompliziertheit entweder des Gegenstands, der durch eine sehr hohe Mannigfaltigkeit seiner Teile ausgezeichnet sein mag, wie z. B. das Wetter oder ein Organismus oder ein soziales Gebilde, das man mehrfach nach Art von Organismen zu modellieren versuchte, so z. B. HERTWIG (1922) und VON UEXKÜLL (1933). Die Kompliziertheit mag aber auch durch die formale Schwierigkeit der Formulierung der anzuwendenden Naturgesetze entstehen, wie das z. B. bei Gegenständen der Fall ist, welche nach den Gesetzen der relativistischen Physik zu erklären sind. An Modelle dieser Art knüpfen sich selten naturphilosophische Kontroversen, wie sie für Modelle evolutiver Natur fast die Regel sind.

*Evolutive Modelle* sind keineswegs immer, aber häufig, erdachte Modelle, deshalb nämlich, weil der sich entwickelnde Prozeß, der verständlich zu machen ist, sich in Zeitdimensionen abspielt, welche der Beobachtung nicht unmittelbar zugänglich sein können. Es gibt zwei Gegenstände, die recht kontroversen Modellierungen unterworfen werden: die Entwicklung lebender Systeme (des Lebens überhaupt, der Tiere, des Menschen) und die Entwicklung des Kosmos. Für beide Gegenstände sind alle irdischen Zeitdauern zu kurz, um Veränderungen, die in ihnen ablaufen und die beobachtbar sein könnten, als Bausteine in das Modell einzubringen. Anders die Modelle von Phänomen, welche sich unter unseren Augen entwickeln (z. B. die Bildung LIESEGANGscher Ringe) und die dann als Analogmodell anderer, auch kosmischer Prozesse, dienen können. In der Medizin gehören hierhin die Modelle der Entstehung chronischer Krankheiten, die also evolutive und erdachte Modelle zugleich sind, und zwar deshalb, weil keine Beobachtungszeit, die realistisch im Experiment eingesetzt werden könnte, lang genug ist, um das Phänomen von seiner Entstehung her zu begleiten. Die Epidemiologie der chronischen Krankheiten hat Methoden der Modellierung entwickelt, welche diese Schwierigkeit zu einem Teil überwinden, indem durch Querschnitts-Beobachtungen an verschiedenen Zeitpunkten die Beobachtbarkeit ermöglicht und der evolutive Prozeß daraus erschlossen werden kann. Wir werden uns unten eingehend mit dieser Situation beschäftigen.

Die „Natur" eines Gegenstandes (und auch des Menschen und seiner Krankheit) wird aber erst durch beide Arten von Modellen, ontologische und evolutive, vollständig beschrieben. Die ontologischen Modelle zeigen dabei eine grundsätzliche Einschränkung ihrer Anwendbarkeit. Man kann zwar Funktionen im Organismus (zum Beispiel die Herstellung des Harns) mit Modellen erklären, in denen Prozsse vorkommen, wobei aber keine evolutiven Annahmen zum Verständnis dieser Prozesse nötig sind. Ionen werden zum Beispiel in den Abschnitten des Harnwegs ausgeschieden und zusammen mit Wasser in komplizierten spezifischen Verhältnissen rücksorbiert, so daß ein Harn entsteht, dessen Stoffkonzentrationen sowohl kleiner als auch größer als die Konzentrationen des Blutes sein können, und zwar in für jedes Ion spezifischen Variationen. Solche Prozesse sind nur durch „aktive Transporte", also Ionen- und Wasserverschiebungen gegen das Diffusionsgefälle, denkbar, setzen also Energieaufwand (Stoffwechsel) voraus. Alle Einzelheiten dieser Harnbildung sind auf energetische und strukturale Elemente der Nierenfunktion beziehbar, struktural zum Beispiel in der Deutung der HENLEschen Schleifen in der Niere als einer besonderen Form von „Ionenaustauschern", wie wir sie aus der Technik, in analoger Form auch aus der Wärmetechnik als Apparate zur Gewinnung von Erdwärme, kennen.

Die Harnentstehung ist damit einsehbar. Was mit dem Modell aber uneinsehbar bleibt, ist die *Entstehung* des Apparates, die Entstehung der Niere in ihren Teilen. Man könnte diesen Antagonismus der Erklärungsprinzipien auch so kennzeichnen, daß die Ursachen der Harnentstehung in einem Modell beschrieben werden, die Gestalt der Niere aber – einschließlich aller ihrer mikroskopischen Bildungen, welche „Funktionsträger“ sind, unverstanden bleibt.

Dieser Gegensatz, über den sich RIEDL (S. 182) ziemlich wirre Gedanken macht, ist im Grunde der alte Gegensatz von Ontologie und Evolution, von der Modelltheorie des Existierenden und des Werdens. In der Naturphilosophie ist dieser Gegensatz seit den ältesten Zeiten der Philosophiegeschichte immer wieder durchdacht worden (Lit. bei RITTER und GRÜNDER 1984). Für unser Problem spitzt sich die Frage dahin zu, ob es ontologische Modelle geben könnte, welche über die „Beschreibung“ von Prozessen nach Art der Harnentstehung hinausgehen. Unsere Antwort ist, daß es naturwissenschaftlich begründbare, also nicht spekulative ontologische Modelle der geforderten Art nur mit Einschränkung geben kann. Zur Begründung müssen wir etwa weiter ausholen.

Jede ontologische Methode (jedes ontologische Modell) fragt nach dem „Wesen“ der natürlichen Dinge. Für das moderne „Naturverständnis“ stellt sich der Sachverhalt wir folgt dar: Unsere Frage zielt auf das „Wesen“ oder auf die „Natur der Dinge“ und der „realen Außenwelt“ ab, und es fragt sich, ob wir Modelle erdenken können, welche uns dieses Wesen der Dinge verständlich machen. Wir haben es also mit dem Grundproblem der KANTschen Erkenntnistheorie zu tun, nach deren Ansicht bekanntlich das „Ding an sich“ unerkennbar bleibt. Von der ontologisch begriffenen Natur der Dinge können wir uns natürlich Vorstellungen machen, wie das zum Beispiel das BOHRsche Atommodell tut, das ein Atom nach Art eines Planetensystems modellmäßig darstellt, in welchem die Sonne durch ein Proton in Ein- oder Mehrzahl, die Planeten durch Elektronen ersetzt sind, und selbst die Eigenrotation von Sonne und Planeten als „spin“ erscheint. Das Modell eines Atoms wird durch diese Annahmen zwar sehr kompliziert, es gehen aber in den Augen des biologischen Modelltheoretikers zwei Folgerungen aus der Strukur dieses Modells hervor. Erstlich gestattet das Modell erstaunlich korrekte Angaben über das Verhalten (zum Beispiel die Licht- oder Quanten-Emissionen) des Atoms auch unter dem Einfluß äußerer Kräfte, zum Beispiel magnetischer Felder, wobei diese Voraussagen deshalb so erstaunlich sind, weil man keine einzige der Grundannahmen des Modells direkt experimentell bestätigen kann. Man kann weder Elektronen noch Atomkerne noch gar deren „spin“ unmittelbar erfahrbar (zum Beispiel sichtbar) machen. All unsere Erfahrung über die „Natur“ der Materie beruht auf indirekten Beobachtungen, welche Veränderungen dieser Materie betreffen. Die Dinge in einem statischen „Zustand“ zu beschreiben, ist nicht möglich.

Die zweite, ebenso erstaunliche Tatsache ist, daß unser Erkenntnisvermögen, soweit es unsere Sinne – einschließlich deren Verfeinerung durch Mikroskope – anlangt, uns nichts anderes anliefern als einen nach der Zeit modifizierten Strom von elektrischen Impulsen („Aktionspotentialen“) in den Sinnesnerven, die demnach das einzige Material darstellen, aus dem wir Menschen uns ein „Bild“ der Welt – und das ist aber ein „Modell“ der Welt – herstellen können. Das aus so inkongruenten Nachrichten angefertigte Bild gestattet also exakte Voraussagen über andere Bilder, zum Beispiel Atomspektren, Resonanzphänomene und dgl., mit deren Hilfe wir wieder weitere Modelle, zum Beispiel das Modell eines mit Kernspin-Resonanz-Tomographie untersuchten Gehirns, anfertigen können.

Das „Wesen" der Materie, ihr „ontologischer" Charakter, bleibt bei diesem Prozeß völlig ungeklärt bzw. wird rein spekulativ nur in diesem Modell greifbar. Die Frage, in welchem Verhältnis das Modell zu seinem Gegenstand, der Materie, steht, ist eine grundsätzlich nicht zu beantwortende Frage. In diesem Sinn wird man also sagen dürfen, daß alle ontologischen Aussagen über das Wesen der Dinge auf Modellen beruhen, deren „Richtigkeit" nur daran gemessen werden kann, ob die Modelle richtige Voraussagen gestatten, wenn wir die modellierte Materie unter variierten Bedingungen beobachten.

Diese physiologische Theorie eines Modells der Erkenntnis von Dingen in der Natur ist allerdings eine Art „petitio principii", indem man das, was mit ihr interpretiert wird, bereits als allgemeines erkenntnistheoretisches Postulat voraussetzt. Wir betrachten ja die Signale aus unseren Sinneszellen ebenso wie die Sinnesorgane selbst als „Dinge", über die wir etwas mit Hilfe dieser Dinge selbst erfahren. Diese ‚petitio principii' ist der unauflösbare und durch Erfahrung grundsätzlich nicht weiter analysierbare „metaphysische" Hintergrund aller Naturerkenntnis, in dem wir wie in einem Netz unentrinnbar gefangen sind (vgl. Kap. 1.3.).

So verwirrend diese Darstellung aber auch sein mag: sie kann uns völlig unbeeindruckt lassen, solange wir mit Hilfe von Beobachtungen solche Modelle konstruieren, welche richtige Voraussagen liefern. Nur erfüllt uns unsere physiologische Erkenntnistheorie mit Skepsis gegenüber allen ontologischen Aussagen der Geisteswissenschaften, gleich welcher Art sie sind.

Eine wesentlich ergiebigere Form der Naturerklärung scheint dagegen die Einsicht in die Entstehung der Dinge, ihr „genealogischer" Aspekt. Wenn wir von einem Ding wissen, wie es entstand, so glauben wird, die Existenz dieses Dinges erklärt zu haben, auch wenn die Frage offen bleibt, was dieses „entstandene" Ding seiner materiellen Wesensart nach sei. Ohne Zweifel ist das Urmodell einer jeden Genealogie die Schöpfung der Dinge durch den Menschen selbst, die Technik, also ein Erklärungsprinzip der Entstehung auch der natürlichen Dinge, indem der Mensch das Erlebnis seiner Kraft als Modell der Erschaffung von Objekten benutzt, um an diesem unmittelbar einsehbaren, weil direkt erlebten Modell sich Vorstellungen über Naturkräfte zu machen, die ihm in ihrer Ontologie dennoch völlig verborgen bleiben. Diese unmittelbar dem Erlebnisbereich entnommenen Modelle beziehen sich auf viele Dinge der Physik und des täglichen Lebens, so zum Beispiel auf alle „Kräfte" (wo schon das den Begriff kennzeichnende Wort anthropomorph ist), auf Raum und Zeit (vgl. POINCARÉ 1914). Diese Modelle sind operationale Modelle: Sie sind aus Analogien zu erlebbaren Tätigkeiten abgeleitet, lassen aber völlig unverständlich, was denn die „Natur" von Raum, Zeit oder jeweils beobachteter Kraft ist. Insbesondere aber leitet sich unser Modelldenken in der Kategorie der Verursachung ebenso wie der Schöpfung von Dingen in unserer Umwelt offenbar aus dieser Urerfahrung der eigenen Tätigkeit ab. Das

Urmodell der Entstehung der Dinge ist unsere eigene Schöpferkraft, und dort, wo an unserer Stelle ein analog handelnder Schöpfer postuliert werden kann, erübrigt sich jedes weitere genealogische Modell. Die „Techné" des Menschen ist ein zureichender Erklärungsgrund für das Entstehen der Dinge, die wir gemacht haben.

Dieses Modell der Techné, des Urgrundes, der vom eigenen Tun abstammt, löst dort, wo es anwendbar ist, gleich zwei Probleme der Naturerklärung: Es erklärt die Existenz des gemachten Dinges ebenso wie seine Eigenschaften und unter diesen insbesondere seine *Zweckmäßigkeit*, weil *wir* den Dingen absichtsvoll Eigenschaften verleihen und insbesondere solche, welche Zwecken dienlich sind. Das uralte Konzept des ARISTOTELES von der Wirkursache und der Endursache (dem Zweck) der Dinge definiert so ein einfaches, geschlossenes gemeinsames Modell. Die Methode der Naturerklärung ist dann relativ einfach, wenn in dieser Erklärung absichtsvolle Schöpfung in Analogie zum menschlichen Schöpfertum angenommen werden darf. Diese Tatsache hat auch der Physiker-Philsoph MACH (1922) erkannt (S. 69ff).

In der Biologie ist die Analogisierbarkeit der Entstehung der Naturdinge mit menschlicher Schöpfung leider sehr begrenzt, doch wenigstens dahin brauchbar, daß man anthropomorphe Begriffe, welche analog gedachte Kräfte postulieren, ersinnen kann, wie das zum Beispiel DRIESCH mit seinem Begriff der ‚Entelechie' tat. In der Medizin versagt sich uns die Analogie aus einem einfachen Grund. Die Entstehung der Krankheit fordert einen Mechanismus, der etwas *Unzweckmäßiges* in seiner Entstehung erklärt. Während also DARWIN als Prinzip der Entstehung der Arten die Zweckmäßigkeit, als das durch Mutation entstandene Produkt des reinen Zufalls erklären konnte, dessen „Zweckmäßigkeit" ebenfalls zufällig war, aber im Kampf ums Dasein die Existenz sicherte, ist ein analoges Prinzip für die Entstehung der Krankheit nicht denkbar. Weder ein „Schöpfer" noch ein durch Selektion wirksamer, sich als zweckmäßig erweisender Zufall könnte das Phänomen ‚Krankheit' – als das schlechthin Unzweckmäßige und Unerwünschte – erzeugt haben[2]. Das menschliche Erklärungsbedürfnis kann sich also nur mit

[2] Anm.: F. VOGEL macht mich auf die „Thrifty genotype" Hypothese von NEEL (1962) aufmerksam, welche die Annahme, Krankheit könne nicht durch Selektion entstanden sein, zu widerlegen scheint. NEEL argumentiert so, daß z. B. ein die Zuckermobilisation begünstigendes Gen in Stadien des Hungers für den Gen-Träger einen Vorteil bieten könnte, indem dieser seinen Blutzucker auch bei schlechter Zucker-Zufuhr hoch hält. Diese Hypothese, von der VOGEL u. a. (1979, S. 468) selber sagen, daß sie mit moderner Pathophysiologie schwer vereinbar ist, mag dennoch einen Modellwert haben, falls der Hunger eine existenzbedrohende Erscheinung war. Die moderne Epidemiologie sagt uns freilich, daß der erhöhte Zuckerkonsum einer Überflußgesellschaft diabetesfördernd ist. Beide Hypothesen müssen sich aber nicht widersprechen. Die Genotyp-Hypothese sagt ja nur, daß ein diabetesförderndes Gen in Hungerzeiten entstanden ist, in Zeiten des Luxuskonsums aber deletär wirkt. Solche genetischen Konzepte der Krankheit setzen trotzdem voraus, daß Krankheit *heute* unzweckmäßig ist und in letzter Instanz durch Konsum und nicht genetisch erklärbar wird, so wie es NEEL auch vorschwebte. Der Genotyp ist eben an Mangelzeiten angepaßt.

zwei Auswegen behelfen. Es kann Krankheit als letztlich doch zweckdienlich (als Prüfung, als Reifungsmittel, als „Bad der Wiedergeburt" und dgl.) ansehen und ihr einen „Sinn" in einer dieser Hinsichten zuordnen (SCHAEFER, 1986).

Oder unser Erklärungsbedürfnis ist auf die Methoden der Pathophysiologie angewiesen, deren Grenzen wir unten behandeln werden (Kap. 3 und 4).

Evolution als Erklärungsprinzip ist also eine Modell-Lieferantin hoher Effektivität, wie es scheint. Der Versuch, zum Beispiel das komplizierte menschliche Verhalten, Denken und Erkennen evolutiv verständlicher zu machen, steht derzeit hoch im Kurs (BÖHME 1980; RIEDL 1981; VOLLMER 1975). Das Leben selbst ist ein „erkenntnisgewinnender Prozeß". Schon B. SHAW hatte im Vorwort zu ‚Man and Superman' erklärt, daß das Leben nach Gehirnen trachte[3]. Wer aber diese Ansätze kritisch durchdenkt, der entdeckt bald, daß alle diese Ansätze von der gleichen logischen Struktur sind wie kybernetische Modelle (vgl. Kap. 2.5.3). Man entwirft ein Rahmenkonzept, wie es in Form von Wirkung und Rückwirkung zugegangen sein könnte. Aber man muß alle Mechanismen offen lassen. Es stellt sich zwar das Gefühl ein, die Sache besser verstanden zu haben. Bei genauem Hinsehen erkennt man, daß man alles Detail mit diesem Modell allein nicht erkären kann. Der emotionale Hintergrund solcher Erklärungskonzepte wird sehr bald deutlich. Sie führen nirgendwo zu Handlungsanweisungen oder Konzepten für Interventionen oder Therapien, falls die Maschine gestört ist.

Dieselbe rasch erreichte Grenze des Erklärungswertes erlangen auch andere evolutive Konzepte, solange der Mechanismus fehlt, mit dem die Hervorbringung des zu erklärenden Dinges bewerkstelligt wird. Die „Herstellung des Werkes" ist nur im Akt menschlichen Schöpfertums evident und verliert alle Erklärbarkeit, sobald es des Nachweises eines Schöpfers ermangelt. Diese Grenze hat von den evolutiven Modellen in der Biologie nur DARWINs Modell der „Entstehung der Arten" übersprungen. Dieses Modell bietet freilich andere Probleme, welche in der enormen Mannigfaltigkeit der Arten, der bionomen Gesetzmäßigkeit im Zusammenwirken der Organe (ROTSCHUH 1963) und also in dem Problem liegen, ob die Selektion die Zeit und die Gelegenheit gehabt habe, auf die im Modell der Selektion beschriebene Art zu wirken (hierzu KAHLE 1980; LOCKER 1983).

### *2.5.3 Die kybernetische Form von Modellen* (STACHOWIAK 1975)

Die bislang erörterten Eigenschaften zeigen, daß Modelle einige Eigenschaften haben, welche wir aus der Kybernetik genau kennen:

- sie machen Phänomene verständlich, ohne eine vollständige naturgesetzliche Erklärung des Details vorauszusetzen;
- sie beziehen sich auf Systeme, in denen individuelle, grundsätzlich exakt beschreibbare, wenn auch nicht in praxi schon exakt beschriebene, Naturvorgänge bekannten Gesetzmäßigkeiten gehorchen.

[3] Das Zitat lautet: „Life was driving at brains – at its darling object: an organ, by which it can attain not only selfconsciousness, but self-understanding."

Diese beiden Eigenschaften sind für Regelkreise bzw. Rückkopplungskreise, wie sie die Kybernetik beschreibt, typisch. Wir müssen uns hier einen Exkurs in das Gebiet der Kybernetik versagen. Literatur und Ideen über dieses Gebiet sind fast unübersehbar.

Beide, Kybernetik und Modelltheorie, sind also Ansätze zum Verstehen, nicht zum Erklären der Natur. Da die Behrrschbarkeit der Naturvorgänge nur von ihrer Erklärung ausgeht, tragen beide zum Fortschritt der Naturwissenschaft nicht etwa insofern bei, als neue Gesetze der Natur durch sie gefunden werden. Wohl wird durch beide nach neuen Gesetzen gefragt. Vor allem ist das funktionierende System einsehbar und einfach beschreibbar nur, wenn der kybernetische Ansatz dargelegt, d.h. ein Blockschaltbild von der Vernetzung der Systemelemente entworfen wird.

Zur Klärung dessen, was hier unter den beiden Begriffen *„Erklären“* und *„Verstehen“* gemeinst ist, ergänzen wir das oben Gesagte dahin, daß wir im Prinzip der Idee DILTHEYS (1964) folgen, und die Erklärung den Naturwissenschaften, das Verstehen den Geisteswissenschaften zuordnen, hier jedoch in der besonderen Weise, daß das „Verstehen“ das Wirkliche transparent macht. Im Handbuch philosophischer Grundbegriffe (KRINGS u.a. 1974, S. 1629) wird von der Transparenz hin zu einem „Sinn“ des Verstandenen gesprochen. Auch JASPERS (I, 188) spricht von dem als „Sinn Verstehbaren“. Sinn in unserem Zusammenhang ist die evidente Einsicht darin, wie ein naturwissenschaftlich erklärbares, auf seine Mechanismen hin exakt beschreibbares Phänomen in den Kontext des Gesamtwissens einzufügen ist, bei kybernetischen Modellen auch, wie der Zweck, die Funktion des Mechanismus definiert werden kann. Wir treffen also auf ein im Grunde hermeneutisches Problem. Nun wollen wir uns nicht auf die Schwierigkeiten der DILTHEYschen Hermeneutik einlassen, wie sie etwa GADAMER (1960, S. 205ff) analysiert. Wir können aber gerade am Beispiel der Kybernetik sofort erkennen, daß man ein funktionierendes System in den Rückkopplungen, mit denen es arbeitet, einsehen, seinen Sinn verstehen kann, ohne die Mechanismen zu erkennen, mit denen die Rückkopplung dann an den Übergängen ihrer verkoppelten Teile arbeitet. Wir können die Blutdruck-Regelung kybernetisch verstehen, ohne auch nur eine einzige Tatsache über die Art der Nervenfasern in Barorezeptoren-Nerven oder die zentralen Verschaltungen zu kennen.

Verstehen heißt also, ein Modell zu haben, wie etwas funktioniert, welchen Sinn es für das Ganze hat, wie ein kompliziertes System im Prinzip aufgebaut ist und dergleichen mehr. Im Grunde passen wir das so Verstandene dem eigenen Erleben, der Möglichkeit, es etwa selber zu konstruieren oder doch seine Konstruierbarkeit zu erahnen, an. Daß solche Prinzipien einer Realitätserfassung in den Geisteswissenschaften die Regel sein müssen, verstehen wir später, wenn wir die Probleme der Psychsomatik erörtern.

Das alles ist sehr schön an den ersten kybernetischen Versuchen der Medizin abzulesen, bei der Einführung des Regel-Begriffs in die Physiologie durch R. WAGNER, anhand der Darstellung der Motorischen Innervationen der Tiere

(Lit. Bei WAGNER, 1954.) Die innervierende motorische Zelle im Vorderhorn des Rückenmarks tut, was aus der Peripherie des Muskels, von den Dehnungsrezeptoren der Muskeln, als zweckmäßig vorgeschlagen wird, und diese Meldung ist immer zugleich eine „Rückmeldung" über den Erfolg der gerade vom Rückenmark ausgegebenen Befehle.

In den sechziger Jahren haben wir eine Hochflut von kybernetischen Publikationen erlebt, die weitgehend abgeebbt ist, nicht weil sich die Sache als falsch erwies, sondern weil das Prinzip einfach ist und seine Diskussion sich höchst ehrenvoll dadurch überflüssig machte, daß dieses Denkprinzip in alle Sparten des biologischen Denkens eingebaut ist, ohne daß man diesen Denkstil heute noch als der Betonung bedürftig empfände. Aber kein Regelkreis-Schema hat die Physiologen davon entbunden, nach den Übergangsfunktionen zu fahnden, mit denen die Informationen aus einem Teil-System die Tätigkeit des nachfolgenden Teil-Systems beeinflussen. Eine „elementare Einführung" in die biologische Kybernetik gibt HASSENSTEIN (1965), in die allgemeine Theorie SACHSSE (1971).

Man kann den Sachverhalt auch so ausdrücken: Regelkreise sind heuristische Modelle zur Auffindungvon Forschungsprogrammen über Übergangsfunktionen. Das ist gleichsam ihr naturwissenschaftlicher Sinn. Ein natur-philosophisches Problem anderer Art, das uns später eingehend beschäftigen wird, taucht aber hier schon auf: die Kybernetik beschreibt Regelkreise, deren Eigenschaft für den analysierenden Verstand, zugleich mit ihrem erkenntnistheoretischen Wert, darin liegt, daß das beschriebene Rückkopplungsschema zugleich ein Schema ist, welches *Zwecke der Natur* zu interpretieren scheint.

Die Zweckmäßigkeit ist eine Eigenschaft, welche dem human-technischen Bereich inhärent, für naturwissenschaftliche Erklärungen aber verpönt ist. Tatsächlich haben wird im Begriff ihres Zweckes die Mechanik einer Maschine ebensowenig verstanden, wie uns das Zweckmäßige eines Naturvorgangs, mit dem wir auf Schritt und Tritt konfroniert werden, etwas über die Gesetzmäßigkeiten desselben offenbart. Das erkenntnistheoretische Problem (fast schon ein ontologisches Problem) liegt in der Frage beschlossen, wie die Zweckmäßigkeit in die Welt kam, wie der Regelkreis als Prinzip entstand. Dies einsehbar zu machen, bedarf es eines evolutiven Modells, etwa der DARWINschen Hypothese, das Zweckmäßige sei ein Zufallsprodukt, in dessen Natur es liege, sich besser zu konservieren, als es das Unzweckmäßige kann.

Aus dem kybernetischen Ansatz fließt noch eine weitere Leistung solcher Modelle: im Regelkreis wird etwas einsichtig, was wir die „Bedeutung" des Vorgangs X für den Vorgang Y nennen können. Bedeutung heißt hier soviel wie „Funktion". Der Funktionsbegriff ist ein Begriff, der zugleich kybernetisch und modellmäßig konzipiert ist. Funktionen sind, in der Biologie, Beschreibungen von Modellen kybernetischer Art. Es ist typisch für die Natur, daß Funktionen und Regelungen im strikten Sinne offenbar nur bei Lebewesen vorkommen, weshalb R. WAGNER denn auch das Prinzip der Regelung als für das Lebendige konstitutiv ansah. Die Theorie des Lebens ist eine Theorie, welche Zwecke als Notwendigkeiten auszuweisen versucht.

Als Beispiele bieten sich alle jene Prozesse an, die ROTHSCHUH, als der „bionomen Ordnung" folgend, klassifiziert hat (1963). Im Grunde sind es alle Vorgänge der belebten Natur, deren Effekte sich nicht vollständig aus ihren natürlichen Eigenschaften ergeben. Der Bau der Lungengefäße und der Alveolen der Lunge ist z. B. den Diffusionsgesetzen so angepaßt, daß ein optimaler Gesamtaustausch gewährleistet ist. Beide Strukturen sind evolutiv miteinander entstanden; jede Abweichung vom Optimum mußte als Funktionsverlust wirksam werden und verfiel damit der Selektion, d. h. der Ausrottung des Unzweckmäßigen im „Kampf ums Dasein". Auf diese uralte, oft dargestellte Problematik sei hier nur verwiesen, z. B. bei DRIESCH 1921) oder neuerdings bei JONAS (1973). Wir behandeln sie genauer in Kap. 4.5.5.

In diesen kybernetischen Zusammenhang gehört übrigens auch – was den Theologen schockieren mag – die „Sinnfrage". Einen Sinn hat eine Entität nur, indem sie im Zusammenhang mit anderen Entitäten „Funktionen" erfüllt. Sinn ist bei der Analyse biologischer Funktionen im allgemeinen gleich Zweck zu setzen. Beim Menschen und der Frage nach seinem Sinn oder seiner Funktion erhebt sich das formal ganz gleichartige Problem dennoch in eine höhere Dimension. Zwecke des Menschen wären nur beschreibbar vom Standpunkt des Demiurgen, der die Welt und die Menschen in ihr gemacht hat. So kann also der Mensch die Zwecke, die er erfüllt, nicht als „objektive" Tatsache erkennen und findet sich entweder auf dogmatisierende Metaphysik oder auf seinen sozialen Kontext verwiesen, in welchem solche Zwecke, welche die Sozietät als dem Menschen übergeordnete Einheit für ihn setzt, sehr wohl als soziale Pflichten definierbar sind. Dieses Problems nehmen sich dann die sozialen Modelle an.

## 3 Erläuterung des Modellbegriffs an Theoremen der Philosophie, Naturphilosophie und medizinischen Soziologie

Die Erklärungs-Funktion des Modells weitet sich gleichsam von selbst dahin aus, daß das durch das Modell Erklärte, sofern es in den Bereich menschlicher Handlungs-Entwürfe hineinreicht, sofort als Theorie einer Handlungsanweisung anwendbar wird. Dieser eminent praktischen Seite des Modell-Denkens steht zwar eine nicht in Handlungs-Konzepte mündende, aber doch existenzerhellende Funktion zur Seite, indem eine Modelltheorie mit dem Zweck entworfen wird, Theoreme, die zwar einleuchtend sind, aber anderen Theoremen widersprechen, widerspruchsfrei als Teil eines umfassenderen Gedankensystems zu erkennen. Der Naturwissenschaftler hat bekanntlich eine schwer überwindbare Skepsis allen philosophischen Gedankengebäuden gegenüber, die sich, nicht unähnlich den verschiedenen Religions-Systemen, in wechselseitiger Ausschließung als Interpreten einer logisch einsehbaren Wahrheit verstehen.

Dem naturwissenschaftlichen Modell-Theoretiker möchte es so erscheinen, daß die Gegensätze in philosophischen Lehrgebäuden sich auf ein gemeinsames Erklärungsprinzip zurückführen lassen könnten. Dieses Prinzip müßte ein Modell sein, mit dem das Entstehen von Ideen beschrieben wird. Ein solcher Versuch ist von JASPERS in seinem Werk „Psychologie der Weltanschauungen" (1919, 1954) unternommen worden. JASPERS versucht, „Standpunkte" zu definieren, von denen aus das Denken zu bestimmten, je nach Standpunkt verschiedenen, Ergebnissen kommt (JASPERS 1954, S. 25). Es werden „Einstellungen" beschrieben (aktive, kontemplative, mystische, selbstreflektierende), welche Konsequenzen, die sich in den philosophischen Systemen darstellen, verständlich machen. Die eigene begrenzte Kompetenz in philosophischen Fragen verbietet es, hier eine genauere Analyse der modelltheoretischen Möglichkeiten der Philosophie zu entwickeln. Wir wollen uns auf Medizin und einige ihrer naturwissenschaftlichen Randgebiete beschränken. Es liegt mir aber daran zu zeigen, daß eine modelltheoretische Analyse auch auf dem Gebiet der Geisteswissenschaften und gerade auch in der Philosophie eine Verständnis-Hilfe darstellen würde.

Einige Anmerkungen zu möglichen Beispielen einer Modelltheorie der Philosophie seien dem Physiologen hierzu dennoch gestattet. Es scheint zunächst, daß der modelltheoretische Ansatz von JASPERS weiter hinterfragbar wäre, wenn man sich die Frage vorlegt, wie Standpunkte erworben werden, wie Denk-Techniken und Einstellungen eines Philosophen in ihrer Verschiedenheit entstehen. Daß hier

Lebensgeschichte und oft auch bloße Anregung durch fremdes Denken einen hohen Grad von Determinationskraft haben, ist evident. H. u. G. BÖHME haben das z. B. an der Entwicklung der Vernunftskritik KANTs gezeigt, die unter dem Einfluß der Lektüre Swedenborgs ihren Anfang nahm (H. u. G. BÖHME 1983, S. 250ff). Daß es daneben Determinanten der Lebensgeschichte, der Erziehung, der emotionalen, genetischen Verfaßtheit des Denkens gibt, ist ebenfalls evident. Es fragt sich aber, ob solche Einflüsse, welche die Themenwahl des Denkens sicher beeinflussen, auch den Duktus seiner logischen Analyse beeinflussen könnten. Hätte KANT z. B. eine andere Kritik der reinen Vernunft entwickelt, wenn er andere emotionale Grundmuster durch seine Erziehung erhalten hätte? Die Frage läßt sich doch wohl keinesfalls ohne weiteres bejahen. Andererseits ist es bemerkenswert, wie einseitig das psychophysische Problem des Denkens jederzeit gesehen wird. Die BÖHMEs gehen z. B. ausführlich auf die Hypochondrie bei KANT und in der Gelehrtenwelt zu KANTs Lebzeiten ein (H. u. G. BÖHME 1983, S. 410ff), ein Phänomen, das übrigens, so wichtig es mir für die Psychosomatik des Denkens auch erscheint, in der Gegenwartsliteratur keine Beachtung findet. Selbst das zeitgenössische Buch TISSOTs (1708) sagte nichts vom Hypochonder, es zeigt aber ausführlich, wie die leibliche Tätigkeit des Gelehrten seine leibliche Befindlichkeit stört. TISSOT meint z. B., das intensive Denken sei immer eine Gefahr für die Gesundheit, eine Annahme, die sich durch Beobachtungen leicht widerlegen läßt. Ob aber die leiblichen Eigenschaften oder die durch Lebenserfahrungen (frühe Kindheit [SCHAEFER u. a. 1977], Erziehung, Umwelteinflüsse) aufgeprägten emotionalen Grundhaltungen das Denken beeinflussen, ist nicht erforscht. Es gibt sozusagen eine ätiologische Modelltheorie der Krankheit in Hinsicht auf die Biographie des Kranken (CLAUSER u. a. 1963), aber es gibt keine biographischen Modelle für die Entstehung logischer Konzepte. Wären diese Konzepte wirklich so, wie sie dem Computer-Fachmann erscheinen mögen (GARDENER 1989), so könnte man die Hypothese wagen, Denken sei ein *nur* durch mathematisierbare Logik festgelegtes und ansonsten unfreies System. Die Urteils-Verwirrungen unserer politischen Gegenwart zeigen aber, daß es nicht stimmt, sonst wäre die Entstehung mancher Ansichten über Kernkraft, Umweltschäden, Einfluß elektrischer Strahlungen und dergleichen völlig unverständlich.

Es fehlen offenbar befriedigende Modelle, ja nicht einmal die Thematik ist vom Modelldenken erfaßt worden. Wir werden freilich zugeben müssen, daß es relativ einfach ist, den Einfluß von Lebenserfahrung auf menschliches Verhalten zu testen, obgleich auch hier unversöhnliche Theorien gegeneinander stehen wie die von LEHR (1974) und MEVES (1971) über den Einfluß der frühesten Kindheit auf Verhalten, die bei HASSENSTEIN (1973) eingehend analysiert wird. Daß aber menschliches Verhalten durch Erfahrung geprägt ist, sollte nach K. LORENZ nicht mehr bezweifelt werden (Zur Literatur vgl. LORENZ 1973; EIBL-EIBESFELDT 1984). Es dürfte jedoch methodisch extrem schwer sein, biographische Einflüsse auf das hochentwickelte philosophische Denken nachzuweisen, schon deshalb, weil die Zahl der Fälle zu klein, die Ausgangsbedingungen zu heterogen und die

Testobjekte (Philosophische Systeme) zu kompliziert sind. Es wundert also niemanden, daß solche Modelle nicht ersonnen wurden. Auch die Darstellung der „Philosophie in der veränderten Welt“ von W. SCHULZ (1972) zeigt keinerlei Ansatz hierzu. Am ehesten läge dem Phänomenologen eine solche Betrachtung nahe, wie H. SCHMITZ (1968) in seiner Abhandlung über „Subjektivität“ zeigt und auch sonst aus seiner Philosophie hervorleuchtet. Der klassischen Philosophie lagen derartige subjektivistische Ideen völlig fern. Sie lebte von der Idee der Wahrheit, die sich intersubjektiv entscheiden lasse. Selbst der Beitag des Philosophen APEL (1975) über das „Leibapriori“ der Erkenntnis, der solche Ideen nahegelegt hätte, sagt nichts von ihnen und spekuliert dafür über leibliche Probleme der Erkenntnis als Folge der Relativitätstheorie!

Denken als Gegenstand einer Modelltheorie scheint also noch wenig entdeckt zu sein. Ein erster Versuch war offenbar der einer „Psychologie des produktiven Denkens“ von SELZ (1922). Für die Theologie hat DREWERMANN (1988) den Versuch gemacht, psychoanalytische Modelle zum Verständnis theologischer Argumente einzuführen. Die Fragwürdigkeit seiner Schlußfolgerungen zeigt, wie schwer dieses Vorhaben ist.

Diese aphoristischen Bemerkungen, deren Unvollständigkeit auf der Hand liegt, sollen nur die *allgemeine* Anwendbarkeit von Modellen in der Wissenschaft andeuten. Nachfolgend beschränken wir uns auf die Naturwissenschaften.

## 3.1 Die Anwendungsbereiche von Modellen

Die Funktion eines Modells, einen Naturvorgang oder eine menschliche Verhaltensweise verständlich zu machen, bedingt es, daß Modelle besonders dort ersonnen werden, wo eine unmittelbare Analogie mit menschlicher Erfahrung nicht möglich ist. Das ist zunächst dann der Fall, wenn das Naturphänomen im wesentlich Größeren oder im wesentlich Kleineren abläuft, verglichen mit den räumlichen Dimensionen des menschlichen Körpers, der Reichweite seiner Sinnesorgane und der von ihm durch Arbeit hervorgebrachten Objekte.

Es ist eine merkwürdige, wenngleich naturphilosophisch nur schwer begründbare, Tatsache, daß sich der menschliche Leib als Träger unseres Bewußtseins in einer Größenordnung der Raumdimensionen befindet, welche sich ungefähr in der Mitte der uns bekannten Raumstruktur der Materie aufhält. Die fernsten uns bekannten Objekte, die fernsten Galaxien am Himmel, sind etwa $10^{25}$ Meter von uns entfernt, das kleinste Objekt, das Quark, hat einen Durchmesser von $10^{-15}$ Metern, der Mensch steht mit rund 1 Meter Länge ziemlich in der Mitte, vor allem, wenn wir bedenken, daß Objekte von einer theoretisch minimalen Kleinheit $10^{-31}$ Meter klein sind; nur kennen wir sie noch nicht.[1]

[1] Eine Reise durch die bekannten 40 Zehnerpotenzen des Raumes schildern PHILIP und PHYLIS MORRISON (1984).

Der Beginn der obligaten Modellierung von Naturprozessen beginnt dort, wo das Auflösungsvermögen unseres Auges endet, freilich eines Auges, das mit Mikroskopen bewehrt ist und das mit deren Hilfe $10^{-8}$ Meter noch abbilden kann. Es ist etwas willkürlich, wo man die Grenze der Makro-Objekte, die nur als Modelle anschaubar werden, hinlegt. Gerade diese Grenze wird durch die Raumfahrttechnik ständig hinausgeschoben. Noch vor 100 Jahren war es z. B. problematisch, aus welchem Stoff unser Mond bestehe. Heute analysieren wir seine Gesteinsproben! Aber am Prinzip der obligaten Modellierung aller Objekte, die unserem Erfahrungsbereich entrückt sind, ändert das nichts.

Je mehr ein Phänomen sich aus dem Bereich des unmittelbar Erfahrbaren entfernt, desto mehr ermangelt es dem Menschen an einer analogen Deutbarkeit des Phänomens. Schon die Funktionen der Zellen unseres Körpers können nur in Modellen verständlich gemacht werden, wobei diesen Modellen wenigstens die Erfahrungen mit der optischen Vergrößerung durch Mikroskope zur Verfügung steht, die unseren Erkenntnisraum um rund 6 Zehnerpotenzen ins Kleine („Mikroskopische") hinein erweitert. In dem durch Sichtbarmachung von Strukturen nicht mehr erfahrbaren Raum der Moleküle und Atome helfen nur noch Modelle weiter, deren bekanntestes das BOHRsche Atommodell ist. Desgleichen ist uns die Einsicht in das wesentlich Größere nur durch Modelle möglich, deren Struktur in ihrer „Vergröberung" der Größe der zu modellierenden Phänomene entspricht. Hier wären also die Modelle der Erdbeschaffenheit, des Planetensystems und der Struktur des Kosmos zu erwähnen, ein Modellbereich, der für die Medizin ein Interesse kaum besitzt.

Die Tatsache, daß die Grenzen unserer Erfahrung mit der Notwendigkeit von Modell-Konstruktionen zu tun haben und umgekehrt, läßt sich natürlich auch auf die Dimensionen der Zeit anwenden. Wo beobachtbare (erfahrbare) Zeitdauern über- oder unterschritten werden, bedürfen wir zur Verständlichmachung der Phänomene des Modells. Die Unterschreitung der Beobachtungszeit, also die Unterschreitung von Reaktionszeiten, optischen Verschmelzungsfrequenzen oder taktilen Empfindungszeiten, spielt bei medizinischen Phänomenen nur insofern eine Rolle, als physikochemische Naturprozesse in diesem Zeitbereich (der sich oft als Frequenzbereich angeben läßt) eine biologische Bedeutung haben. Wir entdecken immer mehr biologisch relevante Probleme, die sich in sehr kurzen Zeiten bzw. bei sehr hohen Frequenzen abspielen, etwa in der Optik der Enzymreaktionen oder der Auslösung von Erregungen oder der reversiblen Vernichtung von Membranpotentialen.

Die typisch *medizinische* Problematik, die Modelle zur Verständlichmachung erfordert, ist dennoch meist die Erklärung von Phänomenen *langer* Zeitdauer. Die Ausrottung der akuten, durch Infektion erzeugten Krankheiten und die daraus folgende Präponderanz chronischer Prozesse hat die Häufigkeit der Konstruktion ätiologischer Modelle sehr stark gefördert.

Die Lebensdauer eines Menschen ist eine ätiologisch wesentliche Zeitdimension, die sich aber der unmittelbaren Erfahrung bereits weitgehend entzieht.

Überschreiten wir auch diese wenigstens in der individuellen Erfahrung noch vorfindbare Zeitspanne des Menschenlebens, so betreten wir bereits den Bereich jener Modelle, welche den evolutiven Theorien zugrunde liegen, z. B. den Modellen des Pathogenitätswandels oder der Veränderung der Krankheitsspektra.

Ein dritter Bereich der Anwendung von Modellen ist die Beherrschung der Komplikation der Naturphänomene, sei es, daß sie durch die Zahl ihrer Freiheitsgrade im Sinne der Physik bestimmt ist, sei es durch die Zahl der in einem System reagierenden, voneinander ganz oder teilweise unabhängigen Individuen. Wenn die Individuen (Elemente, Elementarteilchen) unterscheidbar sind, sich also anders als Atome oder Moleküle verhalten, so potenziert sich die Zahl möglicher Reaktionen in einer solchen „Population". Wenn z. B. eine Population aus x Individuen bestehen möge, von denen jedes in einer bestimmten Situation y mögliche Reaktionen ausführen kann, so ist die Zahl der in der Population vorfindbaren Zustände $x^y$. In einer menschlichen Gesellschaft ist daher, bei der enormen Vielfalt möglicher Reaktionen der Individuen, der Zustand der Gesellschaft so gut wie niemals exakt zu beschreiben. Daß typische Situationen sich in ihren gesellschaftlichen Folgen trotzdem nicht selten leidlich exakt voraussehen lassen, liegt an zwei Tatsachen: der relativen Unfreiheit der Individuen in ihren Reaktionen, die genetisch auf biologisch relevante Situationen standardisiert sind. Es liegt zweitens daran, daß die Reaktionen der Individuen durch Rückkopplung voneinander abhängen, was z. B. für die Reaktionen der Massen von CANNETTI einleuchtend beschrieben wurde. Im übrigen ist diese Schwierigkeit der Modellierbarkeit sozialer Prozesse auch der Grund für die so selten gelingende Voraussage historischer Abläufe. Ein besonders bekanntes Analogmodell historischer Evolutionen ist O. SPENGLERs Versuch einer „Morphologie der Weltgeschichte", das heftig umkämpft dennoch eine Reihe historischer Tatsachen leidlich verständlich machte, aber als Mittel der Vorhersage künftiger gesellschaftlicher Prozesse offenbar versagt. Einer der Gründe dieses Versagens liegt übrigens wahrscheinlich in dem „morphologischen" Charakter des Modells, wohingegen Weltgeschichte wohl immer ein Problem rückgekoppelter Prozesse und also nicht morphologisch, sondern kybernetisch modelliert werden muß.

## 3.2 Modelle des Unbestimmbaren

In der jüngsten Entwicklung der Naturwissenschaften finden sich Modelle einer neuen Art, deren Ziel es ist, die grundsätzliche Uneinsehbarkeit oder Unbestimmbarkeit von Naturvorgängen einsehbar zu machen, eine Absicht, die nur scheinbar einen Widerspruch in sich selbst darstellt. Es sind drei Begriffe, welche hier eine immer größere Rolle spielen und auch in die Theorie der Medizin vordringen: Unbestimmtheit, Unbestimmbarkeit und Unvorhersagbarkeit. Als „unbestimmt" wollen wir einen Naturvorgang bezeichnen, der eine erkennbare Ursache nicht besitzt und sich daher einer deterministischen Analyse grundsätzlich unzugänglich zeigt. Die modische Abkehr vom „Dezisionismus“ (z. B. des DESCARTES) hat hier eine ihrer Wurzeln. Es ist, wenn man der klassischen Logik folgt, evident, daß solche Vorgänge nicht in den Bereich der klassischen Naturwissenschaft gehören. Diese Evidenz ist aber trügerisch. Denn in der HEISENBERGschen Unschärfe-Relation wird eben dieser Sachverhalt modelliert. Wenn die Quantentheorie gilt, so gilt auch der Satz, daß jede Signalübermittlung durch Energieträger (also durch alle Signale, welche Sinnesorgane erregen oder Meßinstrumente zu einer Anzeige bewegen) den Signalaussender in einem Zustand zurückläßt, der unbestimmt ist.

Eben diese Unbestimmtheit haftet aber, wie wir gleich sehen werden, grundsätzlich jedem Informationsprozeß an, sofern nur die informierende Energieübermittlung zur Bestimmung des Zustandes des Informationsobjektes nicht belanglos klein ist. (Auch in diesem Fall verschwindet unsere Schwierigkeit nur praktisch, nicht aber theoretisch.) Diese Grenze der Erkennbarkeit ist also grundsätzlich nicht zu überspringen. Das der Unschärfe-Relation zugrundeliegende Theorem ist ein echtes Modell, das sich nur auf die Einsehbarkeit des Prinzips der Unbestimmtheit bezieht.

Die durch das HEISENBERGsche Modell veranschaulichte Unbestimmtheit ist zugleich ein Modell der Unbestimmbarkeit. Es wird nämlich durch das Modell die Aussage einsehbar, daß es – angesichts der Gültigkeit der Quantentheorie – keine Möglichkeit gibt, eine deterministische Analyse atomarer Prozesse durchzuführen. Atomare Prozesse sind nicht nur (praktisch) unbestimmt, sie sind auch (theoretisch) unbestimmbar.

Es gibt nun Modelle von Naturvorgängen, mit denen eine Unbestimmtheit nicht durch eine theoretische Unbestimmbarkeit verständlich gemacht wird, sondern mit denen die theoretische Bestimmbarkeit (und Bestimmtheit) aus praktischen Gründen als unmöglich erscheint: nämlich dann, wenn die Naturvorgänge sich entweder der Beobachtung entziehen oder durch ihre *Komplikation* dieser Beobachtung praktisch nicht überwindbare Schwierigkeiten entgegensetzen. Mit Naturvorgängen dieser Art hat es insbesondere die Biologie und erst recht die Medizin zu tun. Es ist z. B. bis heute zwar gelungen, das Verhalten von Zellen und ihren Teilen (Organellen) in mancherlei Hinsicht durch Modelle verständlich zu machen. Solche Modelle beschreiben in befriedigender (d. h. verständlicher) Weise Membranpotentiale, Stoffaustauschvorgänge, Erbgänge und deren Entartungen und dergleichen mehr. Es ist aber noch nicht gelungen, die Öffnungs- und Schließungsmechanismen der Poren in einer Zellmembran, welche die elektrischen Potentiale und Stoffaustausche determinieren, soweit zu verstehen, daß die Öffnung und Schließung selbst oder gar ihre Frequenz und ihre (vielleicht fehlende) Rhythmik verständlich werden. Dieser Mangel an Erkenntnis wird aber vermutlich behebbar sein. Je größer die Zahl von Reaktanten in einem System ist, je mehr Freiheitsgrade also das System hat, desto uneinsichtiger sind die Vorgänge, welche endlich das uns wahrnehmbare grobe Verhalten bestimmen. Man könnte z. B. annehmen, daß eine turbulente Strömung deshalb als turbulent erscheint, weil eine unabsehbar große Menge von Oszillationen vorliegt, die sich einander überlagern, deren jede einzelne aber der Schwingung eines harmonischen Oszillators entspricht (so LANDAU, zit. nach JÜRGENS u. a. 1989, S. 11). Eine Fourier-Reihe müßte dann das Ergebnis beschreiben.

Es gibt aber neue Modelle, welche die Unbestimmbarkeit solcher Systeme, deren eines eine turbulente Strömung ist, die sich aber in der Meteorologie, Geologie, Biologie oder Medizin in Massen finden, auf eine völlig andere Weise verständlich machen. Für sie muß die LANDAUsche These nicht gelten. Die Theorie, welche den nicht ganz treffenden Namen „Chaos-Theorie" erhalten hat, besagt, daß eine sehr kleine (u. U. nicht mehr beobachtbare) Abweichung von einem zunächst noch geordneten, beschreibbaren Zustand (etwa einer laminaren Strömung) sich automatisch, z. B. durch Rückkopplung, vergrößert. Es mag auch andere multiplikative Mechanismen als eine Rückkopplung geben, welche diese Vergrößerung zustandebringen, obschon mir für die Biologie keine Beispiele einfallen. Am ehesten könnten Stoffwechselprozesse ohne Rückkopplung solche Entwicklungen aufzeigen. In der Physik könnte irgend eine sich verstärkende Größe, z. B. ein Impuls, das Produkt aus Masse und Geschwindigkeit, den ein Partikelchen besitzt, eine solche Wirkung haben, falls der Impuls Energie freisetzt. Je kleiner die Abweichung, desto schwerer ist das Resultat der sich multiplizierenden Störung verständlich. Das Resultat ist *„chaotisch"*, wenn der erreichte Zustand einer Beschreibung nicht mehr zugänglich ist. Bei kugelförmigen Reaktanten entsteht so z. B. eher ein Chaos als bei würfelförmigen (JÜRGENS u. a. 1989, S. 11). Einige Vorgänge, welche von der Physiologie als „Auslöse-Vorgänge" beschrieben werden, gehören hierhin, obgleich viele von ihnen wohl nur durch ein chaotisches Zwischenstadium laufen um in eine neue Stabilität zu münden, wie das bei allen Erregungsprozessen der Fall ist.

Diese Modellvorstellung verzichtet also, um eine Unvorhersagbarkeit zu erklären, auf die *prinzipielle* Unbestimmtheit. Der Prozeß ist nur *praktisch* unbestimmbar und deshalb nicht vorhersagbar.

Zu solchen Prozessen gehören sicher rückgekoppelte Vorgänge im Mikrobereich mit makroskopischen Wirkungen, wie z. B. das Wetter. Es dürfte dennoch in der Biologie nicht viele Phänomene geben, die uns zwängen, die Theorie des Chaos anzuwenden. Die Beispiele, die bislang vorgebracht wurden, sind wenig ergiebig und bringen m. E. keinen Gewinn der Verständlichkeit, wie Hypothesen des akuten Herzstillstandes durch Flimmern (GLASS u. a. 1987; WINFREE 1989). Auch Ansätze zur Modellierung von Populations-Dynamik leisten nicht mehr als kybernetische Modelle bisher auch (vgl. BERGERUD 1989; MAY 1987).

Die mathematischen Verfahren der Chaos-Theorie sind am ehesten dort anwendbar, wo sich aus einem linearen System ein nichtlineares entwickelt, das mit den analytischen Methoden der Naturwissenschaft weder exakt beschreibbar noch gar in seiner Entwicklung vorhersehbar ist (Beispiele hierzu bei BERRY u. a. 1987; Lit. bei MAYER-KRESS 1986). Ein den Mediziner gewiß besonders interessierendes Beispiel ist der (chaotische) Übergang von laminarer in turbulente Strömung (GROSSMANN 1989). Die Entwicklung dieser mathematischen Verfahren ist noch zu jung und in der Medizin noch nirgends erprobt, als daß man ein Urteil über diese mathematischen Verfahren haben könnte. Sie sind jedenfalls imstande nachzuweisen, daß auch das scheinbar „Zufällige“, also das Nicht-Vorhersehbare, dennoch determiniert ist. Der Naturphilosoph, der aus der exakten Naturwissenschaft kommt, hat an dieser Feststellung eigentlich nie gezweifelt. Sie ist für unser hier vorliegendes Unternehmen deshalb so wichtig, weil man aus einer praktisch erwiesenen Nicht-Vorhersehbarkeit eines Naturzustandes niemals darauf schließen kann, er sei letztlich das Resultat des indeterministischen Verhaltens atomarer Prozesse, welche dem Unschärfeprinzip HEISENBERGs gehorchen.

Die Bedeutung der Chaostheorie für die Biologie scheint dennoch derzeit überschätzt zu werden. Die Gesetze der Strömung turbulenter Flüssigkeiten kommen, soweit sie für die Medizin von Bedeutung sind, auch ohne die Mathematik des Chaos aus.

Theoretisch für medizinische Modelle wichtig scheint mir aber derjenige Bestandteil der Chaos-Theorie zu sein, der besagt, daß die Unbestimmtheiten (Unvoraussagbarkeiten) chaotischer Naturvorgänge nicht darauf beruhen müssen, daß die Zahl der den fraglichen Naturvorgang bestimmenden Determinanten unübersehbar groß ist, wie das z. B. bei Prozessen in menschlichen Gesellschaften oder beim Wetter der Fall ist. Vielmehr können auch wenige Determinanten ein Chaos entwickeln, insbesondere wenn einer der determinierenden Faktoren nichtlinear ist oder wird.

Es ist sicher noch zu früh, um den Stellenwert der Chaos-Theorie für die Entwicklung medizinischer Modelle zu beurteilen. Eindrucksvoll ist nur die Tatsache, daß die bislang vorliegenden Versuche, die Chaos-Theorie auf medizinische Probleme anzuwenden, keinerlei Zuwachs an Verständlichkeit gebracht haben. Warum das so ist, mag an einem soeben publizierten Beispiel aus besonders prominenter Feder erläutert werden.

Der Kliniker GEROK (1990) beschreibt folgenden Sachverhalt und bringt ihn mit der Chaos-Theorie in Zusammenhang. R. HESCH u. Mitarbeiter werden mit dem Befund (ohne Literaturangabe) zitiert, daß beim Gesunden die Minutenwerte von Serum-Calcium-Spiegel, Parathormon-Spiegel und Hormon-Bausteinen mit Aminosäuren starke und offenbar chaotische Schwankungen aufweisen, die es beim an Osteoporose Erkrankten nicht mehr gibt. Hier sind die Werte über lange Zeiträume relativ stabil. Es wird daraus geschlossen, daß der normale Calciumstoffwechsel chaotisch, der erkrankte aber starr ist. Das wird als für den Erkrankungsprozeß bei Osteoporose typisch angesehen.

Nun kennt jeder Experimentator, der Verläufe von rückgekoppelten Funktionen beobachtet, dieses Phänomen, das eine enorm weite Verbreitung aufweist. Solange das Gleichgewicht zwischen antagonistischen Prozessen ungestört ist, pflegen die von den Antagonismen beeinflußten Meßwerte starke Schwankungen aufzuweisen, die man wegen der Vielzahl der Determinanten auch wirklich nicht näher analysieren kann. Man findet das Phänomen bei den Impulsen vegetativer Nerven (wo ich es regelmäßig sah), beim Blutdruck, bei den Augenbewegungen, beim Muskeltonus und vermutlich auch bei allen rückgekoppelten Stoffwechsel-Prozessen. Sobald aber das Gleichgewicht so verschoben wird, daß einer der Antagonisten überwiegt, z. B. der Sympathikus nach eingetretenem Blutverlust, entfallen alle Schwankungen, weil die Rückkopplung nicht mehr „spielen" kann, sondern zeitlich dauernd angespannt in einer und derselben Richtung tätig sein muß, z. B., um den Blutdruck aufrecht zu erhalten. Blutdruck und Pulsfrequenz sind „erstarrt": Dieses Verhalten ist für jeden angespannten Regelvorgang typisch. Im übrigen ist die Darstellung des Stoffwechsels bei Osteoporose, die GEROK gibt, nicht mehr als eine Beschreibung der Stoffwechselvorgänge, welche diese Vorgänge selber nicht besser verständlich macht.

Was hiermit gesagt sein soll, ist folgendes. Eine neue Modellvorstellung (hier die des Chaos) wird herangezogen, um auffällige Phänomene verständlich zu machen. Die Chaos-Theorie leistet dabei aber nichts. Sie erklärt nur, warum man trotz eines total determinierten Systems sein Verhalten nicht voraussagen kann. Erklärungsgründe sind formalistisch und inhaltsleer (z. B. Bifurkationen und Rückkopplungsschleifen). Was die Theorie aussagt, ist längst bekannt. Deshalb glauben wir Anlaß zu Skepsis auch gegenüber diesen modernen Theorien zu haben, Theorien, welche durch die Neuheit und offenbare Richtigkeit alle Naturerklärungen in ihren Sog ziehen, und darüber vergessen lassen, daß man nichts Neues erfahren hat, vielmehr nur alte Weisheiten in neuer Verpackung darbietet.

Mit der Theorie des Interaktionismus von POPPER und ECCLES geht es, wie wir sehen werden, ähnlich. Der beängstigende Trend scheinbar großartiger Ideen über die Erklärbarkeit der Natur (oder nach BLUMENBERG die „Lesbarkeit der Welt", was dasselbe ist) wird unser Theorienverständnis immerfort mit Neuigkeiten überfluten, von denen der größte Teil in alten Hüten mit neuen Schleifen besteht.

In engem Zusammenhang mit der Chaos-Theorie ist eine andere mathematische Theorie entwickelt worden, die Theorie der Fraktalen, deren Entwicklung und deren Anwendung erst durch die Benutzung von Groß-Computern sinnvoll erfolgen konnte. Auf wesentlich älteren, genialen Entwürfen von JULIA aufbauend ist von MANDELBROT eine mathematische Rechenform durchexerziert worden, welche auf folgendem Prinzip beruht: Man geht in einem Koordinatennetz von einem Punkt *u* zu einem nächsten Punkt (der als „next point" sogar ein mathematischer Begriff geworden ist), dessen Koordinaten nach einer einfachen Formel bestimmt werden, z. B. $x_1 = \sqrt{u - o}$. Diese mathematische Operation wird mit gleichem Formalismus von $x_1$ aus wiederholt usf. Man kann das System auch geometrisch entfalten und eine Figur verkleinern, ihre Verkleinerung aber in mehrfacher (z. B. 3-facher) Vielfalt und einer gewählten Ordnung zusammenstellen. Es entstehen ästhetisch äußerst reizvolle Gebilde, die, wenn die Wiederholungen oft genug durchgeführt („reiteriert") sind, die primäre Vorlage nicht mehr erkennen lassen, was bei einer bestimmten Zahl von Reiterationen zu einem „Limesbild" führt, das, weil das ursprüngliche Bild wegen seiner nunmehrigen Kleinheit verschwunden ist, nur noch die mathematische Struktur des Vorgangs wiedergibt (PEITGEN

u. a. 1988, 1989). Diese Figuren ähneln durchaus biologischen Strukturen, ohne doch direkt mit ihnen zu tun zu haben. (Schöne Bilder bei DEWDNEY 1989.)

Wie fundamental der Unterschied zwischen einer Mandelbrot-Figur und einem biologischen Gebilde ist, geht aus folgender Tatsache zwingend hervor. Auch wenn Farne oder Seepferdchen abgebildet zu sein scheinen, trägt doch, wenn man irgend einen beliebigen Teil des Bildes vergrößert, jedes Teil die, durch Verkleinerung unsichtbar gewordene, ursprüngliche Figur in sich. Unter einem Mikroskop erscheint also das alte, makroskopische Ausgangsbild. Das Bild der Reiteration ist also ein Bild nur insofern, als das Urbild durch eine systematische Vervielfältigung, Verkleinerung und geometrische Anordnung ein völlig neues Bild zeichnet. Die Mikrostrukturen dieses Bildes lassen aber immer das Ausgangsbild erkennen. Die Mikrostrukturen biologischer Gebilde dagegen zeigen bei Vergrößerung etwas völlig Neues, das im Urbild weder des Körpers noch dem seiner Teile, noch dem einer Zelle, grundsätzlich enthalten ist. Daraus folgt also zwingend, daß selbst bei Ähnlichkeit mathematisch synthetisierter und biologischer Strukturen beide nach grundsätzlich anderen Prinzipien entstanden sein müssen, das mathematische Bild also kein Modell der biologischen Struktur sein kann, weder ontologisch noch evolutiv. Es ist bemerkenswert, wie unbedacht der Nicht-Biologe seine Probleme in die Biologie hinein projiziert.

Auch hierbei wird deutlich, was wir oben schon (Kap. 1.5) ausführten, daß Modelle „Gestalten“ sind, und daß in der Theorie der Fraktalen die enorme Vielfalt möglicher Gestalten als Folge einer mathematischen Verkleinerung (einer Bruch-Rechnung, d.h. einer „Fraktale“) als Modelle empfunden werden, die sie, im Sinne dieser Schrift, *nicht sind.*

## 3.3 Die Akausalität im atomaren Bereich

Das für die Biologie vermutlich folgenreichste Modell der Physik ist die Theorie des elementaren Wirkungsquantums von M. PLANCK und die daraus abgeleitete Unschärfe-Relation HEISENBERGs mit dem Theorem der Akausalität elementarer Naturvorgänge (HEISENBERG 1927).

Der experimentelle Hintergrund des Modells besteht in der Tatsache, daß im Mikrobereich Energie immer nur in diskreten Einheiten derart abgegeben wird, daß das Produkt von Energie und Zeit (die „Wirkung“) in Vielfachen einer minimalen Einheit h, des „elementaren Wirkungsquantums“, auftritt.

HEISENBERG (1927) schloß aus diesen Tatsachen, daß man den Zustand eines Atoms niemals genau kennen lernen kann, weil die Information über das Atom nur durch ein Quant übermittelt werden kann, welches das Atom, nachdem es als Bote abgesandt wurde, in einem Zustand hinterläßt, der aus der Botschaft des Quants nicht mehr feststellbar ist. Man kann deshalb von einem elementaren Teilchen entweder den Ort oder den Impuls dieses Teilchens bestimmen, nie aber beides zugleich. Da die „Zukunft“ eines Teilchens aber nur berechnet werden kann, wenn man weiß, von welchem Ort aus und mit welchem Impuls ein Teilchen gestartet ist, läßt sich die Zukunft grundsätzlich niemals exakt vorhersagen („Unbestimmtheits-Prinzip").

Es ist für den Biologen überraschend, daß man offenbar übersehen hat, daß diese „Unschärfe" einer *jeden* Information anhaftet. Selbst wenn die Information nicht in Form quantenhafter, diskontinuierlicher Sprünge, sondern kontinuierlich durch beliebig fein abgestufte Energien zustande kommen könnte, wäre jede Botschaft, die uns über ein Objekt informiert, mindestens um denjenigen Anteil an Energie unscharf, der erforderlich wäre, um eine Information im erkennenden Subjekt auszulösen. Natürlich könnte man sich enorm verfeinerte Meßinstrumente in einem Gedankenexperiment vorstellen, welche wesentlich kleinere Energien, als sie ein Elementarquantum enthält, bereits registrieren könnten. Was aber auch immer ein solches hypothetisches Meßinstrument (dessen Nicht-Existenz durch die Quantentheorie bewiesen ist) an Information liefern könnte: diese Information könnte niemals mit einer zu Null reduzierten Energie wahrgenommen werden, weil die Information immer voraussetzt, daß sie eine Wirkung beim Informationsempfänger auslöst.

Obgleich HEISENBERGs grundlegende Arbeit einen Abschnitt (§ 3) zum „Übergang von der Mikro- zur Makromechanik" enthält, bleibt er auch hier völlig im Rahmen eines Modells der elementaren Prozesse, die natürlich in einer mathematischen Geschlossenheit dargestellt werden konnten, welche zum ästhetisch Schönsten in der gesamten Theorie der Physik gehört.

Sobald man aber den Bereich dieser elementaren Prozesse verläßt, tritt eine völlig andere Art von Naturbeschreibung auf, die nur noch in Grenzen mathematisierbar ist, sich dafür aber einer durchgehenden Anschaulichkeit erfreut, obgleich auch HEISENBERG, wie der Titel seiner Nobelpreis-gekrönten Abhandlung zeigt, die von ihm beschriebenen Prozesse „anschaulich" beschreiben wollte. Daß das Unschärfe-Prinzip ein allgemeines Prinzip aller Versuche der Objekt-Erkennung und Objekt-Beschreibung ist, das ist eigentlich nirgendwo besonders betont worden, wenngleich diese Tatsache einem Geiste wie dem HEISENBERGs mit Sicherheit selbstverständlich war. Die Unschärfe-Relation war auf Grund der Quantentheorie in der Lage, die Ungenauigkeit solcher Informationen nach unten zu begrenzen und diesen Grenzbetrag exakt anzugeben. In der Biologie ist die Ungenauigkeit in der Regel erheblich größer, weil die Sinnesorgane, selbst wenn sie auf wenige Quanten (wie das Auge z. B.) reagieren, mit dieser Reaktion keine Information empfangen, sofern man unter Information eine Botschaft versteht, welche mehr aussagt als die Tatsache, daß uns ein extrakorporales Objekt gegenübersteht. Diese Information gibt nämlich das Quant zwar ab, aber das Quant läßt uns über die anderen Eigenschaften dieses Objekts im Ungewissen. Unter den Bedingungen, unter denen das Sehen mit der Energie weniger Quanten auskommt, nämlich unter Schwellenbedingungen (z. B. beim Erkennen schwächster Lichtquellen in absoluter Dunkelheit) ist über das gesehene Objekt nichts auszusagen, was über die Feststellung seiner Anwesenheit hinausgeht.

Diese unsere Darlegung ist bereits ein Modell des Informationsvorgangs, das die HEISENBERGsche Unschärfe-Relation zwar enthält, aber sie überschreitet. Sie läßt sich beliebig auf alle Informationsprozesse erweitern, wobei das ursprüngliche physikalische Modell in seinem Prinzip erhalten bleibt. Man kann z. B. eine Erweiterung dahin versuchen, daß die Rückwirkungen auf das Objekt, von dem die Information ausgeht, um so größer sind, je größer die Energie ist, welche die Information beim Informationsempfänger hergibt. Würde in einer therapeutischen Situation der Arzt Informationen zu erlangen wünschen, die sehr kompliziert sind und schwierige Verarbeitungsprozesse bei ihm selber erfordern, so darf er mit Sicherheit annehmen, daß eine solche Information den Patienten, der sie abgibt, nicht unverändert beläßt. Man kann also mit guten Gründen sagen, daß der Grundsatz der Ungewißheit, der Unschärfe-Relation, auch hier bestehen bleibt, weil der Patient z. B. nach dem therapeutischen Gespräch in einem Zustand zurückbleibt, der durch die Information im Gespräch selbst nicht hinreichend beschrieben wird.

Ich erinnere mich an einen Vortrag von V. FRANKL, in welchem er von einem Patienten berichtete, der lange Zeit von seinen Schwierigkeiten erzählt hatte, ohne daß der Therapeut auch nur ein einziges Wort dazu gesagt hätte. Am Ende dieser Informationsflut bedankte sich der Patient, der Therapeut habe ihm wesentlich geholfen.

Wieweit diese Hilfe ging und worin sie bestand, blieb dunkel. Auf jeden Fall empfand der Patient bei sich selbst eine Änderung, welche von der an den Therapeuten abgegebenen Information verursacht worden war.

Alle Modelle haben eine Grenze ihrer Gültigkeit. Diese Grenze wird in jedem Fall dann erreicht, wenn das Objekt, auf welches das Modell angewandt wird, die Klasse der Phänomene verläßt, in der das Modell gültig ist. Ein Modell, das im Mikrophysikalischen oder Mikrobiologischen gilt, gilt mindestens nicht mehr unbedingt im Bereich der Makrophysik oder der Makrobiologie. Es ist also sicher nicht statthaft, das Modell einer durch Quantenphänomene begründeten Akausalität des Mikrobereichs auf die Makro-Ebene der Naturphänomene anzuwenden, und das tut man ja auch in der Praxis nicht.

So wird die biologische Erweiterung und Verallgemeinerung des Unschärfe-Prinzips um so weniger gültig, je größer das Objekt ist, über das uns ein Energie-Austausch über unsere Sinnesorgane informiert. In der Welt der Alltagserfahrung dürfen wir davon ausgehen, daß jede uns zugehende Information das Objekt in einem praktisch unveränderten Zustand zurückgelassen hat, daß also, mit anderen Worten, eine Wiederholung der Information uns gleiche (konstante) Daten über das Objekt liefert. Diese Grundannahme ist die Voraussetzung aller Messungen in der Makrophysik, Physiologie und Medizin.

In der Begrifflichkeit der Mikrophysik läßt sich diese Tatsache so beschreiben, daß bei einer hinreichend großen Zahl von Quanten, welche einer Information zugrunde liegen, andere Gesetze der Information, z. B. eben das der Konstanz der Information über Objekte, gelten. Auf diesen Gesetzen einer konstanten Beobachtung im makrophysikalischen Bereich beruht die Abstraktion, welche wir das „Kausalgesetz“ nennen.

Erst wenn die Energie der Information in die Größenordnung der Energie fällt, welche den zu beobachtenden (zu modellierenden) Prozeß betreibt, wird das Prinzip „Unschärfe einer Information“ wieder anwendbar. Das ist z. B. in dem soeben geschilderten Beispiel von FRANKL der Fall, und ebenso bei allen Informationen über Informationsprozesse, z. B. in allen informativen Gedanken über das Denken, welche das Denken in der Regel verändert zurücklassen. Jeder Wissenschaftler weiß, daß seine Vorstellungen ein Gespräch über einen wissenschaftlichen Gegenstand nicht unverändert überstehen.

## 3.4 Das Modell der Akausalität hat begrenzte Gültigkeit

Eine weitreichende Konsequenz aus dem Modell der quantenhaften Energieübertragung ist dahin gezogen worden, daß die Willensbildung des Menschen sich nach dem Modell unbestimmter, also anscheinend „freier“ Quantensprünge vollziehe. Die Anwendung des Modells der Unschärfe-Relation auf die Willensfreiheit ist erstmals von P. JORDAN (1941) vorgelegt worden und findet sich seitdem immer wieder in der naturphilosophischen und theologischen Literatur.

Die Unanwendbarkeit dieses Modells auf Handlungsentscheidungen liegt auf der Hand. Zur Beurteilung des Sachverhaltes bedarf es einer doppelten Klarstellung.

1. Die grundsätzliche Unbestimmbarkeit atomarer Prozesse beruht auf zwei Argumenten. Das erste ist die soeben dargelegte Folgerung aus der Quantentheorie, daß die Information über ein Atom grundsätzlich „veraltet“ ist, also eine exakte Beschreibung der Natur elementarer Prozesse grundsätzlich nicht gelingen kann. Die Korrektheit dieser Modellvorstellung kann derzeit nicht bezweifelt werden. Das zweite Argument besagt, daß die Aussendung von Informationen (Quanten) in statistisch zufälliger Weise erfolgt, welche eine Gesetzmäßigkeit nur dann erkennen läßt, wenn viele Reaktionen gemittelt werden. Der individuelle Vorgang der Quantenaussendung ist „zufällig“.

Da man die Ursachen dieser Zufälligkeit wegen der Unschärfe-Relation grundsätzlich nicht ermitteln kann, bleibt der Vorgang der Quantenaussendung grundsätzlich kausal nicht interpretierbar.

2. Diese Schlußfolgerung darf nun, wie wir soeben darlegten, nicht von dem Wirklichkeitsbereich, in dem sie gilt, auf einen anderen Bereich übertragen werden, auf den das Modell der elementaren Akausalität nach aller Erfahrung nicht mehr zutrifft. Das Kausalgesetz ist die Abstraktion aus Erfahrung im Makrobereich, dem wir selbst mit den Dimensionen unserer Leiblichkeit angehören, und das aus der Erfahrung heraus so formuliert werden kann, daß gleichartige Einwir-

kungen, zunächst solche, die von uns selber ausgehen, zu gleichartigen Folgen führen. Die experimentelle Prüfung der Makrophysik bestätigt diese Erfahrung. Diese Abstraktion der Erfahrung, die wir das Kausalgesetz nennen, ist die Vorbedingung aller Argumentationen, welche im Bereich der Naturwissenschaft Naturgesetze feststellen. Es ist dabei völlig gleichgültig, ob wir eine kausale Erklärung der Naturvorgänge als eine unserem Erkenntnisvermögen a priori eigentümliche (kategoriale) Denkform betrachten, so wie das KANT annahm, oder ob wir nach der Art physiologischer Argumentation annehmen, daß die Kausalität eine der Erfahrung des Menschen, nämlich der Erfahrung im Vollzug von Willensakten, entstammende Form des Ordnens von Erfahrungen ist. Da die Möglichkeit jeder Erfahrung, wie der Physiologe weiß, an die Struktur von Neuronennetzen unseres Gehirns gebunden ist, ist die KANTsche Form der Definition von Kausalität nichts anderes als die philosophische Umschreibung dieses physiologischen Sachverhaltes. Der Mathematiker POINCARÉ hat übrigens die Erfahrung des Raumes, die ja auch nach KANT vor jeder Erfahrung, a priori, vorhanden ist, auf die Erfahrung der Sinnesmeldungen aus unseren Muskeln zurückgeführt (POINCARÉ 1914, S. 59f). Wir befinden uns also mit unserer Ansicht in guter Gesellschaft.

Die Modelle, welche die Formen menschlichen Denkens und Naturbeschreibens abzubilden versuchen, können durch Erfahrungen aus dem atomaren Bereich nicht widerlegt werden.

## 3.5 Das Kausalgesetz wirft mehrere Probleme auf, auch das der Willensfreiheit

Das sog. Kausalgesetz wirft drei Probleme auf, welche für die Medizin wesentlich sind. Ohne hier in eine Diskussion über die philosophischen Probleme des Kausalgesetzes eintreten zu wollen, müssen wir für unsere Problematik folgendes bedenken.

1. Das Kausalgesetz kann als eine Aussage über die Natur des Erkennens von Zusammenhängen einerseits, des Denkens andererseits verstanden werden. Wenn wir unter ihm lediglich die Behauptung verstehen, daß alles Geschehende eine Ursache hat, könnte man diese Behauptung mit STEGMÜLLER (1969) als eine Tautologie verstehen, die inhaltsleer ist: jede Wirkung hat eine Ursache, also ist eine Wirkung das, was eine Ursache hat. Doch geht selbst in dieser allgemeinen Form das Kausalgesetz über eine solche Tautologie insoweit hinaus als es feststellt, daß, wenn alle Dinge eine (bestimmte) Ursache haben, die Naturereignisse „determiniert“ sind, d. h. mit Notwendigkeit und ohne Freiheit aus solchen Ursachen folgen. Es fragt sich freilich auch jetzt, was der Sinn der Feststellung sei, alle Naturereignisse seien determiniert. Es läßt sich leicht beweisen, daß diese Aussage identisch ist mit der anderen, daß alle Naturereignisse voraussagbar sind und, wenn sie es in der Praxis einmal nicht sein sollten, dieser Umstand an der Be-

grenztheit der Information liegt, die wir über die Bedingungen des Naturereignisses besitzen.

Freilich wird dann, wenn wir die Unvorhersehbarkeit eines Ereignisses durch Erfahrung als existierend feststellen, die Annahme eines universell und unbedingt gültigen Kausalgesetzes, dem dieses Ereignis gehorcht, unbeweisbar. Aus dieser bekannten Zwickmühle befreit uns die Modelltheorie, welche aussagt, daß die Voraussagbarkeit zum Wesen der Naturereignisse gehört, falls in diesem hinreichend viele Quantenvorgänge den Ablauf bestimmen, so daß die „Unschärfe" der Naturerkenntnis durch die oben besprochene atomare Akausalität keine Gültigkeit mehr hat.

Dieses allgemeine Kausalgesetz fordert also den „Determinismus" als Denkmodell. Es geht, wenn wir auch das menschliche Denken in die Naturereignisse einbeziehen, in die Formulierung SCHOPENHAUERs von der „vierfachen Wurzel des Satzes vom zureichenden Grunde" über.

2. So tautologisch das allgemeine Kausalgesetz sein mag, in seiner speziellen Anwendung auf einen bestimmten, konkreten Naturprozeß ist es alles andere als tautologisch. Es verlangt vielmehr die Anerkennung eines Satzes über einen solchen bestimmten Naturvorgang, daß er immer und notwendig durch einen bestimmten (spezifischen) voraufgehenden Vorgang verursacht sei. Es ist in der Naturerfahrung bekanntlich niemals möglich, eine so konkrete Aussage von allgemeiner Gültigkeit zu machen. Eine solche Aussage könnte ja nur aus einer Summe gleichartiger Erfahrungen durch Induktion gewonnen werden. Die Fallstricke des induktiven Schließens sind aber wohlbekannt und für die Probleme des Biologen in einer Abhandlung der Heidelberger Akademie von H. DRIESCH (1915) dargestellt worden. So problematisch induktives Schließen auch ist, die gesamte Naturforschung geht von der Gültigkeit solcher Schlüsse aus. Der Naturforscher wendet das Modell der speziellen Kausalität an. In der Medizin trägt dieses Modell für jeden konkreten Anwendungsfall die Bezeichnung der *„Ätiologie"*. Ohne die Anerkennung des Kausalgesetzes in seiner speziellen Form wäre keine Ätiologie zu ermitteln. (Wir werden uns in Kap. 5.2 mit den Schwierigkeiten des Begriffs einer Ätiologie auseinandersetzen.)

3. Die Anwendbarkeit des Kausalgesetzes hat offenbare Grenzen. Diese Grenzen sind modellmäßig leicht definierbar, besagen aber gerade durch ihre Existenz, daß diesseits der Grenzen kausale Modelle statthaft sind. Es sind zwei Grenzen des Kausalgesetzes zu unterscheiden:

a) die durch die Quantentheorie bedingte Unvorhersehbarkeit atomarer Prozesse, wie oben geschildert wurde. Im Bereich der Biologie spielen derartige akausale Prozesse nirgendwo eine Rolle, wie noch zu beweisen sein wird.
b) Es gibt Naturerscheinungen, die so ungesetzlich („chaotisch") sind, daß man sie ebenfalls nicht mehr exakt beschreiben und also auch nicht vorhersagen kann. Die chaotische Natur ist in jedem Fall durch eine unübersehbare Zahl

von Determinanten bestimmt. Diese Aussage bedeutet, daß trotz des phänomenologischen Chaos die Vorgänge determiniert sind, weil sich ihre Entstehungsgeschichte nicht selten als deterministisch (kausal) darstellen läßt. Die Chaostheorie hat bewiesen, daß kleine Variationen durch die sich ausschließenden Prozesse zu sehr großen Wirkungen anwachsen können, die grundsätzlich nicht vorhersehbar sind, „trotz Kenntnis des verantwortlichen Naturgesetzes" (GROSSMANN 1989). Derart scheinbar indeterministische Naturereignisse bestimmen die Phänomene in der Physiologie und Medizin in einem beträchtlichen Ausmaß.

Das wichtigste Problem, das vom Kausalgesetz mit seiner Negation im atomaren Bereich aufgeworfen wird, ist das der Freiheit des menschlichen Wollens. In der Anwendung des Kausalgesetzes auf den Menschen entsteht sofort die Frage, ob menschliches Handeln kausal determiniert sei. Daß menschliches Handeln selber determinierend ist, das heißt, natürliche Ereignisse hervorruft, haben wir bereits als eine Banalität besprochen. Viele philosophische Anthropologen beharren aber mit erheblicher Hartnäckigkeit auf der Annahme, der menschliche Wille sei selber nicht kausal (deterministisch) bestimmt.

Die Behauptung, der menschliche Wille sei nicht determiniert und deshalb „frei", ist selber ein Modell der in der Selbsterfahrung gegebenen Erlebnisse, welche unser Handeln begleiten. Es erhebt sich also das Problem, ob das Modell der obligaten Kausalität diesem Modell der Erfahrung der eigenen Freiheit widerspricht.

Ein Widerspruch müßte darin gefunden werden, daß in der Selbsterfahrung hinsichtlich unserer Willensakte die Annahme einer „Ursache" grundsätzlich auszuschließen ist. Nun erlebt der Mensch bei seinen Willensentscheidungen keine „Ursachen" im *naturwissenschaftlichen* Sinn. Wenn es Ursachen gäbe, müßten sie ihm – dem Gesetz der psychophysischen Korrespondenz folgend – in Form von subjektiven Erlebnissen erfahrbar werden. Das Korrelat zur Ursache findet sich aber bald als „Grund", „Begründung" oder ähnliches. Erst wenn es Handlungen ohne Begründungen gäbe, könnte das Modell des „Determinismus" als offenbar nicht anwendbar abgelehnt werden. Eben diese subjektive Erfahrung findet sich aber nicht, jedenfalls nicht unter „normalen" Bewußtseinszuständen. Wohl findet es sich bei Phänomenen, welche der Mensch als „Zwang" – und damit als krankhaft – empfindet und bei denen der Arzt in besonderem Maße eine physische („organische"), zum Beispiel elektrophysiologisch nachweisbare, Ursache feststellt.

Dieser subjektiven Analyse tritt eine objektive mit gleichem Ergebnis zur Seite. Menschliches Handeln erscheint gerade dann, wenn es sozial hochwertiges, verantwortliches, „freies" Handeln ist, als einsehbar, in weitem Ausmaß vorhersehbar und berechenbar. Der „Unberechenbare" ist jedenfalls nicht der „normale Mensch". Die menschliche Gesellschaft beruht in ihren funktionellen Abläufen total auf dieser menschlichen Berechenbarkeit. Wir werden diesen Gedanken gleich weiter ausführen.

Der Irrtum, der einem deterministischen Modell der Willensfreiheit zugrundeliegt, entsteht also primär aus der (hypothetischen und unerlaubten) Anwendung des Modells atomarer Akausalität auf den Menschen einerseits, auf der irrigen Ansicht, „Freiheit“ widerspreche einer „Determiniertheit“, andererseits.

Der Begriff „Willensfreiheit“ ist vielmehr eine Abstraktion aus der subjektiven Erlebniswelt eines jeden Menschen, der die Möglichkeit, sich zwischen Alternativen ohne Zwänge entscheiden zu können, als ein nicht weiter rückführbares Erlebnis der Freiheit evident empfindet. Man darf bei dieser Definition des Begriffs ‚Willensfreiheit‘ nicht übersehen, daß er in der christlichen Theologie sehr früh angesiedelt wurde – als Freiheit der Entscheidung zum rechten Glauben – und daß die gesellschaftliche Praxis ebenfalls seit Jahrhunderten die Zulässigkeit ethischer Forderungen und der Bestrafung ihrer Übertretungen mit der Freiheit des Handelns und Wollens begründet hat. Hiervon legen zahllose Werke über Theologie, Moral, Verantwortung und Sünde Zeugnis ab.

Im Zusammenhang mit diesen Modellen freien und *deshalb* verantwortlichen Handelns traten Überlegungen bezüglich einer Anwendung des Kausalgesetzes in der modernen Naturphilosophie, Physiologie und Ethik vorwiegend im Sinne einer Definition von „Grenzen“ der Willensfreiheit auf. Nun sagt das Kausalgesetz auch nicht mehr als daß alle Erscheinungen einen „zureichenden Grund“ haben müssen (SCHOPENHAUER). Daß der zureichende Grund des Wollens naturgesetzlicher, dem Bereich der Physikochemie entlehnter Art sei, hat SCHOPENHAUER sicher nie angenommen, und nur der Physiologe weiß von der offenbar ausnahmslosen Abhängigkeit aller seelischen, subjektiv erlebbaren Prozesse von materiellen Prozessen und Strukturen des Gehirns. Da es niemals ein Modell des Zusammenhangs von Leib und Geist gegeben hat und wohl auch grundsätzlich niemals geben wird, dieser Zusammenhang vielmehr immer und ausschließlich in der Tatsache einer „psychophysischen Korrespondenz“ gesehen werden kann, kann ein Modell, welches die Naturvorgänge des Gehirns abbildet, grundsätzlich niemals auf die subjektiven Phänomene, insbesondere nicht auf die des freien Willens, angewandt werden. Man kann diese Unanwendbarkeit der physischen Modelle auf Psychisches auch in dem Grundsatz festhalten, daß sich Willensfreiheit und Determinismus – auch der seelischen Prozesse – nirgendwo wechselseitig ausschließen, sich freilich das Gegenteil dieses Satzes niemals modellmäßig begründen, aber auch nicht widerlegen läßt.

Der Physiologe kann freilich aus seiner Kenntnis der „Innigkeit“ des psychophysischen Zusammenhangs folgendes Modell entwickeln: Er kann die „Innigkeit“, die nur ein oberflächlich beschreibender Begriff ist, dahin interpretieren, daß es keinen seelischen Vorgang gibt, dem nicht etwas „Physisches“ entspricht. Entsprechung bedeutet in diesem Modell nichts anderes als „conditio sine qua non“. Die Entsprechung sieht in der physiologischen Theorie so aus, daß alle geistigen Prozesse

- gebunden sind an einen Stoffwechsel, zum Beispiel die Atmung (die Sauerstoff-Versorgung) des Gehirns;

- einhergehen mit elektrischen Prozessen in spezifischen Arealen des Gehirns;
- störbar sind durch Änderungen, insbesondere Zerstörungen der Struktur des Gehirns, die morphologisch definierbar sind;
- störbar sind durch chemische Agentien (Narkotika, Psychopharmaka, Rauschmittel);
- abhängig sind in voraussagbarer Weise von genetischen Eigenschaften des Menschen, wenn auch immer nur in Form von Wahrscheinlichkeitsprognosen, eine Einschränkung, die (wie wir unten ableiten werden) sich leicht modellmäßig begründen läßt.

Die Unanwendbarkeit des Modells der Unschärfe auf die Willensfreiheit geht noch deutlicher aus den sozialen Konsequenzen einer solchen Anwendung hervor, die wir soeben schon vorweggenommen haben. Wenn der menschliche Wille in Analogie zu quantenhaften Prozessen „zufällig" und „akausal" wäre, würde keine Voraussagbarkeit von Willensäußerungen existieren. Der zwischenmenschliche Umgang setzt aber die Einsehbarkeit und Begründbarkeit fremden Handelns in weitem Umfang voraus, und man verläßt sich auch darauf, daß das handelnde Individuum sein Handeln vor sich selber begründet. Akausale Akte der Zufälligkeit wären im sozialen Jargon „Willkür", die, wo sie auftritt, von der Gesellschaft bekämpft wird. Nun könnte man gerade angesichts dieser elementaren sozialen Tatsache das physikalische Modell der Unschärfe doch wieder vorbringen und behaupten, der „freie" und also auch unberechenbare Wille sei nur insoweit frei, als er nicht durch soziale Gesetze gebunden sei. Das würde also heißen, daß der Mensch nur unter dem Zwang (der Unfreiheit) der gesellschaftlichen Gesetze vernünftig handele, was übrigens durchaus eine Teilwahrheit wäre. Das Handeln des Menschen müßte aber, wenn das Modell der Unschärfe überhaupt sinnvoll angewandt werden soll, dann doch irgendwo „unberechenbar" frei sein, wobei die „Berechenbarkeit" als Vorhersehbarkeit erschiene. Eben diese Phänomenologie findet sich aber weder in der Selbsterfahrung noch in der Erfahrung mit anderen Menschen.

Es ist auch nicht einsehbar, wieso ein nach der quantenhaften Unbestimmbarkeit agierender Wille „verantwortbarer" handeln, also sich auch moralisch oder gar juristisch in die Verantwortung nehmen lassen sollte. Ein akausaler Prozeß kann doch weit weniger zur Verantwortung gezogen werden als eine Willensentscheidung, welche durch rationale, durch und durch kausal argumentierende Vernünftigkeit zustandekommt.

Die moralische und juristische Konsequenz des Modells einer (naturwissenschaftlich) determinierten Willensentscheidung, welche in der rationalen Durchdenkung allein frei entscheiden kann, ist dann freilich überraschend. Sie besteht darin, daß verantwortliches Handeln die Fähigkeit zur Durchdenkung von Alternativen und Konsequenzen voraussetzt, also ein Mindestmaß an Bildung erfordert. Diese muß von der Gesellschaft ihren Individuen vermittelt werden. Wo solche Bildung nicht vorliegt, folgt das Individuum den Antrieben seiner Emotionalität, die es mit den Mitteln der menschlichen Intelligenz durchzusetzen versucht. Gegen diese im wesentlichen trieborientierte, also determinierte *und* unfrei zu nennende Handlungsbereitschaft kann die Gesellschaft nur mit den Mitteln des gesetzlichen Zwanges vorgehen, also mit freiheitsbegrenzenden Normen, Regeln, Verboten, Geboten und der sich in der Gesellschaft herausbildenden „Ethik", welche das nicht in Gesetzesnormen niedergelegte Soll-Verhalten erzwingt (SCHAEFER 1986). Verantwortung in Freiheit kann in einem solchen Modell also nur mit den Mitteln der Erziehung ermöglicht werden.

Nun ist gerade von prominenter physiologischer Seite eine (scheinbar physiologisch begründete) Theorie der Willensfreiheit vorgelegt worden, die ein Modell repräsentiert, das wir kurz darstellen wollen (POPPER und ECCLES 1977). Die These des Physiologen und Nobelpreisträgers lautet so, daß das „Selbst" in allen Handlungsvollzügen und Denkakten die Priorität über alle Prozesse, die subjektiv und objektiv im Gehirn ablaufen, behält. Diese These ist in sehr klarer Form von Frau TSOUYOPOULOS (1980) analysiert worden. Wir können dieser These natürlich voll zustimmen, denn wir „selbst" erfahren von den determinierenden Prozessen in unserem Gehirn natürlich nur die in unserer Selbsterfahrung ablaufenden Gedankenreihen, die unser „Selbst" nicht nur als den immer bestimmenden Teil unseres Denkens und Handelns ausweisen, sondern auch als diejenige „interne" Instanz, welche den Ton angibt. Da aber die psychophysische Barriere, mit der wir uns später eingehend auseinandersetzen wollen, grundsätzlich nichts über Mechanismen aussagt, mit denen entweder unser „Selbst" auf materielle Prozesse unseres Gehirns einwirkt oder umgekehrt elektrophysiologische Prozesse die subjektiven Erlebnisse auslösen, kann und wird auch von ECCLES nichts anderes ausgesagt, als daß es eine psychophysische Korrespondenz gibt, die man bis vor kurzem ‚psychophysischen Parallelismus' nannte.[2]

Das Modell von ECCLES ist dann sozusagen die Hälfte (also eine „häretische" Hälfte) unseres Modells: es beschreibt alle Prozesse so, wie sie das Selbstbewußtsein erlebt – und also auch als frei. Es ist übrigens typisch für dieses häretische Modell, daß die Faktoren psychophysischer Zwänge durch Emotionen, Krankheit

[2] Der Begriff des „psychophysischen Parallelismus" ist, wie schon die Wortwahl verrät, ebenfalls ein Modell der „Beziehung zwischen Körper und Geist", wie es H. BERGSON (1919) ausdrückte. Das Modell besagt, daß es die beiden Bereiche, Gehirn und Seele, als jeweils getrennt erfahrbare Bereiche gibt, in denen „parallele" Prozesse ablaufen, die, wie es dem geometrischen Begriff der Parallele entspricht, sich nirgendwo überschneiden, also im Grunde nicht modellierbar sind. Der Begriff ist ein Modell der prinzipiellen Nicht-Modellierbarkeit. Die Probleme dieses Parallelismus sind am gründlichsten in neuester Zeit von H. SCHMITZ behandelt worden (SCHMITZ 1964/80, Bd. III/2, 6ff, 83ff, Bd. III/5, S. 2). Diesem Autor entnehmen wir die Angabe, daß offenbar schon A. GEULINCX (1624–1669) den Begriff des psychophysischen Parallelismus geprägt hat (III/5, S. 2). Die Problematik ist in einer heute noch gültigen From auch bei WUNDT (1911, Bd. III, S. 745ff) dargestellt.

oder Drogen nicht mit einer Silbe erwähnt werden. Hätte ECCLES auf sie geachtet, wäre die häretische (einseitige) Natur seines Modells sofort zutage getreten.

## 3.6 Mythische Modelle oder Naturwissenschaft als Grundlegung einer Anti-Naturwissenschaft

Die philosophischen und in nicht geringem Ausmaß auch die medizinischen Denkformen der Gegenwart sind dadurch gekennzeichnet, daß selbst in die Monographien der Philosophie eine nicht mehr rational vorgehende Argumentation einbricht, welche die als erstarrt empfundenen Denkformen der neuzeitlichen Philosophie, die als Kartesianismus empfunden werden, auflockert, ein anti-dezisionistisches Denken propagiert, welches die Logik des Descartes überwinden will. Dieser Anti-Dezisionismus ist schon in den Konzepten der modernen Physik von HEISENBERG vorbereitet, wird von C. F. VON WEIZSÄCKER weiter ausgebaut, und hat zu stark mystisch angehauchten Konzepten geführt, die von CAPRA als Wortführer vertreten werden.

Diesem neuen Denkstil geht eine Entwicklung gesellschaftlicher Umformung parallel, die man in USA „New Age“ genannt hat, von den Beatnicks und Hippies ausgeht (MYRELL u. a.) und in den Bewegungen der Anti-Wissenschaft ihre schärfste logische Formulierung fand. In der Medizin sind mystisch infizierte theoretische Gedankengebäude immer schon üblich gewesen, wie ein Blick auf die Gedankensysteme der Medizin in ihrer der naturwissenschaftlichen Schulmedizin vorausgehenden Zeit beweisen.

Es ist kennzeichnend für die Formen dieser geistigen Dispute, daß sie von Konfrontationen auszugehen pflegen, die in Lehrgebäuden, welche andere (insbesondere ältere) Ansichten vertreten, defekte Systeme sehen, die mit logischen oder existentiell belangvollen Fehlern arbeiten und die daher abzulehnen und durch ein „neues Denken“ zu überwinden sind. Speziell bei der Homöopathie und ihrer anthroposophischen Sonderform ist ein solches „neues“ Denken üblich, das sich um so mehr im Recht wähnt, als die grundsätzlichen Fehler in Theorie und Praxis der Medizin offenzuliegen scheinen und von ihrem Starkritiker IVAN ILLICH schonungslos angeprangert wurden. Gleichsam im Schlepptau der Medizinkritik ILLICHs nimmt sich dann das New Age der Medizin modern und krisenüberwindend aus. Eine solche konfrontierende Dialektik zielt auf eine Dogmatik ab, die das bisher Gültige als falsch zu entlarven sucht. Die naturwissenschaftliche Medizin hat diesen Modernisten gegenüber u. a. auch deshalb einen schweren Stand, weil sie es versäumt hat, eine Analyse der gegnerischen Denksysteme vorzunehmen, mit der die logische Struktur dieser alternativen Medizintheorien untersucht und geklärt wird. Eine solche Untersuchung scheint dadurch besonders einfach zu sein, daß man modelltheoretische Überlegungen anstellt, in denen die Prämissen und Grundzüge dieser Theorien in Modellform dargestellt werden. Eine solche Betrachtungsweise führt von einem Denken in Feindbildern fort und ermöglicht eine Beurteilung, die sich gleichsam über die streitenden Parteien erhebt und dabei freilich auch die Schulmedizin als einen Sonderfall des Modelldenkens in der Medizin betrachtet.

Dieser Gedanke einer möglichen logischen Vergleichbarkeit von scheinbar sehr verschiedenen Denk-Systemen ist nicht neu. KURT HÜBNER zitiert (S. 64) CASSIRER, der gemeint hat, auch einer mystischen Kultur liege ein geschlossenes Anschauungs- und Begriffssystem zugrunde, und HÜBNER bemüht sich, solche Systematik als die „Wahrheit" des Mythos zu erfassen. Wir wollen vorsichtiger sein und nur den Versuch unternehmen, die der Schulmedizin scheinbar sehr fern liegenden Denk-Ansätze auf die dem menschlichen Denkvermögen eigentümlichen Mechanismen zurückzuführen. Es übersteigt hier unsere Möglichkeiten, eine Rückführung der Ideen des New Age und der neuen Mystik auf die ihnen zugrundeliegenden Modelle hin zu versuchen. Vom Standort einer heutigen Medizin-Diskussion drängt sich freilich ein Gedanke auf, der eine Verbindung zwischen Problemen dieser „physikalischen Mystik" und den Problemen der „Alternativen Medizin" herstellen könnte. In den Theoremen der „physikalischen Mystik" findet sich in einer erstaunlichen Übereinstimmung die Meinung, daß sich „Geistiges" bereits in der unbelebten Materie vorfinde. Wenn zum Beispiel der Träger des alternativen Nobelpreises, der Physiker H.-P. DÜRR, davon spricht, daß die Naturwissenschaft bescheidener urteilen und anerkennen sollte, daß sie nicht imstande sei, die „Wirklichkeit" mit den ihr zur Verfügung stehenden Mitteln abzubilden, so wiederholt er die alten PLATONschen Gedanken und die Lehre des „Dings an sich" von KANT. Er spricht darüber hinaus nur das aus, was jeder Sinnesphysiologe weiß. Wir können nichts in der Außenwelt „erkennen", wenn „Erkennen" als „Abbilden" in irgendeiner Form der Ähnlichkeit verstanden wird. Die „Objekte", die wir zu erkennen glauben, sind ganz und gar das Ergebnis einer im Bewußtsein vonstatten gehenden Decodierung oder Umformung, wobei rhythmische Aktionspotentiale, die in Sinnesnerven zum Gehirn laufen, in das „Bild" von der Außenwelt umgesetzt werden, das in unserem Bewußtsein entsteht (vgl. Kap. 1.3). Daß dieses Bild mit den „Objekten", die es primär hervorbringen, nur eine sehr oberflächliche formale Ähnlichkeit haben kann, ist eine banale Selbstverständlichkeit. Doch wird in der Phantasie der Physiker ein anderer Gedanke gebildet, der nur als ein Modell des Zusammenhangs von Geist und Materie begriffen werden kann, daß nämlich das „Geistige", das diesen Prozeß der Weltbildformung hervorbringt, bereits in der Natur des Atoms vorgebildet sein muß. Dieses Modell wird zum Beispiel bei CAPRA dann so begründet, daß durch die grundsätzliche Unerkennbarkeit der Natur, welche durch die Unschärfe-Relation HEISENBERGS begründet wird, die Erkennbarkeit der Welt ein „geistiger" Akt ist, der dann die Annahme als selbstverständlich erscheinen läßt, daß dieses Geistige sich ja zuvor im Kopfe des Menschen abgespielt haben muß, also anderen Ideen des menschlichen Geistes nicht widersprechen kann. Der Mystiker, der die Einheit von Natur und Geist formulierte, ist dem Physiker von heute also nicht mehr fremd.

Das Modell, das hinter dieser Definition des Geistigen steht, ist ein sehr universell anwendbares. Es geht von der Einheit von Geist und Materie aus, ist also „monistisch“ im Sinne der Naturphilosophie des vorigen Jahrhunderts. Dieses Modell ist aber von einer Struktur, welche eine sonst weder erklärbare noch verständliche Problematik durch eine Festsetzung einfach wegdiskutiert, nämlich die Problematik, daß es Leben neben Leblosem und Bewußtsein neben Bewußtseinslosem gibt. Das Modell läßt uns dann völlig ratlos in der Beherrschung der Konsequenzen. Weder sagt es etwas über den Wesensunterschied im Bewußtsein von Mensch und Tier noch erklärt es die Phänomenologie des Bewußtseins selbst, mit der wir uns später – im Zusammenhang mit der psychosomatischen Medizin – genauer auseinandersetzen wollen. Geist ist nach einer schwer wegzudiskutierenden Evidenz an die Anwesenheit komplizierter Netze und Nervenzellen und der sie verbindenden Nervenfasern geknüpft. Diesen oder ihren Verbindungsstellen, den sogenannten ‚Synapsen‘, den Geist als eingeborenen Teil ihrer materiellen Struktur zuzuschreiben, ist eine unerlaubte Erweiterung des Modells von der Natur quantenhafter Prozesse. Im Lichte einer Modelltheorie von physiologisch annehmbarer Struktur erscheint diese moderne physikalische Mystik als eine Dichtung über die Natur, die ohne Kenntnis der Physiologie von Leuten verfaßt wurde, die sich in Lieblingsideen verrannt haben.

Nun kann man dieser physiologischen Modellierung entgegenhalten, sie sei selber ein Modell, das aus einem Bereich stamme, der seine Anwendung auf die Modellierung der Natur-Wirklichkeit nicht zulasse. Dieser Einwand ist nicht falsifizierbar, denn er geht von einer methodischen Grundsituation aus, die nicht beweisbar und nicht einmal modellierbar ist. Wir wissen schon nichts über den Geist in anderen Lebewesen, ausgenommen das, was wir im Analogverfahren nach unserer Selbsterfahrung in diesen Lebewesen voraussetzen. Geistiges ist methodisch *nur* im Selbstbewußtsein erfahrbar. Geistiges in der nichtmenschlichen Natur vorauszusetzen, ist also ein total spekulativer Akt, zumal Geistiges *sicher nicht* nach Art von Quantensprüngen akausaler Art entsteht. Daß Geistiges nicht von der Physik her analysierbar ist, ist banal. Nicht einmal die Physiologie des Zentralnervensystems kann das leisten. Daß es also nichtphysikalische Erfahrungen geben muß, mit denen allein man sich Geistigem nähern könnte, ist ebenfalls banal. Die Entgleisungen der Naturphilosophie von HAECKEL oder Wilhelm OSTWALD sind obsolet.

Wird also die Kritik formuliert, der Physiologe wisse nichts über das geistige Prinzip in der Materie, so kann der Physiologe dem nur zustimmen und hinzufügen, daß der Physiker, wenn dieses möglich wäre, noch weniger davon wüßte.

# 4 Modelle der zellulären Pathogenese

Seit VIRCHOWS Cellularpathologie wissen wir, daß alle Lebens- und Krankheitsvorgänge, die sich am Leibe ereignen, durch die Tätigkeit der Zellen bedingt sind. Die heutige Medizin entwickelt sich mehr denn je zu einer Physiologie und Pathophysiologie der Zelle. Die Modelle, welche zur Verständlichmachung dieser zellulären Prozesse erdacht worden sind, müssen also eine enorme Bedeutung für die Medizin haben.

Es könnte bei oberflächlicher Betrachtung scheinen, als seien die Prozesse in der Zelle einer Modellierung nicht bedürftig, wenn wir unsere oben (Kap. 2.4) aufgestellte Behauptung ernst nehmen, daß sich Modelle immer auf Systeme beziehen. Die Zellphysiologie der letzten Jahre hat freilich den systemtheoretischen Charakter der zellulären Vorgänge bestätigt: Die Zelle ist aus Teilen aufgebaut, die zueinander ein ähnliches Verhältnis haben wie die Zelle zu den Organen des Körpers und diese zum Gesamtorganismus. Man spricht ja auch von den Organellen der Zelle. Die größte Überraschung, die in den letzten Jahrzehnten in dieser systemtheoretischen Entwicklung auftrat, war die enge formale Ähnlichkeit der Interaktionen zwischen den Organellen der Zelle einerseits, den Organen des Gesamtorganismus andererseits, die sich, wie wir sehen werden, dann auch in den Interaktionen menschlicher Individuen in der Gesellschaft wiederfindet.

Schon die Nomenklatur der Zellphysiologie, welche sich in den letzten 4 Jahrzehnten entwickelt hat, zeigt die große formale Ähnlichkeit zwischen den bislang als völlig disparat betrachteten Ebenen von Individuum, Organen und Zellen. Wir sprechen von Struktur, Organisation und Funktion der Zellen zwar schon seit geraumer Zeit. Daß aber die Zelle ein Skelett hat, das nach heutiger Ansicht ebenso wichtig ist wie der amorphe Inhalt, der dieses Skelett umgibt, ist eine weitere neue Ansicht. Die Beziehungen der Zellteile zueinander werden als Organisation aufgefaßt, die mit Funktionen gekoppelt ist. Die Teile sind vernetzt, die Vorgänge rückgekoppelt, es besteht Kooperation, Steuerung, Regelung innerhalb der Welt zellulärer Apparate. Vor allem aber ist das Kooperieren nur beschreibbar mit Vorgängen, deren Bezeichnungen bislang der „höheren Nerventätigkeit" vorbehalten war, wie es PAWLOW (1932) ausdrückte: Information und Codierung bestimmen die Zelle vom Genom her, das Genom ist ein „Wörterbuch" des Organismus (ALBERTS u. a. 1989, S. 551) und der genetische Code ist eine „Sprache" (FRÖHLICH 1988). Worte werden ausgedrückt als Expression, werden übersetzt (Transkription). Signale werden ausgesandt. Es bestehen Kontroll-Instanzen, die auf Gedächtnis beruhen usf. Der Begriff der Information, der aus der Psychologie allein verständlich ist, wird analog so verwandt, daß er eine sinnvolle Bedeutung erhält.

Man wird es dem Autor verzeihen, wenn er die Probleme bevorzugt an solchen Beispielen erörtert, die seiner eigenen wissenschaftlichen Arbeit enstammen, also an Fragen der Zellmembran und der Cancerogenese. Die Modelle, die der Autor selbst entwickelt hat, haben sich zwar als fruchtbar, aber auch als der Korrektur bedürftig erwiesen, was unserer Analyse freilich nur zugute kommt. Insgesamt aber müssen wir von vornherein das Eingeständnis machen, daß eine Modelltheorie der Zelle identisch mit einer Darstellung der Zellphysiologie selber werden müßte. Eine solche Darstellung überschritte aber nicht nur den uns hier verfügbaren Raum, sondern noch mehr die Kompetenz des Autors. Die Entscheidung ist also leider unausweichlich, zelltheoretische Modelle weitgehend aus der vorliegenden Darstellung auszuklammern und sich auf wenige grundsätzliche Darlegungen zu beschränken. Wer die theoretischen Grundlagen der Zellphysiologie kennen lernen will, dem stehen viele gute Werke zur Verfügung, von denen zwei dem Autor besonders geholfen haben, die Monographien von ALBERTS u. a. (1989) und von KLEINIG u. SITTE (1986).

## 4.1 Der Wandel der Zellmodelle bezieht sich schon auf den „Stoffwechsel"

Für die klassische Physiologie und die Medizin der Jahrhundertwende war die Zelle der Ort des Stoffwechsels ebenso wie heute. Stoffwechsel fand irgendwo statt, ohne daß man genau sagen konnte, wo. Es kennzeichnet auch heute noch die Form unserer Theorien, daß bis zur Stunde der Stoffwechsel in Schemata verdeutlicht wird, bei denen die Reaktanten durch Pfeile verbunden sind. Was aber bedeuten die Pfeile? Im Grunde haben wir uns in den ersten Jahrzehnten dieses Jahrhunderts vorgestellt, daß die Zelle ein Sack ist, von einer Membran umschlossen, deren Eigenschaften uns bei der Pflanzenzelle viel deutlicher einleuchteten als bei der Tierzelle. In diesem Sack ereignete sich ein *„amorpher Stoffwechsel"*, ortlos und so beschaffen, daß bestimmte Stoffe auf geheimnisvolle Weise nur in bestimmen „Zyklen" miteinander verbunden waren oder sich ineinander verwandelten. Der berühmte *Krebs-Zyklus* des Stoffwechsels ist das berühmteste Beispiel (KREBS 1970). Er dominiert den gesamten Stoffwechsel. Die Pfeile, welche diesen Zyklus darstellen, haben keine Bedeutung als Orte, sie bestimmen nur die Reihenfolge der Reaktionen, wobei diese Reihenfolge durch eine Größe, die Reaktionskonstante, bestimmt wird, welche für jede Stufe des Zyklus so beschaffen ist, daß vorwiegend die durch den Pfeil verbundenen Moleküle eine Chance haben, miteinander zu reagieren.

Dadurch wird ein Grundmodell des Stoffwechsels möglich, das eine völlig strukturlose Flüssigkeit, das Plasma der Zelle, befähigt, spezifisch strukturierte Reaktionen zuzulassen. Das Ur-Modell dieses „Stoffwechsels" ist also das einer

Reaktionskinetik, die letztlich auf Begriffen wie Affinität, Elektronen-Austauschen usw. beruht und also dem Arsenal der Chemie entstammt, die es primär nie mit Morphologie zu tun hat.

Der grundsätzliche Wandel des Modell-Konzepts des zellulären Lebens besteht darin, daß man diese Schritte des Stoffwechsels nun an Strukturen binden kann, welche auch eine topologische und nicht nur eine reaktionskinetische Modellierung, wenigstens im Prinzip, gestatten, ohne daß diese Umformung des amorphen Stoffwechsels in eine morphologische Begrifflichkeit („Sprache") schon durchwegs gelungen wäre. Damit erhalten die Pfeile, mit denen Stoffumwandlungen in der Zelle symbolisiert werden, eine doppelte Bedeutung: sie bezeichnen die Schritte der Stoffumwandlungen, die durch die Reaktionskonstanten, also die chemischen „Eigenschaften" und Affinitäten der Stoffe, bestimmt sind, könnten aber auch „Orte" bezeichnen, an denen diese Umwandlungen stattfinden. Schon in den dreißiger Jahren sind solche Orts-Modelle der enzymatischen Stoffwechselsteuerung entworfen worden. (Die große Literatur bei DUSPIVA 1940 und MITTASCH 1938). Das Zellskelett mit seinen Eiweißfilamenten gewinnt funktionelle Bedeutung.

Diese Reaktionen verfeinern sich immer mehr, und zwar so, daß der makromolekulare Prozeß immer mehr zur Deutung der Entwicklung einer Zelle herangezogen wird, weil moderne Methoden, die nicht mehr primär chemisch sind, die Reaktion von Makromolekülen zu erfassen gestatten. Wir nennen hierzu z. B. die Polymerase-Chain-Reaction, in-situ-Hybridisierungen oder Anti-Körper-Reaktionen. (Literatur hierzu in ALBERTS u. a. 1989, S. 188f, 71f, 1019f). Man kann diese Entwicklung auch so verstehen, daß die klassische Chemie durch eine „strukturale Chemie" ersetzt wird, in der die klassische chemische Reaktion an winzigen Seitenketten („Rezeptoren") eines sehr großen chemischen Körpers stattfindet, der fast eine Zwischenstellung zwischen einer Struktur und einer lösbaren Substanz einnimmt. Die alten Theorien der Hygiene mit ihren völlig spekulativ konzipierten Rezeptoren bestätigen sich so auf einer experimentell weitaus gesicherteren Ebene.

Es ist vielleicht für den nicht speziell informierten Leser von Interesse, daß eine Methode der Molekularbiologie bei der Aufklärung dieser Prozesse eine besondere Rolle spielte: die Möglichkeit, Moleküle zu markieren, in erster Linie durch Einführung eines radioaktiven Isotops in das Molekül, dessen Stoffwechsel analysiert werden soll. Neuerdings kann auch die Anlagerung fluoreszierender Stoffe, z. B. bei Messungen der Calcium-Ströme, angewandt werden. Es sind sowohl Bilanz-Modelle als auch Strukturmodelle mit diesen Methoden im Wortsinn „sichtbar" gemacht worden.

Bilanzmodelle sind amorphe Modelle, bei denen das Energetische des Lebensprozesses im Vordergrund steht. Strukturmodelle haben gezeigt, was an welchen Orten der Zelle geschieht. Die Reaktionen in der Zelle verlagert man also nicht mehr in eine Suppe, in der alles mit allem reagieren könnte. Die Strukturierung der Zelle bringt nicht nur ein Modell in die Theorie des Stoffwechsels, das die Vielfalt der

Reaktionen wenigstens im Prinzip sichtbar erscheinen läßt. Dieses Modell gestattet es, den Stoffwechsel an Strukturen (z. B. Ribosomen) zu binden, welche selber durch den Gen-Apparat der Zelle „kodiert" sind und daher die Abhängigkeit aller Schritte des Stoffwechsels von dieser Grundstruktur alles Lebendigen, der Struktur der Gene, verständlich macht. Es ist eine „Morphologie" des Stoffwechsels entstanden, als Zeugnis für die erkenntnistheoretische Forderung, daß letztlich nur das in der Struktur Faßbare auch „verständlich" ist.

Auch mit dem Modell eines „strukturierten Stoffwechsels", für dessen Orte und Sequenzen (d. h. Folgen von Reaktionsschritten), bleibt eine doppelte Fragestellung ungelöst, zu deren Lösung also Modelle ersonnen werden müßten. Die erste Doppelfrage fragt nach dem Grunde der *Entstehung* dieses so hochkomplizierten Systems. Die zweite Doppelfrage fragt nach dem Grunde von *Abweichungen* dieses Systems, denen pathogenetische Potenz zugeschrieben werden muß. So eng verbunden beide Fragen auch scheinen, denn beide fragen nach der Evolution des Systems oder seiner Abweichungen, so völlig verschieden stellt sich uns jeder Versuch der Beantwortung dar. Die Evolution des Stoffwechsels in seiner normalen Form greift in allen uns derzeit verfügbaren Modellvorstellungen auf das Prinzip des Vorteils, der besseren Chance, zurück, welche von evolutiven Schritten für das Individuum erreicht werden, gleich ob das Individuum einzellig oder vielzellig ist. Vorteile aber entstehen nach derzeitiger Meinung aus dem Wechselspiel von Zufall und Selektion, im Prinzip also nach den Vorstellungen der DARWINschen Theorien der Entstehung der Arten. (Vgl. z. B. EIGEN, 1972, S. 203). Wir werden beim Modell der Teleologie auf diesen Gedanken zurückkommen. Der Mechanismus der Entstehung des Zweckmäßigen ist, unabhängig von der Zufälligkeit der Mutation, durch die Struktur der belebten Materie deutlicher geworden, und zwar durch eine chemische (also modellierbare) Interpretation des Wesens der „Information" einerseits, der „Selbstorganisation" andererseits. Durch die beiden Mechanismen wird verständlich, wie sich der Stoffwechsel gezielt auf die Herstellung komplizierter Materie richtet und diese sich selber erhält und fortpflanzt. (Hierzu EIGEN 1971; KÜPPERS 1986). Die hier entwickelten Modelle gehören mit zum Faszinierendsten, was die moderne Naturforschung hervorgebracht hat. Sie versöhnen die hohe Komplexität und ihre Zweckmäßigkeit wenigstens zu einem Teil mit den Schwierigkeiten der „Zufallstheorie" der Mutation, welche bei der Entstehung einer extrem hohen Zahl von einander angepaßten biochemischen Prozessen, welche nur durch Zufall und Selektion hervorgebracht werden sollen, Zeiträume benötigen, die in der Geschichte der Evolution vielleicht nicht zur Verfügung stehen. Freilich geben sie nicht auf alle Fragwürdigkeiten der Evolution eine Antwort (KAHLE 1980; LOCKER 1983). Für die Medizin ist diese molekulare Evolutionstheorie trotz ihrer hohen wissenschaftlichen Bedeutung nicht von primärem Interesse.

Anders steht es mit der zweiten Doppelfrage: Woher entstehen pathologische Abweichungen der zellulären Struktur und Funktion? Diese Abweichungen sind keineswegs zweckmäßig, und die DARWINsche Theorie versagt zu ihrer Erklärung ebenso wie alle anderen molekularen Theorien. Was die Molekularbiologie leistet, besteht in der Erklärung des Zustandekommens der Abweichung durch einen vorgeschalteten Prozeß, z. B. eine Verschiebung von Gleichgewichten im Blut oder Zellplasma, wie es etwa die Theorie der Arteriosklerose aus einem erhöhten Cholesterin-Spiegel des Plasmas tut. Aber alle diese molekularbiologischen Erklärungen sind nur ein letzter oder vorletzter Schritt in der Aufklärung der Entstehung des pathologischen *Endzustands*, lassen uns aber unbelehrt bezüglich der Entstehung dieser Schritte selbst. Deren Entstehung verlangt vielmehr zu ihrem Verständnis einen Kausalregreß, der in einer oder mehreren nicht weiter hinterfragbaren Ursachen endet.

Bevor wir diese Probleme behandeln, wollen wir die Modelltheorie der Zellstrukturen näher erörtern. Wir können, schon aus mangelnder Kompetenz, hier auch nicht annähernd vollständig sein. Unsere Erörterung hat vielmehr paradigmatischen Charakter und zielt letztlich immer auf die Modellierung pathogener Prozesse.

## 4.2 Membranmodelle

Daß Struktur und Funktion zusammenhängen ist alte Lehre der Physiologie. Für die Funktion der Zelle sind es in besonderem Ausmaß zwei Strukturformen gewesen, welche ihre Funktion erklären: die Zellmembran und der Zellkern mit seinen Chromosomen. Wir wollen die Modelle, welche sich mit dem Zellkern befassen, hier aussparen. CREMER (1985) hat diese Aufgabe im Verbund der Heidelberger Theoretischen Pathologie übernommen und glänzend gelöst. Es ist heute jedermann bekannt, daß die Funktion des Zellkerns auf der Struktur der Chromosomen beruht, wobei die Vererbung von einer *Ortstheorie* der Gene erklärt wird, die molekularen Vorgänge der Reduplikation von den Matritzen-Eigenschaften der Molekülketten, die von der Ribonukleinsäure gebildet werden und ihre strukturelle Interpretation in der Doppelhelix fanden, die CRICK und WATSON analysiert haben (CRICK 1965; WATSON 1963; WATSON u. CRICK 1953). Diese geniale Entdeckung zeigt im Rahmen unseres Themas zweierlei: Naturprozesse sind verständlich, sobald ihre Modelle auf den Mechanismus von *Strukturen* zurückgeführt sind. Modelle sind dann erst vollständig, wenn in ihnen die chemischen Reaktionen im Detail aufgeklärt sind. Diese genetische Theorie erklärt gleichsam aus einem Ansatz heraus die Mechanismen der Erhaltung von Strukturen (stationären Systemen) durch den (instabilen, also keineswegs stationären) Stoffwechsel und die Vererbungsmechanismen von Eigenschaften nebst der Abhängigkeit auch des Stoffwechsels von Strukturen (nämlich Genen, welche ihn codieren). Die Entdeckung der Doppelhelix und derjenigen Prozesse, die vom genetischen Apparat determiniert (codiert) werden, ist vermutlich die bedeutendste Entdeckung in der Biologie dieses Jahrhunderts. Sie gipfelt in der Konstruierbarkeit von Modellen, welche den höchsten Rang haben, den ein Modell (außer „gemachten“ Modellen) im Erklärungspotential besitzen kann, in beobachteten Modellen, bei erstaunlich vollständigen Beobachtungsdaten. In der Gentechnik sind diese Modelle dabei, sogar in den Rang gemachter Modelle aufzusteigen. Dies alles ist fraglos nur deshalb möglich, weil sich alle diese Vorgänge noch im Bereich des Sichtbaren (wenn auch nur mikroskopisch Sichtbaren) abspielen. Es gibt wenige Modelle in der Biologie von zugleich so fundamentaler und endgültiger Form.

*Ein* Modell macht freilich eine Ausnahme: das Modell der Membran. Zellkern und Membran galten durch Jahrhunderte als die beiden Grundstrukturen der Zelle. Daß die Membran besonders hohe Bedeutung hat, ergibt sich aus ihrer Abgrenzungsfunktion. Sie bestimmt die Bilanzen des Stoff- und Energiewechsels zwischen Zelle und Außenwelt, des Stoffwechsels vollständig, des Energiewechsels freilich nur in beschränktem Umfang. Den beiden Fundamentalfunktionen der Codierung von Eigenschaften (Vererbung, Determinierung des Stoffwechsels) und der Begrenzung der biologischen Einheit „Zelle" steht nichts Gleichwertiges an Funktionen der anderen zellulären Strukturen zur Seite. Das ist wohl der wichtigste Grund dafür, daß Kern- und Membranfunktionen die Modelltheoretiker der Zelle in so bevorzugter Weise beschäftigt haben.

Die Entwicklung der Membran-Modelle ist von hohem theoretischen Reiz, eben weil auch hier in steigendem Maß die Konstruktion vollständiger und in mancher Hinsicht endgültiger Modelle gelungen ist. Dieser Entwicklungsvorgang wird erst dann verständlich, wenn man bedenkt, daß die Membranphysiologie zunächst (und in gewissem Umfang bis zur Stunde) von der Erklärung der Erregungsphänomene beherrscht wurde. Das hat einen einfachen methodischen Grund. Erregungsvorgänge ließen sich schon sehr früh mit elektrischen Meßmethoden exakt erfassen. Die Entdeckung von sog. Ruhepotentialen (auch „Verletzungspotentiale" genannt) ging der Entdeckung der Aktionspotentiale stets parallel. „Erregung" ist fraglos ein Grundphänomen des Lebens. Daß es möglich war, den Vorgang der Erregung als eine reversible Änderung der Eigenschaften (vor allem der Permeabilitäten) von Membranen zu beschreiben, war ein großer Schritt in Richtung der Modellierung der Lebensprozesse.

Dieser Schritt begann mit GALVANIS Entdeckung dessen, was man bald schon „Galvanismus" nennt, (GALVANI 1791). Diese Entdeckung beinhaltete zweierlei: daß elektrische Kräfte Erregungen auslösen und daß Erregungen elektrische Kräfte erzeugen. Selbst wenn GALVANI diese Doppelnatur seiner Entdeckungen nicht deutlich war, lagen diese Verhältnisse doch der Entwicklung der Elektrophysiologie in den folgenden Jahrzehnten zugrunde. Dieser erste Schritt war ein echter „Paradigmawechsel", von Johannes MÜLLER (1837 II.553) im Bewußtsein der Bedeutung dieser Vorstellung beschrieben. Das „wirksame Princip" der Nerven (wie MÜLLER schreibt) waren bisher „Nervengeister". An deren Stelle tritt die Elektrizität (d. h. der Galvanismus). Die Theorie lautete aber erst zu Beginn dieses Jahrhunderts so, daß die erregbare Zelle eine Membran besitzt, mikroskopisch zunächst noch schwer erkennbar, aber funktionell dahin deutbar, daß diese Membran für verschiedene Ionen verschieden durchlässig („semipermeabel") ist, dadurch Konzentrationsdifferenzen zwischen dem Innern der Zellen und ihrer Umgebung erzeugt, die ein „Membranpotential" von rund 100 mV bedingen; daß dieses Potential erniedrigt werden muß (um eine „wahre Schwelle"; SCHAEFER 1940, S. 11), um einen reversiblen Prozeß auszulösen, den Erregungsvorgang, der sich dann längs einer Muskel- oder Nervenfaser ausbreitet, als „Erregungswelle". Das erste Modell (ein „gemachtes" Modell und zugleich ein „Analogmodell") zu diesem Prozeß war LILLIES Eisendraht (LILLIE 1914), den wir schon vorstellten (Kap. 2.4.1). Die enorme Präzisierung des Erregungsmodells, die inzwischen erreicht wurde, verdanken wir aber erst der Entwicklung der Mikroelektrode, mit der es möglich ist, in eine Zelle einzustechen und das Membranpotential vom Zell-Innern aus abzuleiten, und die es, mit der „patch-clamp"-Methode, nun sogar gestattet, einzelne Teile der Membran abzutasten und deren Funktion zu prüfen (SCHANNE u. a. 1978).

Der Schritt von „erregbaren" Zellen zur Zelle allgemein ist relativ spät vollzogen worden. Erste Versuche, Membranpotentiale von Tumor- und Fibroblasten-Zellen abzuleiten, habe ich selbst schon früh gemacht (SCHAEFER u. a. 1956) mit dem Ergebnis, daß auch diese nicht-erregbaren Zellen ähnliche (etwas kleinere) Membranpotentiale haben wie die erregbaren. Damit wird die klassische Elektrophysiologie auf alle Gewebe anwendbar. Es ist sogar möglich geworden, beliebige Zellen, die sich zufällig berühren, durch Einbringen einer hohen Spannung von etwa 1 Volt, bei einer dem Membranpotential entgegengesetzten Polung, dadurch zur Fusion zu bringen, daß die Membran ein elektrisches Loch bekommt („Electroporation"; NEUMANN u. a. 1972). Die Funktion aller Membranen ist also elektrisch gesteuert, vermutlich auch durch einen Rückkopplungs-Prozeß. Die Moleküle der Membran richten sich im elektrischen Feld aus. Wird das Membranpotential um einen kritischen Betrag gesenkt, so geht diese Orientierung teilweise verloren und mit diesem Verlust sinkt dann das Membranpotential weiter ab, bis ein neues Gleichgewicht erreicht ist, das eine Umkehr des Membranpotentials aufweist (Lit. bei SCHAEFER 1957).

Die elektrische Modellierung der Membranfunktion ist zu einem staunenswerten Grad an Präzision entwickelt worden. Diese Entwicklung gibt zugleich einen besonders instruktiven Einblick in das Wesen und die Fruchtbarkeit von Modellen. Nach 1900 wurde die Theorie der Membranpotentiale als Theorie einer einseitig behinderten Diffusion entwickelt (BERNSTEIN 1912). Die Frage lautete also zunächst, wie diese Diffusionshemmung zustandekomme. Zwei grundsätzlich verschiedene Modelle entstanden. Die eine Auffassung glaubte (BEUTNER 1920), die Membran sei einer Ölschicht analog, und die Diffusion sei dadurch einseitig beeinflußt, daß verschiedene Ionen in Öl verschiedene Löslichkeit zeigen, die Löslichkeit aber den Durchtritt der Ionen durch die Membran beherrsche. Die zweite Theorie nahm an, die Membran habe Poren, und deren Weite bestimme die Diffusion, was dadurch plausibel schien, daß Natrium-Ionen mit ihrer Wasserhülle tatsächlich dicker, also in der Diffusion behinderter sind als Kalium-Ionen. Es gab dann Modifikationen dieser beiden Modelle, die heute nicht mehr interessant sind (Lit. bei SCHAEFER 1940).

Das Porenmodell hat sich deshalb durchgesetzt, weil die Poren sichtbar und durch haftende Mikroelektroden direkt ausmeßbar gemacht wurden. Die Eigenschaften der Poren (wir sprechen heute von „Kanälen") sind im Detail beschreibbar. Es ist freilich noch nicht klar, welche molekularen Strukturen es genau sind, die ihre Eigenschaften (Selektivität, Leitfähigkeit für Ströme) bestimmen.

Daß es aber große Moleküle sind, die u. a. aus Proteinen bestehen, ist sicher. Die Porentheorie, die 1925 ein erdachtes Modell war, ist also in den Rang eines beobachteten Modells aufgestiegen. Übrigens gab es 1925 ein von MICHAELIS erfundenes, gemachtes Modell der Membran: Es wurden dünne Folien von Kollodium hergestellt, welche sich in der Herstellung von Membran-Potentialen als brauchbar erwiesen (Lit. bei SCHAEFER, S. 462). Im Detail versagen diese gemachten Modelle freilich, denn die echten Membrankanäle sind nicht nur spezifisch, sie werden in ihren Eigenschaften offenbar durch Gene determiniert (codiert). Es zeigt sich also eine Kopplung der Funktionen von Membran und Zellkern, welche dem „System Zelle" völlig neue Aspekte gibt, deren praktische Konsequenzen an einem Forschungsprojekt dargestellt werden sollen, das unsere eigenen Forschungen betrifft. Diese neuen Tatsachen belegen eindringlich den „Systemcharakter" der Zelle, der ihre Modellierbarkeit so wichtig macht.

## 4.3 Membran und Zellkern, an einem Beispiel erläutert

Dieser „Systemcharakter", welcher der häufigste Anlaß zur Modellbildung ist, wird also auch bei der einzelnen Zelle deutlich. Sie erscheint uns immer mehr als ein Kosmos im kleinen, in dem Beziehungen zwischen all ihren Teilen bestehen. Diese kosmologische Natur sei an einem Beispiel erläutert, das in den letzten zwei Jahren im Zentrum unserer eigenen Überlegungen stand.

Es handelt sich um die Frage, ob schwache Magnetfelder Krebs machen. Diese Frage, welche den meisten Naturforschern von vornherein nur mit einem „Nein" beantwortbar erscheint, hat sich aus folgendem Grund zu einem der meist diskutierten ökologischen Probleme entwickelt. In der Tat hatte vor 1979 sich kein Techniker die Frage vorgelegt, ob elektrische Anlagen, die entweder hohe Spannungen oder hohe Stromstärken aufweisen und also auch hohe elektrische und magnetische Felder produzieren, biologisch abträgliche Wirkungen entfalten könnten. Die Frage entstand wohl deshalb nicht, weil nirgends in der Technik eine Erfahrung („*Primärerfahrung*") mit solchen Feldern gemacht worden war und zudem kein einziges Modell existierte, mit welchem solche Gefahren hätten einsehbar werden können. Doch stellte sich eine Psychologin in den USA, Nancy WERTHEIMER, trotzdem die Frage nach der Unschädlichkeit solcher Felder, und zwar der magnetischen Felder, weil die Unschädlichkeit elektrischer Felder selbst mit hohen Feldstärken (bis 20 Kilovolt pro Meter) inzwischen erwiesen schien (Lit. hierzu bei SCHAEFER 1983). Sie testete die Gefährlichkeit der Magnetfelder für den Menschen an einem besonders empfindlichen Objekt: an der Entstehung von Leukämie bei Kindern. Sie fand, daß leukämische Kinder in Denver (USA) eine deutlich erhöhte Wahrscheinlichkeit aufwiesen, unter „High Wiring Configurations“ zu wohnen, das heißt: in Häusern, über denen die in den USA immer noch sehr häufigen Hochspannungsleitungen in deutlich hohem Maße verzogen waren (WERTHEIMER u. a. 1979). Eine Nachprüfung durch SAVITZ u. a. (1988), mit hohem Aufwand durchgeführt, bestätigte diese Befunde.

An uns wurde die Frage gerichtet, ob ein solcher Befund „erklärbar“ sei[1]. Diese Frage bezog sich also auf die Möglichkeit eines entsprechenden Modells. Die Modelle der Cancerogenese waren bislang vorwiegend so konzipiert, daß nach Mutationen durch exogene Einflüsse gefragt wurde, die in für solche Mutationen empfindlichen Zellen – zum Beispiel in Leukozyten – entstehen müßten. Der Krebs ist das Resultat einer Mutation, welche das Wachstum einer mutierten Zelle grundsätzlich verändert. An dieser schon von K.H. BAUER (1949) vertretenen Ansicht hat sich nichts Grundsätzliches geändert, obgleich die Mutationstheorie zu BAUERs Zeiten ein rein erdachtes Modell war. Inzwischen lassen sich Mutationen an Chromosomen direkt beobachten. Wir brachten also Leukozyten in Magnetfelder und untersuchten Änderungen der Chromosomen, die in Form von Aberrationen oder Schwester-Chromatid-Austausch-Häufigkeiten leicht zu quantifizieren sind (Literatur bei VOGEL und MOTULSKI 1979). Wir gingen von der Modellvorstellung aus, daß, wenn überhaupt technische Magnetfelder Krebs machen, solche Mutationen am ehesten in relativ *starken* Feldern der Frequenz 50 Hz beobachtbar sein müßten. Wir fanden aber bei magnetischen Flußdichten von 1–15 Millitesla nichts an den Chromosomen. Wohl schienen sich die Zellen etwas rascher zu teilen.

Wenn – wie es die heutige Theorie sagt – Krebs durch Mutationen entsteht, so war eine „Initiation“ von Krebs modelltheoretisch damit unwahrscheinlich geworden.

Nun hat sich in den letzten Jahren ein neues Modell des „Systems Zelle“ entwickelt, welches in vereinfachter Form folgendes besagt: Die Zellmembran übt auch auf den Zellkern ständig Wirkungen aus, durch „Botenstoffe“ hoher Spezifität. Bei der Krebsentstehung spielen dabei vielleicht Calcium-Ionen, sicher aber die in der Zellmembran verankerte Sialin-Säure eine entscheidende Rolle (GABIUS u. a. 1988). Offenbar wirkt also auch die Membran modifizierend auf Mutationen ein, könnte also sogar die Initiation des Krebses fördern. Diesen Effekt hätten wir bei den relativ kurzen Beobachtungszeiten (1–2 Tagen) unserer Versuche vielleicht nicht finden können (Literatur bei GABIUS u. a. 1988; DERTINGER 1988; SCHIRRMACHER 1987).

[1] Das Problem wurde von der Elektroindustrie und der Berufsgenossenschaft der Feinmechanik und Elektrotechnik aufgegriffen und im Verbund mit zahlreichen Instituten unter der Leitung der Professoren K. BRINKMANN u. H. SCHAEFER erforscht. An den hier geschilderten Versuchen waren die Professoren EBERLE (Braunschweig), LISS (Berlin) und OBE (damals Berlin, jetzt Essen) beteiligt.

Nun könnte aber der Befund von WERTHEIMER und SAVITZ auch durch das erklärt werden, was man ‚Krebs-Promotion' nennt. ‚Promotion' bedeutet, daß eine krebsig entartete (mutierte) Zelle eine größere Chance erhält, sich zu teilen oder aus einem kleinen Zeitverband auszuwandern (Literatur bei SCHIRRMACHER 1989). Bei dieser ‚Promotion' müßte auch die Oberflächen-Beschaffenheit der Zellen eine Rolle spielen, insbesondere die „Glykokalyx", welche die Adhäsion der Zellen kontrolliert (SCHIRRMACHER u. a. 1982). Die reichhaltige Literatur ist bei ALBERTS u. a. (1989) zitiert. Das Modell der Zelle ändert sich also dahin, daß die Membran einerseits in einer innigen Wechselwirkung mit dem Kern steht, den Kern informiert, zu Mutationen anregt, aber selbst vom Kern in ihrer Struktur und Funktion bestimmt wird, was so weit geht, daß die Kanäle der Membran in ihrer spezifischen Durchlässigkeit genetisch codiert sind. Membran und Kern bilden ein Funktions-System. Andererseits verleiht die chemische Beschaffenheit der Membran der Zelle wichtige Eigenschaften, die zum Beispiel ihre Metastasefähigkeit bestimmen.

Die neuen Modellvorstellungen zwangen uns nach Magnetfeldwirkungen auch auf die Membran zu suchen – ein Unternehmen, das soeben begonnen wurde.

Nun hat unser Problem noch einen speziellen quantitativen nebst einem allgemeinen Aspekt. Es war in zahlreichen Arbeiten der letzten Jahre deutlich geworden, daß Magnetfelder die Lebensprozesse der Zelle verändern können, zum Beispiel zu Änderungen des Stoffwechsels führen (FEINENDEGEN u. a. 1985) und sogar die Eiweißsynthese beeinflussen (GOODMAN u. a. 1988). Befunde dieser Art könnten Bausteine zu einem Modell abgeben, mit welchem die epidemiologischen Befunde gedeutet werden. Wenn sie aber für ein solches Modell brauchbar sein sollen, so muß der im Modell-Experiment gefundene Effekt unter den gleichen Bedingungen zustandekommen, unter denen die durch das Modell zu interpretierenden Phänomene auftraten. Diese Phänomene finden sich angeblich unter Hochspannungsleitungen, deren magnetische Flußdichte in den fraglichen Wohnungen zwischen 0,1 und 1 Mikrotesla liegt. Die soeben zitierten Versuche sind aber in Wechselfeldern von etwa 100 Millitesla (FEINENDEGEN) angestellt worden. Die Frage an das Modell-Experiment lautet also so, ob modellrelevante Befunde auch noch bei 1000- bis 100000fach kleineren Feldern auftreten.

Der allgemeine Aspekt besagt folgendes: Die Befunde von WERTHEIMER und SAVITZ sind in epidemiologischen Beobachtungen gemacht worden. Das besagt, daß man eine Korrelation zwischen einer Krankheit (Leukämie) und einer Einflußgröße (Magnetfeld) festgestellt hat, daß aber diese Korrelation noch nichts über einen Kausalzusammenhang der korrelierten Größen aussagt. Die Korrelation könnte zum Beispiel auch von einer dritten, nicht gemessenen Größe abhängen, die mit den beiden gemessenen Größen ihrerseits korreliert. Eine solche Größe könnte in unserem Beispiel ein sozioökonomischer Faktor sein, wenn sich herausstellen sollte, daß Wohnungen mit hohen Magnetfeldern vorwiegend in schlechten Wohngebieten zu finden sind, deren Bewohner sozial relativ schlecht gestellt sind. Ein solcher sozioökonomischer Faktor liegt vor.

Unsere Überlegungen lehren uns, einige grundsätzliche Probleme zu bedenken, die für jede medizinische Modell-Vorstellung von hoher Bedeutung sind. Wir wollen sie kurz aufzählen:

1. Bestimmte Krankheiten können in ihrer Entstehung mit Modellen erklärt werden, welche sich auf Prozesse in der Zelle beschränken. Es entsteht die Frage, ob diese zelluläre Genese für alle Krankheiten gilt. (Die Zellulartheorie der Krankheiten, die VIRCHOW entwickelte, sagte wenig über Krankheitsentstehung aus und ließ also diese Frage offen!.)
2. Alle epidemiologischen Befunde, und hierzu gehören auch alle Beobachtungen scheinbarer Zusammenhänge von Krankheiten mit ihren postulierten äußeren Ursachen, bedürfen einer Interpretation durch Modelle, die zellulärer Natur sein können, aber (wie jetzt noch zu zeigen sein wird) nicht sein müssen.
3. Das Modell muß diejenigen äußeren Bedingungen nachahmen, unter denen die Krankheit angeblich auftritt.
4. Zelluläre Modelle müssen die ganze Zelle in ihrer Theorie berücksichtigen, was nicht heißt, daß nicht Teile der Zelle ein Modell zu konstruieren gestatten.
5. Man muß eine Entstehungs-Theorie von einer Förderungs-Theorie unterscheiden. Wir werden sehen, daß dieses Argument sich erweitert und auch die Tatsache zu bedenken zwingt, daß ein chronisch abnormer Zustand nicht unbedingt zu einer manifesten Katastrophe führt. Es wäre also neben der krankhaften Abweichung auch die „Auslösung“ der Krankheit zu bedenken – so, wie neben der Initiation eines Krebses auch seine Promotion zu bedenken ist. Dieser Grundsatz wird, wie es scheint, besonders leicht von einer zellulär denkenden naturwissenschaftlichen Medizin übersehen.

## 4.4 Hormesis

Die Modellbildung auf zellulärer Ebene, so großartige Fortschritte sie durch Elektronenmikroskope und Elektrophysiologie gemacht hat, ist immer noch dann extrem problematisch, wenn medizinisch Relevantes zur Entscheidung ansteht. Das zeigen uns nicht nur die Fragwürdigkeiten der Wirkung elektromagnetischer Felder, sondern auch die medizinisch so kardinalen Fragen, wie die der Strahlenwirkung oder der Wirkung von Pharmaka. Das über 1200 Seiten dicke Buch von ALBERTS u. a. (1989) über die Zelle enthält zum Stichwort ‚Drosophila‘ über hundert Verweise im Inhaltsverzeichnis, während das Stichwort ‚drug‘ nicht vorkommt. Die Umsetzung der Zellbiologie in medizinisch anwendbare Erkenntnisse ist relativ dürftig.

Wir wollen diesen Sachverhalt an einem Problem erläutern, das in zwei brennende Gegenwartsfragen hineinreicht: in die therapeutische Biochemie, insbesondere ihren Spezialfall der Homöopathie, und in die Problematik der Strahlenschäden.

Es ist eine uralte Erfahrung der Ärzte, daß in den Stoffen zwei Potenzen wohnen: die heilende und die schädigende, und PARACELSUS hat diese alte Weisheit in den berühmten Satz gefaßt: Allein die Dosis macht es, daß ein Heilmittel kein Gift ist (SCHIPPERGES 1988, S. 64). Dieser Gedanke ist gleichsam von seinen beiden Enden aus entwickelt worden. Das für unser Leben Notwendige wird – im Überfluß genossen – zur Schadquelle. Konsum erscheint als Noxe. Die umgekehrte Schlußfolgerung sagt, daß in den toxischen Stoffen, wenn sie hinreichend verdünnt werden, therapeutische Potenzen schlummern. Dieses alte Prinzip ist in dem von R. ARNDT und H. SCHULZ so formulierten „biologischen Grundgesetz", das später (wegen seiner sicher eingeschränkten Allgemeingültigkeit) zur ARNDT-SCHULZschen Regel herabgestuft wurde, in der Neuzeit formuliert worden. Dieses Grundgesetz war der Sache nach schon die Ausgangsposition für HAHNEMANN (1810) bei der Entwicklung seiner Theorie der homöopathischen Therapie, ein Jahrhundert bevor dieses Grundgesetz formuliert wurde. ‚Similia similibus curentur' war HAHNEMANNs Formulierung dieses alten Gedankens, wenngleich in einer theoretischen Universalität, welche PARACELSUS und seinen Nachfolgern kaum vorgeschwebt haben dürfte (zur Literatur: BORESCH 1928; LOEWE 1928; SCHULZ 1916).

Dieses Grundgesetz dürfte eine der bedeutendsten Grundfragen der Biologie und Therapeutik formulieren, wenn es auch nur leidlich oft gültig wäre. Es ist denn auch unter anderen Namen aufgetaucht: als ‚Hüppesche Regel', als ‚Hormoligosis' oder einfach als ‚Prinzip reverser Wirkungen' (BAYLISS 1926, S. 515) und neuerdings unter dem Begriff *‚Hormesis'* (CALABRESE u. a. 1987). Hormesis spielt seit einigen Jahren eine sehr große Rolle. DORLANDs Medical Dictionary von 1965 definiert Hormesis als „the stimulating effect of subinhibitory concentrations of any toxic substance on any organism". Der Begriff scheint erstmals 1940 benutzt worden zu sein (STEBBING 1982), doch konnte ich das Zitat nicht finden. Seit 1980 wird das Stichwort in den Biological Abstracts geführt. Ihre erneute Wertschätzung verdanken Begriff und Sachverhalt der Theorie der Strahlenwirkung. Hier wird seit geraumer Zeit von wenigen Autoren die Ansicht vertreten, daß kleine Strahlendosen das Gegenteil von großen bewirken, also heilsam sind – im Sinne des biologischen Grundgesetzes (das LOEWE auch das „Zwei-Stufen-Gesetz" nennt), und ein alter prominenter Autor der Strahlenbiologie, CASPARI (1926), versteigt sich zu der Formulierung, „daß es kaum einen Vorgang in der Pharmakodynamik gibt, der die Gültigkeit des Arndt-Schulzschen Gesetzes so gut demonstriert wie die Strahlenwirkung". Sollte diese Ansicht korrekt sein, müßte die Strahlenschutz-Politik der Gegenwart verlassen werden. Daraus allein kann man erkennen, in welche brisanten politischen Tagesfragen dieses Problem der Hormesis hineinreicht.

Umso erstaunlicher ist es, daß dieses fundamentale Problem, das gleich bedeutsam für Toxikologie, Strahlenbiologie und Arbeitsmedizin ist, in der medizinischen Literatur so gut wie keine Beachtung findet. Erst die Strahlenphysiker haben die Hormesis in das allgemeine Bewußtsein der Wissenschaftler gebracht, vorerst noch mit sehr bescheidenem publizistischen Erfolg (LUCKEY 1980; SAGAN 1987). Die Zahl der Beispiele aus Biologie, Pharmakologie und Radiologie ist jedoch enorm (FURST 1987; FÜHNER u. a. 1925; RIESSER u. a. 1925; LOEWE 1928), und auch ich selbst habe die Gültigkeit der ARNDT-SCHULZschen Regel an der Wirkung des Curare nachgewiesen (GÖPFERT und SCHAEFER 1937; vgl. auch SCHAEFER 1957, S. 715). Zur Erklärung des Phänomens gibt es bislang keine wissenschaftlich brauchbaren Modellvorstellungen, und auch die Homöopathie, deren Anliegen die Klärung des Sachverhaltes am ehesten wäre, hat keine Versuche in dieser Richtung unternommen.

Bei der großen und derzeit rasch wachsenden Bedeutung des Phänomens Hormesis wollen wir seine modelltheoretischen Probleme erörtern und zugleich als ein Beispiel dafür behandeln, daß Modelle durch neue Einsichten und Tatsachen gefordert werden, aber dennoch erhebliche gedankliche Schwierigkeiten bieten können.

1. Zunächst ist danach zu fragen, ob das Phänomen Hormesis überhaupt auf zellulärer Ebene vollständig modelliert werden kann. Diese Frage läßt sich wohl eindeutig bejahen, weil zahllose Beispiele für Hormesis an einzelligen Lebewesen entdeckt wurden (CALABRESE u. a. 1987). Diese Annahme einer zellulären Natur bleibt auch dann gültig, wenn der Effekt in der Verlängerung des Lebens oder der Besserung von Funktionen höher entwickelter Tiere gefunden würde, was durchaus der Fall ist. Der zweite Bereich, in dem Hormesis bei Strahlenwirkung angetroffen wird, zeigt deutlich, daß elementare Prozesse der Zelle ihre Rückwirkungen am Gesamtorganismus von Tieren und Pflanzen haben (Beispiele hierzu bei BORESCH 1928; CASPARI 1926; LOEWE 1928; SAGAN 1987).

2. Diese zahlreichen Beispiele beweisen zugleich, daß das Phänomen Hormesis in der Formulierung, die wir oben wiedergaben, ein weitverbreitetes Problem ist. Es ist wenig wahrscheinlich, daß es Umwelteinflüsse (zum Beispiel toxische Substanzen) gibt, welche keine Hormesis zeigen, wobei Ausnahmen auf der Seite bestimmter Organismen eher unwahrscheinlich sind. Das Phänomen hat daher eine erhebliche Bedeutung. Daß es auch im Bereich der Einwirkung ionisierender Strahlen gilt, ist durch viele Beobachtungen bewiesen (CASPARI 1926; WACHSMAN 1987, 1989; SAGAN 1987), auch wenn in schwer verständlicher Weise die zuständigen Kommissionen zu dieser Frage schweigen. In China fand man in Regionen mit hoher natürlicher Strahlenbelastung weniger Krebs als in anderen Regionen (WEI u. a. 1986; Institut für Strahlenschutz 1987), und auch Erhebungen in England ergaben in Regionen mit Kernkraftwerken etwas geringere Leukämie-Inzidenzen als in anderen vergleichbaren Regionen (COOK-MOZAFFARI 1989).

Das experimentelle Material zur Strahlen-Hormesis ist freilich nicht sehr umfangreich. Dennoch scheint es weit gewichtiger als das aus den Berichten der Literatur zu entnehmen ist. Schon SCHEMINZKY (1965, S. 494) zitiert D. Y. OSHIMA mit der Angabe, daß die Inzidenz von Carcinomen in einem japanischen Badeort

Misasa, dessen Bevölkerung einer wesentlich höheren Strahlung (deren Höhe leider nicht zitiert wird und wahrscheinlich nicht bestimmt wurde) ausgesetzt ist, kleiner ist als in Japans Durchschnittsbevölkerung. Man hat den Eindruck, daß diese ziemlich eindeutigen Aussagen allzu zaghaft vorgebracht werden. STREFFER (1987) zum Beispiel verwertet seine eigene diesbezügliche Bemerkung nicht.

3. Die Hormesis bei ionisierenden Strahlen könnte auch aus der Tatsache abgeleitet werden, daß seit langen Zeiten ionisierende Strahlen in kleiner Intensität als therapeutisches Agens Verwendung fanden, worauf LAMBECK neuestens hingewiesen hat (1990). Wenn jedenfalls das Phänomen Hormesis auch für ionisierende Strahlen gälte, würden jene Strahlenintensitäten, die derzeit so viele Ängste auslösen, aus der Klasse der Gefahrstoffe in die Klasse der Heilstoffe versetzt werden. Unsere Strahlenschutz-Politik, die ja zum Teil enorme Kosten macht, ist also vielleicht (oder wahrscheinlich) auf dem Holzweg.

Tatsächlich gibt es eine therapeutische Anwendung von ionisierender Strahlung in Kurorten, welche radioaktive Quellen besitzen oder in denen (wie in Badgastein) Patienten in verlassene Bergwerkstollen eingefahren werden, welche einen hohen Gehalt der natürlichen Strahlungsquelle Radon aufweisen. Kurorte dieser Art haben seit eh und je Erfolgsstatistiken vorgelegt, die eindrucksvoll wären, wenn sie epidemiologisch besser abgesichert wären (die große Literatur s. bei AMELUNG u. HILDEBRANDT 1986; SCHEMINZKY 1965). Die Frage ist auch brisant geworden durch die Mystik der „Erdstrahlen", denen bekanntlich eine reelle Komponente zugeschrieben werden kann, nämlich die Strahlung des natürlichen Radon-Gases. Radon soll u. a. für Lungenkrebs mit verantwortlich sein, doch führen kritische Untersuchungen zu keinem sicheren Ergebnis (FEINENDEGEN 1987; HAGEN 1987; JACOBI 1986). Wir können die derzeitige Situation am besten so kennzeichnen, daß über die Heilwirkungen kleiner Dosen sowohl der Strahlung als auch toxischer Substanzen keine verläßlichen Modelle existieren, daß die Schädigungsgrenzen aber bei ionisierenden Strahlen im Bereich kleiner Dosen zumindest ungewiß sind, wenn nicht gar ein Schaden bestritten werden kann.

4. Zur Theorie der Hormesis gibt es nun globale Alternativen, welche nur durch Modelle entscheidbar wären, dennoch von enormer Bedeutung für die Medizin sind. Sie betreffen das, was wir die „Dynamik" des Prozesses nennen könnten. Es gibt zunächst zwei grundverschiedene Phänomene der Hormesis, welche in der Literatur selten unterschieden werden. Bei der Einwirkung einer Noxe, zum Beispiel einer toxischen Substanz, bildet sich deren Effekt in zwei Phasen aus: dem Stadium der Schädigung (zum Beispiel Lähmung einer Funktion) geht eine Phase der Aktivierung (Erregung) voraus – so, wie das von den volatilen Narkotika bekannt ist. Es fragt sich freilich, ob dieses zeitliche Zwei-Phasen-Schema nicht tatsächlich durch ein Dosis-Wirkungs-Schema (Dosis-Modell) erklärbar ist, und zwar so, daß bei der Einwirkung der Noxe zuerst kleine Dosen in die Zelle gelangen, die sich bei anhaltender Zufuhr dann vergrößern. Dieses Schema der zeitli-

chen Phasen ist aber im Falle der Hormesis ionisierender Strahlung nicht ohne komplizierte Hilfsannahmen anwendbar, weil die schwachen, therapeutischen Wirkungen bekanntlich auch langzeitig einwirken. Die Modelltheorie wird sich also für das Dosis-Modell entscheiden. Dieses hat aber auch seine Schwierigkeiten, nämlich in der Erklärung der zeitlichen Latenzen. Wie könnte etwa der Befund erklärt werden, daß mit Radiojod oder Thorotrast getestete Patienten nach Jahrzehnten statistisch überzufällig noch Schilddrüsen-Carcinome oder Lebercarcinome entwickeln? Solche enormen zeitlichen Latenzen finden sich oft und sind wohl kaum Meßfehler. Beim Asbest sind zum Beispiel solche Latenzen formell durch die Praxis der Feststellung von Berufskrankheiten anerkannt.

Wir haben für alle Probleme, welche mit Hormesis oder Wirkungen mit langen Latenzen zusammenhängen, kein Modell, was die Tatsachen verständlich machen könnte. Da Unverstehbares gerne als nicht existierend angesehen wird, ist die einseitige Einstellung der entscheidungspflichtigen Gremien durchaus verständlich. (Nur ihr Verschweigen der Diskussion ist inkriminierbar!)

5. Das Problem der Hormesis greift noch in eine andere, in der medizinischen Wissenschaft übliche Praxis ein: in die Frage der Extrapolierbarkeit von Dosis-Wirkungs-Kurven. Befände man sich bei der Aufstellung einer solchen Kurve auf der Seite der erwünschten, therapeutischen Wirkungen und ihrer Dosierung, so dürfte aus dem Problem Hormesis keine besondere Konsequenz zu ziehen sein. Sobald aber toxische Wirkungen in hoher Dosierung eine Dosis-Wirkungs-Kurve erkennen lassen, bedeutet die Anerkennung des Prinzips der Hormesis, daß diese Wirkungskurve zu kleinen Dosen hin nicht extrapolierbar ist. Für diese Nicht-Extrapolierbarkeit gibt also die Hormesis selbst ein Modell ab, mit welchem analoge Befunde an bestimmten Noxen auf beliebige andere Schadstoffwirkungen übertragen werden. Es handelt sich also um ein Analog-Modell. Doch sagt dieses Modell nur etwas dahingehend aus, daß die Manipulation der Extrapolation verboten ist. Es bedürfte natürlich eines weiteren, erdachten, beobachteten oder gemachten Modells, um den *Grund* dieses Verbotes einsehbar zu machen. Ein erdachtes Modell nach Art der Selektionstheorie könnte uns verständlich machen, daß verbreitete Umwelteinwirkungen, wie es schwache Strahlungen sind, in der Million Jahre, welche unser Erbgut wohl sicher schon existiert, die Menschheitsentwicklung verhindert hätten, wenn sie schädliche Wirkungen hätten. Wenn – wie bei Strahlungen – gemäß der Treffer-Theorie echte Schwellen nicht existieren, müßte demnach die Selektion eine Antwort auf „Treffer“ entwickelt haben, welche reparativ wirkt. Das Modell der Selektion fordert also die Existenz der Hormesis angesichts der faktisch existierenden ständigen Strahlenbelastung, freilich unter der Annahme, daß ionisierende Strahlen über „Treffer“ wirken.

6. Die *Reparaturmechanismen* der DNA (Desoxyribonukleinsäure), also der chemischen Bausteine der Chromosomen, sind z. T. bekannt. Es gibt Reparatur-Enzyme, welche die Stabilität der Erbstrukturen garantieren (Lit. bei ALBERTS u. a.

1989, S. 223 ff). Schon vor Jahrzehnten hat CASPARI (1926) sich Gedanken über mögliche Modelle gemacht. Wer heute diese Modell-Hypothesen liest, bemerkt, wie sehr viel detaillierter unsere Kenntnis der Zelle geworden ist, daß aber trotz der Flut der Detailkenntnis das Verständnis selbst dieser fundamentalen biologischen Prozesse noch viele Lücken aufweist.

7. Die modelltheoretischen Ansätze zeigen sofort, warum die Situation so ungeklärt blieb. Strahlen schädigen die Moleküle des Genoms durch direkte energetische Einwirkung. Dieser Schaden ist aber reparierbar. Wann wird die Grenze der Reparierbarkeit erreicht? Ist sie unabhängig vom Lebensalter? (ZAHN u. a. 1976.) Es fragt sich, ob diese Grenze durch Überschreiten einer Intensität („Schwelle") determinierbar ist oder ob Schäden dieser Art Wahrscheinlichkeits-Effekte sind, die durch langdauernde Exposition bewirkt werden. Wäre das so, so wäre die Meßbarkeit solcher Schäden auch an langdauernde Beobachtungen geknüpft. Zelluläre Modelle existieren zwar für die Schädigungsform und für die Reparaturmechanismen, für letztere in Form des Vermögens der DNA-Moleküle, sich selbst zu reduplizieren und also auch Defekte zu reparieren. Quantitative Schlußfolgerungen sind aber nicht möglich. Für toxische Einwirkungen chemischer Art fehlen Modelle insgesamt. Trotz all dieser Unsicherheiten läßt sich aber hinsichtlich der Theorie der Strahlenschäden mit hoher Sicherheit sagen, daß die Errechnung von hohen Inzidenzen Krebstoter, welche etwa der kosmischen Strahlung anzulasten wären, nicht korrekt ist. Solche Todesfälle gibt es höchstwahrscheinlich nicht.

Für ionisierende Strahlung ist dabei die Modelltheorie noch relativ einsichtig, solange es sich um die sogenannte ‚Initiation' eines Krebses handelt. Hier gilt – abgewandelt, aber im Prinzip immer noch gültig – eine „Treffertheorie" (BAUER 1949; TIMOFÉEFF-RESSOVSKY u. a. 1947). Eine protektive Wirkung kleiner Strahlendosen müßte dann modelltheoretisch so interpretiert werden, daß gelegentliche (seltene) Treffer die Zelle in der Reparatur einüben. Ob die Reparatur gelingt oder nicht, wäre ein stochastisches Problem. Für diesen Fall gäbe es also ein Gedankenmodell der Hormesis, das aber einer genauen Definition der postulierten Mechanismen nicht gerecht wird. Sobald aber die Schädigung über die Steigerung der Krebspromotion wirkt, gibt es derzeit vermutlich keine Modelle. Man könnte zwar annehmen, daß schwache Dosen aller Noxen, auch der Strahlen, die Immunabwehr anregen, aber eine solche Annahme wäre prüfbar, und experimentelle Daten scheinen nicht zu existieren.

Das Problem der Hormesis ist vielleicht vielschichtig, und es kann nicht mit Sicherheit angenommen werden, daß, falls es eine Hormesis gibt, sie bei allen Noxen nach dem gleichen Prinzip arbeitet. An der hohen praktischen Bedeutung des Prinzips Hormesis ist aber kaum zu zweifeln.

## 4.5 Die medizinische Bedeutung der Lebensmodelle

Da es die Medizin immer mit der Erhaltung des Lebens bzw. der Verhütung des Todes zu tun hat, sollten gerade diejenigen Hypothesen für sie besonders interessant sein, welche das „Wesen" des Lebendigen definieren und den Unterschied von lebender und lebloser Materie modellieren. Unsere bisherigen Überlegungen ließen dieses fundamentale Problem außer Betracht.

Um es vorweg zu betonen: die medizinische Ergiebigkeit aller Modelle des Lebendigen ist erstaunlich gering. Keines von ihnen spielt eine nennenswerte Rolle in der Erhellung der Theorie der Krankheiten. Es ist daher gerechtfertigt, diesen Theorienkomplex hier nur fragmentarisch zu behandeln.

### *4.5.1 Der geisteswissenschaftliche Zugang ist rein spekulativ*

Ein Phänomen wie das des Lebens, das erst im Phänomen des Sterbens in seiner Tiefgründigkeit erfahrbar ist, hat naturgemäß die Philosophen aller Zeiten gefesselt. Die von ihnen beschriebenen Definitionen des Lebens sind dennoch von erstaunlicher Sterilität. Das muß umso weniger verwundern, als keine Analyse der Lebensprozesse selbst – vom zellulären und auch vom molekularen Aspekt her – eine Handhabe bietet, eine Grenze molekularer Art zwischen dem Unbelebten und dem Belebten zu formulieren. So jedenfalls sieht es auch EIGEN (1971), der wohl beste Kenner der Problematik. Auch die Evolution zeigt keinerlei unstetige Veränderungen der Naturprozesse vom noch Unbelebten hin zum Belebten. Für einen „Schöpfungsakt", der zeitlich bestimmbar wäre, ist nirgends ein Anhalt. Auch gibt es keine definierbare (meßtechnisch begründete) Methode, die das Leben beherrschenden Kräfte von denen der leblosen Natur abzusondern. Für Begriffe wie ‚Lebenskraft', ‚force vital', ‚Entelechie' oder wie immer die Philosophen gesprochen haben, gibt es keine naturwissenschaftlichen Begründungen. Begriffe wie „harmonisch-äquipotentielle Systeme" (DRIESCH 1921, S. 113) oder „organische Selbstregulation" (N. HARTMANN 1950, S. 531) sind im Grunde gelehrte Umschreibungen banaler Gemeinerfahrung, wenn sie nicht (wie das EIGEN tat) auf einer molekulartheoretischen Grundlage modelliert werden. Aber die Naturphilosophen haben solche Modelle natürlich nie entworfen, und selbst bei EIGEN bleibt das eigentliche Modell der Selbstregulation erstaunlich formal. Weder ein beobachtetes noch gar ein gemachtes Modell existieren. Wir besitzen nichts als Gedankenspiele. Die das Leben erklären sollende Wissenschaft erklärt das als lebend, was jeder von uns, ohne jede Theorie und mit bloßer Evidenz, als lebend bezeichnet. Die Eigenschaften dieser Lebewesen dienen dann zu ihrer ontologischen Klassifizierung. Es ist eine gigantische petitio principii. Nicht einmal die Unterscheidung von Materialismus und Dualismus hilft aus dieser Klemme. Der Vitalismus behauptet, ohne einen für den Naturwissenschaftler tragenden Beweis, daß Lebensvorgänge nicht sämtlich auf Physik reduzierbar sind. Das sind sie de facto auch nicht, weil der Gegenstand zu kompliziert ist. De lege darf man höchstens sagen, daß die Gesetze, die an Lebewesen beobachtbar sind, von anderer Natur sind als die der Physik. Was aber soll darunter verstanden werden? Offenbar, daß teils Zwecke, teils Absichten, und mit ihnen Geistiges, in diesen Lebewesen vorausgesetzt werden muß, was insofern auch eine petitio principii ist, als Zwecke und Geist sich nicht auch in der unbelebten Materie finden.

### *4.5.2 Klassifikationsmerkmale des Lebendigen*

OPARIN (1924, 1961), einer der Pioniere der naturwissenschaftlichen Lebensforschung, hat das Leben durch drei Eigenschaften definiert: Stoffwechsel, Selbstreproduktion, Mutabilität. Die Schwierigkeiten des OPARINschen Modells sind klar: Stoffwechsel hat jedes auch unbelebte „stationäre" System, zum Beispiel eine Wolke; Mutabilität ist natürlich im Sinn von „vererbbarer" Mutabilität verstanden und besagt dann dasselbe wie Selbstreproduktion mit gleichzeitiger Einführung von Fehlern der Reproduktion. Die „Prinzipien des Lebens", wie sie EICHLER (1948) nannte, sind damit auf die Wirksamkeit des genetischen Code reduziert, und das findet man wohl nur bei Wesen, die uns fraglos als lebend erscheinen, ohne daß es sich doch, um EIGEN (1971, 1972) zu folgen, um etwas von der Physik völlig Verschiedenes handelt. Auch EICHLER fügt Begriffe hinzu, die wir genauer zu definieren haben: Gleichgewicht, Regulation (das heißt: Rückkopplung), Harmonie, und wir ergänzen aus der umfangreichen Literatur: Information, Systembildung, Zweckmäßigkeit, Beseeltheit. Endlich darf nicht verschwiegen werden, daß auch moderne namhafte Biologen Leben durch eine besondere „Lebenskraft" erklärt haben („Vitalismus").

SCHRÖDINGER hat (1944) in seiner genialen Abhandlung „What is life?" noch eine Eigenschaft des Lebendigen in den Vordergrund gestellt, daß Leben ständig negative Entropie produziert. Es gibt vermutlich keinen nicht-biologischen Prozeß – technische, vom Menschen gesteuerte Vorgänge ausgenommen –, welcher auf die Dauer dem Gesetz von der Zunahme der Entropie nicht folgt. Diese Feststellung beinhaltet aber kein Modell. Sie ist eine Aussage über eine operational definierte Eigenschaft aller Lebewesen. Diese Eigenschaft, nur eine Beschreibung der Lebensvorgänge zu sein, zeigen auch die oben beschriebenen Modelle der Synthese von biologischem Material, auch wenn diese Beschreibung die Herstellung der für das Leben wichtigsten Substanzen, der Gene, betrifft. Mit diesen Modellen sind zwar die Grundlagen sowohl des Stoffwechsels als auch des Wachstums einsehbar, doch bleibt uneinsehbar, warum solche Prozesse der Selbst-Replikation oder der Selbst-Organisation (EIGEN 1976) auf solche Körper beschränkt sind, die wir lebendig nennen. Es sei denn, daß alle Körper, welche solche Eigenschaften haben, Leben besitzen.

Dann sind solche Eigenschaften tautologische Bezeichnungen zu der Eigenschaft lebendig, was ihren Modellwert freilich nicht berührt.

### *4.5.3 Das Modell der bestimmenden Kräfte*

Leben besteht aus Ereignissen, welche das Bestehende verändern. Veränderungen sind, sofern es sich nicht um reine „Inertialsysteme" handelt, welche nur der Trägheit folgen, die Wirkung von Ursachen, welche wir ‚Kräfte' nennen. Das uralte Primitivmodell der „Lebenskraft" ist freilich unbrauchbar, weil Lebenskraft weder meßbar noch operational definierbar ist. Dennoch hat dieser Begriff – anschaulich, wie er konzipiert ist – eine enorme Rolle in der Biologie gespielt (RÁDL 1909, II, 44ff) und ist als deskriptive Definition in der „vis medicatrix naturae" (NEUBURGER 1926) bis auf unsere Tage korrekt und hilfreich (vgl. MAYR 1984, S. 43f). Für eine Modell-Theorie formaler Art wäre ein so unbestimmter Begriff wie „Lebenskraft" übrigens durchaus brauchbar, wenn das Modell einen Erklärungswert besäße; den aber hat es nicht, und es ist uns heute schwer verständlich, wie DRIESCH als ein von der Biologie kommender Philosoph an seiner Version einer „Lebenskraft", dem Begriff der Entelechie, so zäh hat festhalten können (DRIESCH 1921, S. 393ff).

Wir sind uns heute wohl ausnahmslos einig in der Annahme, daß alle Lebensereignisse („Lebensprozesse") von den aus der Physik bekannten Kräften verursacht werden und daß es nur die besondere Struktur im Zusammenwirken dieser Kräfte einerseits, die besondere Entstehungsgeschichte der lebenden „Systeme" andererseits ist, welche lebende Materie vor toter Materie auszeichnet. Die in der Zelle wirksamen Kräfte sind vorwiegend chemische und elektromagnetische Kräfte. Weder mechanische noch thermische noch Strahlungsenergie spielt bei zellulären Lebensvorgängen eine quantitativ bedeutsame Rolle, es sei denn als eine aus der Umwelt eindringende Energie, welche dann aber chemisch oder elektrisch beantwortet wird. Mechanische Energien sind natürlich am Lebensprozeß auf der Seite der „Effekte", zum Beispiel als Störungen und Gegenkräfte wie Reibung (Viscosität), beteiligt, spielen aber quantitativ (das heißt: in der Energiebilanz) ebenso wenig eine Rolle wie in den Prozessen der zellulären Signalübermittlung. Die Beschränkung auf chemische und elektrische Modelle macht die an sich schon sehr komplizierte Materie wenigstens etwas einfacher. Die Zelle ist ebenso wenig wie der Gesamtorganismus eine thermische Maschine, wenn wir die thermodynamischen Vorgänge der Diffusion ausnehmen. Die Thermodynamik erscheint in den Energiebilanzen immer nur als Ursache elektrischer Energieproduktion einerseits, als Quelle chemischer Reaktionen andererseits, indem sie Reaktanten in Kontakt bringt. Die energetische Bilanzierung führt aber die thermische Energie immer als chemische Energie auf, als Stoffwechsel, der alle Stoffströmungen, welche Energie verbrauchen, antreibt.

PLANCK (1944) hat in einem 1914 gehaltenen Vortrag zwei Formen der Gesetzmäßigkeit unterschieden, die dynamische und die statistische. Erstere beherrscht die Kinetik der Himmelskörper. EINSTEIN würde sagen, daß sie das Verhalten der Inertialsysteme beschreibt, also der Körper, welche der reinen Trägheit folgen (EINSTEIN 1922). Chemische Ereignisse sind immer statistische Ereignisse und haben es daher, wie schon PLANCK betont, immer nur mit Wahrscheinlichkeit zu tun, ein Gesichtspunkt, dessen Einseitigkeit uns schon früher beschäftigt hat (Kap. 3.4). Es ist dann nicht ganz verständlich, wie SCHRÖDINGER (1967, S. 89) zu der Ansicht kommt, Leben sei einer Uhr vergleichbar; doch sagt auch er, Leben unterstehe dem Prinzip der molekularen Statistik.

Die dominierende Stellung der chemischen Energie in Lebensprozessen der Zelle gilt natürlich auch dort, wo elektromagnetische Energie als eine funktionell wichtige Größe auftritt, bei den Informationsprozessen. Alle elektrische Energie, insbesondere auch die der elektrischen Potentiale an Membranen und der die Signalübermittlung bewirkenden „Aktionspotentiale", sind durch den Stoffwechsel produziert. Sie entstehen dadurch, daß Konzentrationsdifferenzen von Ionen zu beiden Seiten der Zelloberfläche, innen und außen, gegen den natürlichen Vorgang der Diffusion mit Aufwendung von Energie aufrechterhalten werden. Jede Produktion elektrischer Energie wird vom Stoffwechsel energetisch gedeckt, durch Mechanismen, die wir sogar leidlich kennen.

Dennoch zeigt die Vorherrschaft chemischer Energie noch eine andere Problematik. Es sah etwa um 1935 so aus, als ob wenigstens der Vorgang der Signalübermittlung durch Aktionspotentiale in Nervenfasern ein „primär" elektrischer Vorgang sei. Hierunter wäre zu verstehen, daß, wenn einmal ein Membranpotential durch Herstellung von Ionenkonzentrationen an Membranen vorliegt, dieses Potential sich längs der Nervenfaser nach Art einer elektrischen Wanderzelle – analog der in einem Metallkabel – fortpflanze, nach Gesetzen, welche allein die elektrischen Parameter der Zelle zu ihrer Formulierung benötigen. Diese Theorie der elektrischen Signaltransmission hat sich aber auch als einseitig erwiesen. In modelltheoretischen Begriffen ausgedrückt müssen wir heute die Dinge so betrachten, daß parallel mit jeder elektrischen Tätigkeit ein spezifischer Prozeß abläuft, die Freisetzung von Azetylcholin, der so beschaffen ist, daß durch diese Freisetzung dieselben Ereignisse erklärbar werden wie durch die Entstehung elektrischer Potentiale. Es gibt also zwei Modelle, welche die Signalübermittlung beschreiben, ein chemisches und ein elektrisches Modell. Die wechselseitige Abhängigkeit der beiden Modelle ist bis heute noch nicht kritisch durchdacht worden. Es scheint aber so zu sein, daß keines der beiden Modelle imstande ist, alle Tatsachen vollständig zu beschreiben. Vielmehr muß man annehmen, daß die elektrische Energie bei der Signalübermittlung durch den spezifischen chemischen Transmitter Azetylcholin ermöglicht wird, aber die quantitativen Daten der Erregungsleitung und der Signalübermittlung an Synapsen nicht ohne die Zwischenschaltung der elektrischen Prozesse erklärbar sind. Chemisches und elektrisches Geschehen sind eng verwoben. Es gibt auch im Nervensystem keine rein elektrische Maschine, aber eben auch keine rein chemische. (Die Probleme sind bei SCHAEFER, 1957, diskutiert.)

Dieser Exkurs in die Energetik ist deshalb für unsere Analyse so wesentlich, weil dadurch ein wichtiges Strukturmodell des zellulären Lebens einsichtig wird. Chemische Energien betreiben denjenigen Teil der Lebensprozesse, welche das Zellenleben einer von der Umwelt unabhängigen Zelle bestimmen. Die elektrischen Energien dagegen beherrschen vor allem den Informationsaustausch zwischen Organen untereinander und zwischen Organismus und Umwelt, soweit diese Informationen durch Nerven vermittelt werden, werden aber selbst wieder energetisch durch chemische Prozesse betrieben.

Diese energetische Betrachtung ist selber bereits ein Modell des Lebens einer Zelle. Sie ist – wie alle Modelle – nicht bis ins letzte Detail hin gültig, macht aber die tiefe Verschiedenheit von autonomen und reaktiven Lebensprozessen verständlich, obgleich auch reaktive Prozesse (wie zum Beispiel Entzündungen, Allergien, Vergiftungen etc.) rein chemisch determiniert, das heißt: nur ein Teil des Stoffwechsels sein können.

Die Schlußfolgerung aus diesen Darlegungen ist die, daß die Erklärung der Lebensprozesse letztlich immer Sache eines chemischen Modells ist, wobei die chemischen Prozesse zwei Besonderheiten aufweisen: Sie finden immer durch Einschaltung von Fermenten (Enzymen) und großenteils an Strukturen statt, welche im Mikroskop sichtbar zu machen sind. Sie bedienen sich aber zur Informationsübermittlung im intrazellulären Bereich elektrischer Vorgänge. Die Doppelnatur der chemischen Lebensvorgänge macht ihre Erklärung durch Modelle ungewöhnlich schwierig.

### *4.5.4 Stoffwechsel und Gleichgewichte*

Die Modelle des Stoffwechsels sind insofern verwickelt, als mit ihnen nicht nur die Stoff-Umsetzungen beschrieben werden müssen, geteilt in anabole und katabole Teile, sondern auch die von SCHRÖDINGER betonte Eigenart, daß im Gegensatz zur unbelebten Natur die Entropie in den Lebewesen selbst noch in ihrer Umgebung abnimmt und nicht zunimmt. Wenn wir nach Leben auf dem Mars forschen, so ist unser erstes Modell die Existenz von Strukturen („Marskanälen") gewesen, die dem Zufall, dem Entropiegesetz, widersprechen. Anabole und katabole Vorgänge stehen also in einem „unnatürlichen" Gleichgewicht, in welchem die anabolen deshalb existieren müssen, weil Energieverluste durch Lebenstätigkeit ständig kompensiert werden müssen. Das Leben ist keineswegs nur ein „perpetuum mobile". Andererseits ist nicht zu bezweifeln, daß in der Bilanz die katabolen Prozesse die anabolen übertreffen. Es gäbe sonst z. B. keine solchen Phänomene wie Wärmebilanz oder Grundumsatz.

Es wird immer betont, daß im Gegensatz zu den landläufigen Ansichten über Lebensprozesse der Stoffwechsel der Zelle sich im *Ungleichgewicht* abspielt, wie es der Begriff des Stoff-*Wechsels* ja auch besagt (vgl. PRIGOGINE u. STENGERS 1981, S. 139ff). Alles Leben aber stellt sich unter Formen dar, für welche die Konstanz der Form typisch ist.

Der scheinbare Gegensatz von Stoff-Wechsel bei konstanten Formen, Konzentrationen oder Mengen ist durch V. BERTALANFFY glücklich als „Fließgleichgewicht" definiert worden (V. BERTALANFFY 1953; vgl. auch NETTER 1959, S. 551).

Man hat diesen Gegensatz von Inkonstanz und Konstanz bei Lebensprozessen im Modell des „Stationären Systems" verständlich gemacht. Ein Analogon aus der unbelebten Natur ist das der Wolke, die bei ständigem Wechsel des Wasserdampfs an ihren Rändern dennoch insgesamt eine gewisse Stabilität der Form bewahrt. Die Größe des Umsatzes der Materie im Organismus ist lange Zeit unterschätzt worden. Der „Turnover" des Calciums im Knochen, der dem auf Anschauung hin orientierten Arzt als Inbegriff konstanter Form erschien, hat sich als relativ hoch erwiesen (NORMAN u. a. 1977). Er ist das sinnfälligste Beispiel für den Schein-Widerspruch von Gleichgewicht und Ungleichgewicht der lebenden Materie. Alles Konstante ist Struktur, an der sich ein rascher Strom der Veränderung, des Stoffwechsels, abspielt. Nur unter diesem *Modell der Koinzidenz von Konstanz und Wechsel* ist das Entstehen derjenigen Krankheiten verständlich, welche mit Veränderungen der Form, also des normalen Phänotyps, einhergehen.

Für den Stoffwechsel ist, um diese Koinzidenz von Wechsel und Konstanz zu beschreiben, der Begriff des *„steady state"* gebräuchlich. Der Begriff der *„Homöostase"* besagt im Grunde dasselbe. Unter „steady state" verstand A. W. HILL die sich nach anfänglich starker Zunahme des $O_2$-Verbrauchs einstellende Konstanz des Stoffumsatzes bei andauernder, konstanter Muskelarbeit (Zitat nach EPPINGER 1931). Wenn also sich der Organismus an bestimmte Umweltverhältnisse angepaßt hat, zeigen seine Anpassungs-Mechanismen konstante Parameter. Man verwendet den Ausdruck „steady state" inzwischen aber vor allem zur Kennzeichnung aller konstanten Energie-Umsetzungen, um mit deren Hilfe ein konstantes Phänomen, den menschlichen Körper, seine Organe, seine Zellen gegen die verändernden Kräfte der Physik und Chemie, welche ständig auf den Körper einwirken (z. B. Gravitation, Diffusion), aufrecht zu erhalten. Ein treffendes Beispiel ist auch die Konstanz des Membranpotentials der Zellmembran, das gegen das Diffusionsgefälle mit Hilfe von Energie durch Ionenpumpen aufrecht erhalten wird, Pumpen, welche Konzentrationsdifferenzen der Ionen vom Zellinnern gegen den Extrazellulärraum konstant halten (RUCH u. a. 1966, S. 18). Krankheit kann dadurch entstehen, daß die Mechanismen zur Aufrechterhaltung solcher „steady states" nicht mehr funktionieren. ROTHSCHUH (1963, S. 285) spricht von der besonderen *„Pathibilität"*, welche durch diese diffizilen Mechanismen des Gleichgewichts entsteht.

Das Resultat der Funktion solcher Gleichgewichtsmechanismen wird dann gerne „Homöostase" genannt, ein Begriff, der von CANNON (1932) geprägt worden ist. Die Existenz der Homöostase verlangt nach einer Erklärung. Wer stimmt den Stoffwechsel so ab, daß konstante Parameter entstehen? Konstante Parameter bedingen den Zustand der „Normalität". Es ist also ein Modell gefordert, welches die Herstellung und Aufrechterhaltung dieser Normalität einsichtig macht.

Die Modellvorstellungen, welche den Zustand der Normalität interpretieren, scheinen zunächst einfach: Sowohl die konstanten Formen als auch die Größe des Stoffwechsels sind genetisch determiniert. Man hat die Lokalisation der Gene, welche den Stoffwechsel bestimmen, für zahlreiche Stoffwechselvorgänge bestimmen können. Von BEADLE u. TATUM (1941) ist z. B. die Hypothese formuliert worden, daß jedes Enzym von einem eigenen Gen kontrolliert wird. Die enorm angewachsene Datenmenge kann hier nicht referiert werden (Lit. bei VOGEL u. MOTULSKY 1977, S. 189ff). Dieses formale genetische Modell, ein erdachtes Modell in unserem Sinn, ist weithin anwendbar, selbt wenn es nicht für alle Enzyme gültig sein sollte. Eine Krankheit von sozialer Bedeutung, die mit der genetischen

Hypothese erklärbar war, ist offenbar die Phenylketonurie gewesen. Es ist eine erbliche Stoffwechselanomalie, welche immer zu Demenz führt. Sie ist präventiv behandelbar durch eine Ernährung des Säuglings, die streng frei von Phenylanalin ist. Wird diese Diät nicht eingehalten, entwickelt sich der später nicht mehr heilbare Schwachsinn (MENNE 1973). Die von der genetischen Störung bedingte Unfähigkeit des Organismus, Phenylalanin zu metabolisieren, ist einer besonderen Modell-Interpretation nicht bedürftig. Ihr Modell ist die genetische Determination des Stoffwechsels durch spezifische Gene, welche die Enzymbildung kommandieren. Der „Code“ für diese Enzymbildung ist das Modell, wobei die Details solcher Codierungen keineswegs lückenlos bekannt sind.

Wir lassen die Erörterung genetischer Erkrankungen beiseite. Die genetischen Modelle sind im *Detail* verwickelt, aber im *Prinzip* einfach und von CREMER (1985) glänzend dargestellt worden. Auch die genetische Determination der Form, ihre Konstanz und die Trägerfunktion der Enzyme bleiben außer Betracht. Für die Theorie der Medizin ist dagegen die Modellierung jener Ungleichgewichte wesentlich, welche pathogenen Charakter haben.

Wir müssen noch einmal auf die Doppelsinnigkeit des Begriffs *„Ungleichgewicht“* zurückkommen. Wenn der Biochemiker uns versichert, alle Stoffwechselvorgänge fänden in Zuständen statt, welche vom Gleichgewicht weit entfernt sind, so ist das durchaus mißverständlich, solange man nicht diesen Doppelsinn des Begriffs „Ungleichgewicht“ beachtet. Die Stoffströme, welche den Organismus ständig durchsetzen und in ihrer Mächtigkeit am Sauerstoff-Verbrauch und an der begleitenden Wärmebildung abzulesen sind, sind ja in den Mittelwerten erstaunlich konstant. Das haben alle Mediziner, welche entgleiste Stoff-Ströme therapeutisch beeinflussen wollten, zu beherzigen gelernt. Die Ungleichgewichte, von denen der Biochemiker spricht, sind homöostatische Ungleichgewichte, wenn sie mit dem normalen Leben kompatibel sein sollen. Welches Modell löst diesen Widerspruch?

Die Konstanz des Stoffwechsels nur auf die vorgegebene Aktivität der Enzyme und ihre genetisch bestimmten Reaktionskonstanten und Lokalisationen zu beziehen ist offenbar unmöglich und würde die Annahme einer prästabilierten Harmonie voraussetzen. Zwar lassen sich umfassende Schemata zeichnen, in denen Teilsysteme des Stoffwechsels so dargestellt werden, daß mit Hilfe von „Kinasen“ die Umwandlungen chemischer Agenzien aus Vorstufen in aktive Verbindungen und aus diesen in Stoffwechsel-Endprodukte dargestellt werden. Ein Schema dieser Art, das an Umfang und Vollständigkeit seinesgleichen sucht, ist für den glatten Muskel von KREYE u. a. (1988) entworfen worden. Die amorphe Natur eines solchen Reaktionsmodells beschreibt durch die Spezifität der beteiligten Enzyme den Ablauf der Reaktionen. Es macht auch deutlich, daß überall zyklische Adenosin- und Guanosin-Phosphat-Verbindungen und Sauerstoff als Energievermittler eine Rolle spielen. Auch das Calcium-Ion kann als universaler Wirkstoff in solche Reaktionsketten eingebaut werden, und die *Vernetzung* der Stoffe und ihrer Umsetzungen wird deutlich. Ein solches Schema ist also ein qualitatives Modell der

Stoffströme und ihrer Stufen. Wir können es ein *Stoff-Strom-Modell* nennen. Was dieses Modell aber zusätzlich beschreiben muß, ist das Phänomen der Homöostase, also der Bilanz. Dieses Phänomen läßt sich nur (was auch KREYE u. a. deutlich machen) mit dem Begriff der Regelung verständlich machen. Regeln heißt bekanntlich: Konstanthaltung einer Meßgröße durch Messung und rückkoppelnde Ausgleichung aller Abweichungen der Meßgröße von einem Sollwert.

Regelungen sind in besonderem Ausmaß Bausteine von Modellen, aus den oben (Kap. 2.5.3) schon dargelegten Gründen, daß das Modell zur Verständlichmachung der Homöostase bzw. des Gleichgewichts keine Kenntnis der regelnden Mechanismen im Detail voraussetzt.

### *4.5.5 Das Modell des Regelkreises und die bionome Gesetzmäßigkeit*

Wir haben die allgemeine Form des Modells schon beschrieben (Kap. 2.5.3). Der Regelkreis ist ein „kybernetisches" Modell für zahlreiche, wenn nicht für alle Lebensvorgänge (WAGNER 1954). Die im Zellstoffwechsel verwandten Regelkreise haben, wie das z. B das Schema von KREYE u. a. (1988) zeigt, durchwegs bekannte Teilmechanismen, dargestellt an Hand der Enzyme, welche bestimmte Stoffe in andere Stoffe unter der Annahme bestimmter Reaktions-(Gleichgewichts-)Konstanten umwandeln. Die Reglernatur bedingt, daß ein jedes Zuviel oder Zuwenig auf die Enzyme und ihre Tätigkeit zurückwirkt. Die Rückkopplung selbst läßt sich reaktionskinetisch durch nicht-lineare Reaktionsgleichungen beschreiben, die aber auch nichts anderes besagen, als daß die Produkte des Stoffwechsels auf die sie metabolisierenden Enzyme mit Hemmung oder Beschleunigung zurückwirken, beim Stoffwechsel in dem Sinn, daß eine Konstanz, eine Homöostase, entsteht. Bei der Evolution ist freilich der Sinn der Rückkopplung der einer Selektion, die die konstanten Bedingungen ändert. Vernetzung und Rückkopplung sind also die strukturalen Eigenschaften der Modelle, welche die Homöostase des Stoffwechsels verständlich machen. Die quantitativen Größen, welche die Vernetzungen, Rückkopplungen und ihre Wirkungsorte (die Zellstrukturen) bestimmen, sind, wie schon gesagt wurde, ausnahmslos genetisch programmiert.

Für den Nicht-Chemiker (wie es der Autor ist) sind diese Abläufe denkbar verwirrend, selbst wenn es sich um relativ einfache Reaktionen wie z. B. die Glykolyse handelt. Diese Verwirrung beruht darauf, wie man den Modellkonstruktionen von HESS (1968) entnehmen kann, daß der Stoffstrom, den wir Physiologen gedankenlos den „Stoffwechsel" nennen, sich über ein Muster von Enzymen ergießt, in dessen Modell von HESS 1989 chemische Gleichungen eingebaut wurden. Unübersehbar viele Enzyme wirken miteinander, beeinflussen einander, reichen ihre Spaltprodukte oder Syntheseprodukte den nächsten Enyzmen weiter, ohne daß man dieses Bild bereits aus der Dynamik bloßer „Pfeile", welche Substrat und Reaktionsprodukt miteinander verbinden, in eine Ortsstruktur des Cytoskeletts einordnen könnte. An jeder Stelle der enzymatischen Kette sind molekulare Wechselwirkungen, Vernetzungen und vor allem Rückkopplungen am Werk, überall finden sich Zeitkonstanten der Reaktionen, die meist im Mikrosekundenbereich liegen. Die hohe Spezifität dieses Stoffwechsels wird nicht nur durch diese raschen Reaktionszeiten, denen viel langsamere Umwandlungszeiten der großen Trägermoleküle, der Enzyme, im Sekundenbereich gegenüberstehen, sondern auch durch die Affinitäten, die zwischen den reagierenden Molekülen herrschen und durch zwei Eigenschaften bewirkt, welche das zelluläre System theoretisch besonders kompliziert machen. Teils aktivieren die Substrate, in der Autokatalyse, ihren eigenen Stoffwechsel selbst, teils hemmen die Substrate und ihre Spaltprodukte die enzymatischen Prozesse, in die sie verwickelt sind.

Wir fanden diese Hemmungen z. B. bei dem in der Physiologie der Erregung so bedeutsamen Stoffwechsel des Azetylcholins und seines Spaltproduktes, des Cholins (HARDEGG u. SCHAEFER 1952). Modelle, welche dieses Wirrwarr abbilden, sind nur mit Computern quantitativ zu konstruieren.

Krankheiten spielen sich letztlich an diesem komplizierten zellulären Substrat ab. Bemerkenswert freilich ist, daß Modelle zur Beschreibung von Stoffwechselkrankheiten vergleichsweise primitiv sind. Im Augenblick sind vorwiegend die Modelle der normalen Physiologie des Stoffwechsels entwickelt worden. Das hat einen einfachen methodischen Grund: An Zellen lassen sich Krankheiten nur schwer erstellen, und noch schwerer lassen sich pathologische Abweichungen messen.

Verglichen mit den Modellen biochemischer Verläufe mutet ein Modell sehr simpel an: das Modell *Rückkopplung*. Es kann dabei mit gutem Grund behauptet werden, daß Rückkopplung per se ein einfacher Mechanismus ist, dem das Ehrenwort Modell noch nicht verliehen werden kann. Aber Rückkopplungen sind das Fundamentalprinzip von Wirkungskreisen, die wir Regelkreise nennen, und ohne die eine Homöostase, d. h. eine Konstanz von Form oder Funktion, definitiv nicht verständlich gemacht werden kann.

Das Modell des Regelkreises gestattet es im Prinzip, jede noch so staunenswerte Homöostase zwar nicht im Detail zu beschreiben, aber eben einsehbar zu machen. Der Regelkreis ist um so effektiver, je sensibler seine Meßfühler sind. Natürlich kann kein Regelkreis eine absolute Konstanz der geregelten Gefäße bewirken, da er ja nur dann anspricht, wenn eine Abweichung (die „Regelabweichung") von der Norm (dem „Sollwert") vorliegt, welche den Regelmechanismus in Gang setzt (MITTELSTAEDT 1956). Diese Grundsätze fordern, was man bei der Entwicklung der entsprechenden Modell-Philosophie leicht übersieht, folgende Ergänzungen.

Erstens sind die Grundgrößen, deren Wert geregelt wird, nicht selber das bloße Resultat der Regelung, sie sind ihr Gegenstand, sind ihr also „vorgegeben". Es bleibt zweitens der „Sollwert", den der Regler so gut wie eben möglich konstant hält, von diesem Modell her gesehen unerklärt. Drittens bedarf die Tatsache, daß Sollwerte bestehen, wie groß sie sind und daß es Regler zu ihrer Einhaltung gibt, einer besonderen Modellierung (SCHAEFER 1956).

Diese modelltheoretische Situation werden wir unten am Beispiel der Erythropoese erläutern. Bekanntlich ist die Zahl der Erythrocyten des Menschen konstant, mit individuellen Unterschieden dieser konstanten Größe.

Diese Grundgröße ist in ein unglaublich verwobenes Netz von biologischen Grundbedingungen eingebunden, das ungefähr folgendermaßen aussieht. Die alles beherrschende Grundgröße im Organismus scheint in der Tat der Stoffwechsel zu sein. Er bestimmt zugleich die Höhe des Energie-Stromes und die Wasserstoffionen-Konzentration. Es sind nun folgende Prozesse aufeinander abgestimmt: Die Zahl der Erythrocyten und ihre Oberfläche garantieren einen $O_2$-Strom durch Diffusion in die Zelle, der den Zellstoffwechsel befriedigt. Die Größe dieses Stromes hängt vom Sauerstoffpartialdruck in Erythrocyten, der Diffusionskonstanten, der Diffusionsstrecke und etwaigen Diffusionshindernissen ab. Sind diese gegeben, liegt also die Mikroanatomie der Zellen mit ihrer kapillären Versorgung fest, so muß dennoch der Blutstrom passend sein: Die Zahl der Erythrocyten muß groß genug sein, um bei der herrschenden Blutströmungsgeschwindigkeit in den Kapillaren die $O_2$-Versorgung zu ermöglichen. Diese Strömungsgeschwindigkeit ist das Results der Struktur des Gefäßbaumes, seiner Verzweigungen, der Größe des Querschnitts aller Gefäße, insbesondere der Kapillaren, und des treibenden Blutdrucks. Letzterer wird vom Schlagvolumen einerseits, der Aortenelastizität andererseits bestimmt. In dieser Vielfalt von Bedingungen, die hier keineswegs vollzählig aufgeführt sind, darf keine Teilgröße „aus der Rolle" fallen, die ihr vom Gesamtsystem vorgeschrieben ist. (Vgl. OPITZ u. a. 1957.)

So hat z. B. SCHMID-SCHÖNBEIN (1976) gefunden, daß eine Senkung des pH im Gewebe die Erythrocytenmembran versteift, diese Versteifung die Fließeigenschaften der Erythrocyten und damit des ganzen Blutes verschlechtert (scheinbar die „Viscosität" erhöht), damit die Durchblutung verschlechtert und so zu einem circulus vitiosus führt, der bei der Auslösung des Infarktes offenbar eine große Rolle spielt.

ROTHSCHUH (1963, S. 62) hat dieses Zusammenspiel von Gesetzmäßigkeiten bei normalen Verhältnissen zu einem gemeinsamen Endziel die „bionome Gesetzmäßigkeit" des Organismus genannt. Sie besagt, daß alles zueinander paßt, also sich auch im Zusammenspiel aller Teile miteinander entwickelt hat. Diese synerge Entwicklung aller Teile des Organismus miteinander und füreinander ist übrigens der Aufmerksamkeit der Evolutionstheoretiker lange entgangen. Sie hat nichts mit der Entstehung des Lebens oder der Arten zu tun, ist aber die Grundlage einer allgemeinen Theorie biologischer Funktionen, die großenteils ungeklärt in ihrer Entstehung bleiben, selbst wenn man alle Teile und Übergangsfunktionen der die Funktion herstellenden Rückkopplungen und Regelungen entdeckt hat. Wie kommt es, daß im Organismus alles zu allem paßt? Die Zahl der Erythrocyten und ihre Oberfläche, bedingt durch ihre Größe, ist so bemessen, daß ein „Bedürfnis" befriedigt wird, das mit der Funktion des Kreislaufs als eines *Strömungssystems* nichts zu tun hat, aber den Kreislauf als den Funktionsträger des Stoffwechsels ausweist, obgleich dieser wieder von der Größe des Organismus (d. h. dem Verhältnis von Gewicht und Oberfläche) und seinen energetischen Betätigungen abhängt.

Wir wollen das Zusammentreten mehrerer Regelmechanismen, mit dem Ergebnis einer zweckmäßigen Anpassung aller Teile aneinander und im Dienst einer übergeordneten Funktion, ein *bionomes System* nennen. Es muß dann so sein, daß in solchen Systemen zahlreiche Rückkopplungsprozesse bestehen, durch welche Gleichgewichte festgelegt werden. Insbesondere entstehen dabei Gleichgewichte derart, daß gemeinsame Funktionsabläufe (z. B. die Sauerstoff-Versorgung aller Teile des Organismus) auch morphologisch festgelegt werden und sich nach Grundplänen ausrichten, die in der Stammesgeschichte (phylogenetisch) festgelegt sind. So konnte z. B. DOERR (1968) sein „Herzmodell“ entwickeln. Das Prinzip, nach dem bionome Systeme ihre Struktur entwerfen, ist dann dieses, daß alle anderen formalen Lösungsmöglichkeiten zu Instabilitäten (also nicht zu Homöostasen und stationären Systemen) führen, welche eine Zerstörung des nicht „passenden“ Zustandes bewirken müßten. Ein bionomes Modell der Kreislaufentwicklung könnte dann folgendermaßen aussehen. Wenn im fetalen Organismus ein Gefäß einen nicht „passenden“ Durchmesser hätte, lassen sich zwei Fälle denken. Falls der Durchmesser zu groß ist, fließt unnötig viel Blut, es wird die Konzentration der Stoffwechselprodukte, die aus dem Gewebe ausgeschwemmt werden, sinken. Ist der Durchmesser aber zu klein, so steigt die Konzentration der Produkte des Stoffwechsels. Falls man den Stoffwechselprodukten einen Einfluß auf die Struktur der Gefäßwand zuschreibt (z. B. einen Wachstumseinfluß), wird sich über diese rückgekoppelte Wirkung der Stoffwechsel-Konzentrationen, die von Stromflußgrößen determiniert sind, ein Gleichgewicht herstellen.

Schreibt man also den verschiedenen biologischen Prozessen diejenigen Parameter eines Regelkreises zu, welche das Endprodukt herbeiführen, dann ist eine hinreichende Verständnisgrundlage gegeben.

Alle Theorien der Evolution nehmen daher ebenso wie alle Theorien homöostatischer Zustände bestimmte Reaktionskonstanten rückkoppelnder Prozesse an. Das gilt sowohl für die geniale Theorie der Evolution des Lebens, die EIGEN entwickelt hat (EIGEN 1972), als auch für die weniger genialen Lösungen, welche biologische Funktionen beschreiben. Die Genialität evolutiver Theorien liegt darin begründet, daß Rückkopplungen ersonnen werden können, welche sowohl die Selbst-Reproduktion als auch die Änderung der durch Selbst-Reproduktion entstandenen Systeme, also die „Selektion“, erklären. Wir müssen diese dem Nicht-Biochemiker oft sehr schwer verständlichen Modelle hier beiseitelassen. Uns genügt es festzustellen, daß alle diese Versuche, komplizierte biologische Prozesse zu modellieren, mit dem Prinzip der Rückkopplung arbeiten.

Übrigens hätte ein evolutives Modell, welches die Folgen nicht-bionomer Entwicklungsgänge befähigt, eben diese Folgen selbst zu beseitigen, den Vorteil, daß nicht alle evolutiven Details genetisch programmiert werden müssen. Durch Rückkopplung spielt sich manches „von selber“ in das passende Gleichgewicht ein und nur wenige Grundparameter (wie z. B. die Größe des Stoffwechsels selbst) mögen vielleicht genetisch determiniert sein.

Dieses Rückkopplungs-Prinzip ist, wir wiederholen es, auch in der mathematischen Kinetik enthalten, welche Stoffwechsel oder Entwicklung mit nicht-linearen Differentialgleichungen beschreibt. Solche Theorien stehen derzeit insbesondere bei der Erklärung evolutiver Vorgänge im Vordergrund. Auch BERKING (1981) hat mit diesen Vorstellungen auf Modelle für das Wachstum bei der frühen embryonalen Entwicklung zurückgegriffen. Diese Ansätze gleichen denen EIGENs (1972) stark, ohne daß sie auf EIGEN Bezug nehmen. Sie setzen einen Aktivator und einen Hemmfaktor voraus, die beide ihre eigene Konzentrationsänderung steuern und in Ort und Zeit so zusammenwirken, daß dabei die beobachteten Wachstumseffekte erklärt werden. Allerdings sagt dann BERKING auch, daß es gilt, die chemische Natur solcher Aktivierungs- und Hemmungsfaktoren zu ermitteln, und für seinen speziellen Ansatz, die Entwicklung von Hydra aus Larven zu Polypen, ist das auch gelungen.

Aus dem Modell der Rückkopplung fließen zwei die naturphilosophische Diskussion stark beherrschende Konsequenzen. Zunächst ist das Rückkopplungsprinzip auch dann, wenn es im Gewande hoher mathematischer Präzision auftritt, nur ein formales und niemals schon ein materielles Modell des beschriebenen Prozesses. Es ist, mit EIGENs Worten (1972, S. 215), ein „allgemeines Prinzip der Selektion und Evolution auf molekularer Ebene". Die Lektüre der Arbeit EIGENs (1972) zeigt eindrucksvoll, welches Mißverhältnis zwischen der Erlangung der formalen Lösungen und der relativen Dürfigkeit der experimentellen Prüfung besteht, wobei EIGEN selbst betont, daß nur die experimentelle Prüfung über die Güte der mathematischen Theorie entscheidet. Erst allmählich gelingt es in einigen wenigen Fragen der zellulären Pathologie, z. B. bei der Erklärung des Zusammenhangs von Zuckerstoffwechsel, Alterung und Arteriosklerose (CERAMI u. a. 1987; VLASSARA u. a. 1985) exakte Modelle herzustellen, d. h. den Gang der Rückkopplungen im Detail mit klassischer chemischer Methode zu beschreiben. Es wird zweitens ein Prinzip verständlich, das die ganze moderne Biologie beherrscht: die Bedeutung von *Information*. Jede Rückkopplung beruht im Grundsatz darauf, daß Zustände oder ihre Veränderung („Sollwertabweichungen") gemessen werden. Das Meßergebnis muß dem entsprechenden Regler als Information zugeführt werden, damit er reagiert und ein neues stationäres Gleichgewicht herstellt. Man kann das Grundprinzip aller dieser Modelle mit dem Doppelsinn des Begriffs „Gleichgewicht" einsichtig machen, von dem wir eben sprachen. (Vgl. DENBIGH 1951.)

Der Lebensvorgang ist, gleich wo immer wir ihn betrachten, immer ein Vorgang weitab vom thermodynamischen Gleichgewicht (EIGEN 1972; PRIGOGINE 1972), also ein Vorgang mit sehr hoher negativer Entropie. Die Gesamtheit dieser Ungleichgewichts-Prozesse muß durch vielfältige Rückkopplungen so miteinander verknüpft sein, daß dabei der zweite Begriff des Gleichgewichts, die Homöostase und das stationäre System, hergestellt werden. Wo keine Rückkopplung herrscht, kann auch keine konstante Struktur, gleich welcher Art, aufgebaut werden. Wenn also z. B. PRIGOGINE behauptet (1972, S. 141), biologische Strukturen seien dissipative Strukturen, so kann das in dieser Form nicht zutreffen, denn die meist beschriebenen dissipativen Strukturen enthalten keine *Rückkopplungs-Mechanismen*. Sie entstehen genetisch, d. h. durch *Information*. Das schließt freilich nicht aus, daß es auch rückgekoppelte dissipative Strukturen gibt, aber für solche Strukturen sind in der Regel andere Begriffe entwickelt worden, welche teils genetischer Natur sind, teils Wachstum voraussetzen, das sich dem Begriff der dissipativen Struktur doch wohl entzieht.

Abschließend sei zu diesen sehr aphoristischen Anmerkungen zu zellulären Modellen nur noch gesagt, daß sie fast ausnahmslos *noch* dem Bereich der erdachten Modelle angehören. Allein schon ihrer vorwiegend formalistischen (mathematischen) Struktur wegen. Erst wenn es den Biochemikern gelingt, Biosynthesen solcher Moleküle durchzuführen, welche selbstreproduzierende Eigenschaften besitzen, treten diese Modelle in die Klasse gemachter Modelle ein. Derzeit sind die Modelle von einer Art, die man (ohne sie damit abzuwerten) so definieren kann, daß man Reaktionssysteme erdenkt und ihnen solche Konstanten und Parameter zuschreibt, zudem die Differentialgleichungen so (nämlich nicht linear) formuliert, daß im Prinzip eine Selbstreduplikation dabei beschrieben wird. Die Modelle haben hohen formalen und ästhetischen Reiz. Von einem Verständnis, wie Leben entsteht und wie Funktionen arbeiten, sind wir in der Regel dennoch weit entfernt.

Schauen wir auf die Ergebnisse dieser Betrachtung über Rückkopplung, Regelung und bionome Gesetzmäßigkeit zurück, so tauchen im Zusammenhang mit der Modellierung zwei Fragen auf, auf die ein solches Modell grundsätzlich keine Antwort gibt:

- Wie sind zweckmäßig agierende Systeme entstanden? Diese ihre Entstehung muß offenbar unabhängig von der Entstehung der Arten sein, denn diese setzt funktionierende Regelsysteme voraus, nicht umgekehrt.
- Wie ist dann insbesondere die absolute Anpassung aller Teile des Organismus aneinander verständlich zu machen, also die Tatsache zu erklären, daß es diese „bionome Gesetzmäßigkeit" gibt?

Auf die erste Frage gibt die DARWINsche Theorie von der Entstehung der Arten insofern ein Erklärung, als die Entstehung zweckmäßiger Funktionen für den Organismus, in welchem sie sich gebildet haben, Selektionsvorteile bietet. Seltsamerweise ist eine solche Theorie der Selektion im molekularbiologischen Bereich durch EIGEN (1972), durch DARWIN aber nur im Bereich der überindividuellen Prozesse, der Artentstehung, behandelt worden.

Die Modellierung dieser beiden Grundprobleme der Physiologie ist erstaunlicherweise kaum in Angriff genommen worden. Das Problem wurde freilich in Teilmodellen angegangen, für deren Form das Modell der Erythropoese besonders instruktiv ist.

### *4.5.6 Die Erythropoese als Objekt von Modellen*

Bei den Erythrocyten sind zwei von einander scheinbar völlig getrennte Probleme erkennbar: die Bestimmung ihrer Form und ihrer Zahl. Um mit der Form zu beginnen: diese ist nicht kugelförmig, was strukturell betrachtet eine besonders einfache Lösung gewesen wäre, sondern der Erythrocyt ist eine flache eingedellte Scheibe, deren Verhältnis von Oberfläche zu Volumen die Oberfläche begünstigt. (Die kleinste Oberfläche bei gegebenem Volumen hat bekanntlich die Kugel.) Durch die Scheibenform ist damit die Sauerstoff-Diffusion besonders stark begünstigt. Das Innere der Erythrocyen ist von Strukturen erfüllt, von Proteinen gebildet, die u. a. zweierlei bewirken: an ihnen wird Sauerstoff sehr viel stärker gebunden, als das von Hämoglobin allein in wässeriger Lösung zugleich möglich wäre. (LEPESCHKIN 1938) und feine Spectrin-Filamente, die sich aus dickeren Actin-Filamenten gebildet haben, machen die Zellmembran des Erythrocyten durchlässiger für Sauerstoff (Lit. in ALBERTS u. a. 1989, S. 633). Diese Strukturelemente sind genetisch bestimmt. Die Gene haben sich in langen Zeiträumen entwickelt.

Die zweite Eigenschaft der Erythrocyten ist ihre Zahl, die erstaunlich konstant gehalten wird, obgleich die Lebensdauer der Erythrocyten nur rund 100 Tage beträgt, eine Tatsache, welche es bedingt, daß pro Minute (!) 160 Millionen Erythrocyten zerfallen und also auch neu gebildet werden müssen. Ein Vorgang von solcher Intensität kann zu einer Herstellung einer Homöostase nur dadurch führen, daß er geregelt ist.

Ein solcher Regelmechanismus ist seit langem bekannt: die Bildung von Erythrocyten (Erythropoese) wird durch ein Hormon, das Erythropoetin, angeregt. Dieses Hormon wird bei Sauerstoffmangel im Gewebe vermehrt gebildet. Sauerstoffmangel entsteht durch Mangel an Erythrocyten. Die Niere ist offenbar eine der wesentlichsten Kommandostellen für die Bildung des Erythropoetins (JELKMANN 1986). Der Regelkreis ist also einsehbar. Doch ist er, wie wir noch zeigen werden, in dieser Form sicher zu einfach. Die Erythrocyten durchlaufen, aus den Zellen (Stammzellen), aus denen sie sich bilden, eine lange Reihe von Zwischenstufen, in denen offenbar ebenfalls Rückkopplungen mit Reglerwirkung angreifen (FLIEDNER u. a. 1978). Auch hier lassen sich, wie FLIEDNER gezeigt hat, Modelle ersinnen, deren relativ komplizierte Struktur den ebenfalls relativ verwickelten Phänomenen bei der Störung der Erythropoese gerecht wird. Die Übergangsfunktionen der einzelnen Stationen dieses erythropoetischen Modells sind aber immer noch unklar. Dasselbe gilt übrigens von der Entstehung der Leukocyten, bei denen wegen ihrer kleineren Zahl die Regelung weniger kompliziert erscheinen könnte, sich aber als von sehr ähnlicher Struktur wie bei den Erythrocyten erwiesen hat (FLIEDNER 1976; FLIEDNER u. a. 1982; STEINBACH u. a. 1978).

Die Modelltheorie der Bildung der Blutkörperchen (der *Hämopoese*) und Konstanthaltung ihrer Zahl wird also zwei grundverschiedenen Mechanismen angelastet, einem komplizierten zellulären System, das aus hintereinander geschalteten Speichern besteht, in die im „Reifungsprozeß" Zellen ein- und auswandern. So daß man also lokal wirksame Regler vermuten kann, deren Wirksamkeit zwar ein Computer-gefertigtes Modell quantitativ beschreibt, ohne zu wissen oder zu sagen, welche stofflichen Träger diese Regelung bewirken. Die „Speicher" sind nur gedankliche Konstrukte, sind also nicht auf reelle Räume beziehbar und repräsentieren nur Populationen von Individuen, welche sich zu gleicher Zeit in vergleichbaren Zuständen (z. B. der Reifung) befinden. Die Bevölkerungsstatistik macht von solchen Idealisierungen übrigens fast gleichartigen Gebrauch.

Für die Erythrocyten ebenso wie für Leukocyten ist aber sicher, daß man mit den lokalen Reglern nicht auskommt, um die Homöostase der Blutkörperchenzahl zu beschreiben (WICHMANN 1983, S. 91). Für die Erythropoese ist es das Erythropoetin, für die Leukocyten gibt es einen so generell wirksamen Regler nicht. Ihre Zahl wird durch eine Vielzahl von induzierenden Substanzen bestimmt (Lit. bei ALBERTS 1989, S. 974).

Das Modell macht also eine einfache Funktion der Erythrocyten, aber eine vielfache der Leukocyten deutlich. Die Leukocyten-Regler sind u. a. artfremde Stoffe im Blut. Was freilich die Konstanz der Leukocyten im Stadium völliger Gesundheit bestimmt, ist ebenso wenig sicher wie der Mechanismus einer Überproduktion bei der Leukämie. (Hierzu FLIEDNER u. a. 1982, 1987.) Die Tatsache, daß Leukocyten die Polizei des Körpers darstellen, ist durch lokale Chemismen verständlich. Daß sie der empfindlichste Reaktor gegen *äußere* Noxen sind, bleibt unverstanden. Leukämie ist genetisch (chromosomal) induziert, wie es scheint, doch was im Einzelnen vor sich geht, bleibt dunkel. Klinische Modelle der Leukämie-Genese verdienen den Namen nicht. Sie sind Beschreibungen von Defektstellen, nicht mehr. (Beispiel: KÜHN u. a. 1989, S. 515.)

### *4.5.7 Information und System*

Von den in Kap. 4.5.2 aufgeführten Kennzeichen des Lebendigen bleiben noch die Begriffe Information, Systembildung, Zweckmäßigkeit und Beseeltheit übrig. Über Seele und ihre Zwecke wird unten berichtet. Information und Systembildung gehören als moderne biologische Modellbegriffe auch nur noch teilweise in die Problematik des zellulären Lebens.

Man pflegt in der Zelle zwei Klassen hochstrukturierter Materie zu unterscheiden: die Eiweißkörper als Träger der stofflichen Veränderungen, welche vor allem die energetischen Bilanzen einschließlich der Bewegungen beherrschen, und die Ribonukleinsäure-Derivate als Träger der Information. Wenn man die Information ins Auge faßt, welche die Evolution, also insbesondere die Gesetzte der Vererbung, der Erbänderung (Mutation) und damit der Entstehung der Formen bestimmen, so ist diese Zuordnung völlig korrekt, und so wird sie von KÜPPERS (1986) in der wohl besten Darstellung dieses Teilproblems der Information dargestellt. Diese Information ist die der Doppelhelix von CRICK u. WATSON, die Buchstaben der Schrift, mit der die Information verbreitet wird, sind die Nukleotide, welche die DNA in ihren spezifischen Sequenzen zusammensetzen. Das für den Nicht-Fachmann vermutlich eindrucksvollste Detail dieser DNA-Information ist die Tatsache, daß die Schrift, in der die Information geschrieben ist, nur 4 Buchstaben besitzt, nämlich die 4 Aminosäuren Adenosinphosphat (A), Guanosinphosphat (G), Cytidinphosphat (C) und Thymidinphosphat (T). Hätte unser Alphabet vergleichsweise nur 4 Buchstaben, so wäre die Information in unseren Bibliotheken dürftiger, der Umfang der Bibliotheken dafür erheblich größer.

Doch besteht kein Zweifel, daß man mit 4 Symbolen, wenn man sie permutiert, große Mengen von Information übertragen kann. So hat also auch der zelluläre Informationsträger neben Buchstaben Worte und Sätze, die man Gene und Operone nennt. Die Ordnung der Symbole kann beliebig verfeinert werden und es entsteht eine komplette Analogie von zellulärer Information und Sprache (KÜPPERS 1986, S. 52). Dennoch sollte der grundsätzliche Unterschied zwischen sprachlicher und zellulärer Information nicht so geflissentlich verwischt werden, wie das von Molekularbiologen gerne geschieht. Sprache ist in ihrer Urform etwas vollkommen Anderes als ein genetischer Code, nämlich ein Ausdrucksmittel, um Seelisches mitzuteilen oder auszulösen. Schrift ist eine Abstraktion von Sprache, und nur das Prinzip der Schrift läßt sich der genetischen Codierung analogisieren. (Zur Sprache vgl. BISER 1970, S. 15ff.) Dennoch sind die formalen Analoga bestechend. Modelle aber werden kaum beide Formen der Information zugleich „verständlich" machen, allein schon deshalb, weil bei beiden der Absender und der Empfänger der Information unvergleichbar verschieden sind (GRÜSSER 1972).

Informationen sind – das ist freilich wieder eine Gemeinsamkeit beider Informationsformen – dazu erschaffen oder geeignet, Reaktionen in oder an Entitäten zu veranlassen, die mit den Mitteln der Biologie nur als Funktionen beschrieben werden können, in der Sprache der Soziologie aber „Systeme" sind. Wir wollen uns nicht in die Prinzipien der Systemtheorie verlieren. Es könnte geschehen, daß wir von ihr dasselbe sagen müßten, was man von FREUDs Theorie des Unbewußten gesagt hat (EYSENCK 1985, S. 36), daß das Wahre an ihr nicht neu, das Neue an ihr nicht wahr ist. Systemtheorie ist identisch mit der klassischen Funktionstheorie der Physiologie. Systeme sind „Gestalten", in denen Elemente zu gemeinsamen Funktionen zusammentreten, in denen aber jedes Element zugleich Funktionen eigener Art zur Herstellung der gemeinsamen Funktion ausübt. Man kann, wie wir schon eingangs zu Kap. 4 sagten, die Zelle als ein Parallelstück zum Gesamtorganismus auffassen und ihr daher den Titel eines Systems zubilligen. Aber das „Systemische" der Zelle ist mit den Funktionen der Zelle definiert, das medizinisch (klinisch) bedeutsame an Systemen gehört in ein anderes Kapitel. Das gilt erst recht für die mit dem System „Mensch" verbundenen Charakteristika der Zweckfindung, Zielstrebigkeit und des Bewußtseins.

## 4.6 Zusammenfassender Überblick über Zell-Modelle

Was kann man abschließend zur Theorie zellulärer Modelle sagen? Drei Fragen drängen sich auf: 1. Was ist modelliert? 2. Zu welcher Klasse gehören die Modelle? 3. Wo liegen die Fortschritte, und worin besteht der Gewinn für die Medizin?

Wer wie der Autor die Entwicklung der Zellphysiologie in den letzten 60 Jahren am Rande miterlebt hat, ist zunächst von der Tatsache beeindruckt, daß viele, wenn nicht die meisten Modelle aus der Zeit von 1930 überflüssig geworden sind, weil die damals weder einsichtigen noch verstehbaren zellulären Prozesse heute einsichtig und verstehbar sind. Zu diesen Modellen, deren Gegenstand ins weitgehend Verstandene hat versetzt werden können, gehören die Modelle der Genetik und der Funktion des Zellkerns, die Struktur und Funktion der Membran und die Art makromolekularer Reaktionen, z. B. der Immunbiologie. Das zwischen Kern und Membran ausgespannte Cytoplasma war nach der Jahrhundertwende ein amorpher Sack voller Geheimnisse. Es hat sich inzwischen als ein Raum entpuppt, in dem sich zahlreiche Strukturen mit definierbaren Funktionen finden. Die Einteilung in lösliche und strukturgebundene Enzyme, die noch bei DUSPIVA (1940) zitiert wird, hat sich inzwischen immer mehr zu den strukturgebundenen Enzymen verschoben (vgl. Kap. 4.1). Diese Erfolge sind im wesentlichen dem Zuwachs an optischer Information vor allem durch das Elektronenmikroskop zu verdanken. In den Leistungen der Mikroskopie bewahrheitet sich der alte modelltheoretische Satz, daß unser Verständnisbedarf wenn auch vielleicht nicht alleine so doch vorwiegend durch Formen befriedigt wird. Das Sichtbare ist relativ leicht erklärbar.

Die obigen Analysen zeigen, daß in der Zellphysiologie „ontologische" Modelle vorherrschen; es wird der Zustand der Zellteile und ihre Funktion beschrieben. Evolutive Modelle dagegen sind immer noch spekulativ und versuchen das Phänomen Leben gegen den Zustand der Leblosigkeit abzugrenzen bzw. festzustellen, daß es eine solche Grenze vermutlich nicht gibt.

Wo es früher erdachte (oder in Einzelfällen wie den Kollodium-Membranen auch gemachte) Modelle gab, sind diese Modelle in beobachtete Modelle überführt worden, wenn sich der Gegenstand (wie z. B. die Zellmembran) nicht sogar weitgehend ohne jedes Modell unmittelbar an Hand sichtbarer Prozesse verstehen läßt. Freilich sind die Darstellungen der Membran dann doch noch modellhaltig, indem der (noch) unsichtbare molekulare Aufbau durch Bilder verdeutlicht wird, die immer noch an Modelle erinnern, wie sie vor 100 Jahren von den Hygienikern zur Darstellung der Immunitätsprozesse erdacht worden sind. Überlebt hat sich das Poren- bzw. Ölketten-Modell der Membran. Wir sehen die Poren und bestimmen ihre elektrischen Eigenschaften (z. B. ihre Permeabilität) durch Mikroelektroden (sog. patch-clamps), die man der Pore aufsetzt und mit deren Hilfe bestimmt, was durch die Pore hindurchgeht (NEHER u. a. 1978).

Ein besonders wichtiger Fortschritt in der Modelltheorie der Zelle ist vermutlich darin zu sehen, daß man Teile der Zelle mit mikrochirurgischen Methoden willkürlich verändern kann. Das trifft bekanntlich in hohem Maße auf die Zellkerne zu, die durch die Gentechnologie viele ihrer Rätsel haben preisgeben müssen. Es trifft aber auch auf die Membranen zu, die man z. B. elektrisch durchlöchert und durch Aneinanderlegen solcher Löcher dazu bringen kann, daß sie ihre Individualisierungsfunktion aufgeben und eine Verschmelzung von Zellen gestatten (ANDREASON u. a. 1989; TEISSIE 1988). Man kann durch wiederholte Fusionen künstliche Riesenzellen machen. Hier wäre also der Begriff eines „gemachten Modells" durchaus korrekt.

Wenn der Nicht-Spezialist die Entwicklung richtig beurteilt, sind zwei technische Fortschritte aber an dem Siegeszug der Zellphysiologie in hohem Maße beteiligt: die Verfeinerung der chemischen Analyse und die Möglichkeit, durch neue bildgebende Verfahren auch an lebenden Zellen eine Sichtbarmachung zu erreichen, welche der Auflösung eines Elektronenmikroskops kaum nachsteht.

Die chemische Analyse war bis zur Zeit des II. Weltkriegs der elektrischen Analyse sowohl hinsichtlich ihrer Empfindlichkeit als auch ihrer Schnelligkeit (ihrem zeitlichen „Auflösungsvermögen") weit unterlegen. Ganz ist dieser Abstand immer noch nicht aufgeholt. Durch die Messung rascher enzymatischer Vorgänge durch EIGEN ist eine Modellierung enzymatischer Prozesse möglich geworden, die um 1930 unvorstellbar schien (EIGEN u. a. 1963; HESS 1968). Die Feinheit der chemischen Analyse verdanken wir den Methoden, welche die Unterschiede der Wanderungsgeschwindigkeit von verschiedenen Molekülen in Kapillaren und Gelen ausnutzen, so daß z. B. die Störungen der Proteinsynthesen in Magnetfeldern von 1 Millitesla noch analysierbar sind: Die Polypeptide werden mit einer Gel-Chromatographie in Banden auseinandergezogen dargestellt (GOODMAN u. a. 1988). Auch in diesen Versuchen tritt die unmittelbare Einsehbarkeit bereits an die Stelle des Modells. Dasselbe gilt für die Sichtbarmachung chemischer Substanzen, sei es z. B. durch radioaktive „Tracer", sei es durch Anlagerung fluoreszierender Stoffe. Auch hier werden frühere Modelle durch unmittelbare Darstellung der „Wirklichkeit" ersetzt.

Die Methode, auch an lebenden Zellen mit Vergrößerungen von elektronenoptischer Natur zu arbeiten, verdanken wir der Elektronik. Im Verbund mit angelagerten Stoffen besonderer Sichtbarkeit werden Bilder, die im sichtbaren Licht entstehen, elektronisch so vergrößert, daß das Leben als Bewegung auf Bildschirmen sichtbar wird, auch hierbei Modelle durch Darstellung von „Wirklichkeit" ersetzend.

Diese Verfahren sind eine Weiterentwicklung einer Vitalmikroskopie (in vivo Mikroskopie), welche durch Färbung von Stoffströmungen das Unsichtbar-Dynamische ebenfalls unmittelbar sichtbar macht. Die Funktion der Niere ist durch die Injektion des Farbstoffs Lissamin-Grün z. B. „einsehbar" gemacht worden, und diese Methode hat dann zu wesentlich vollständigeren Modellen der so komplizierten Nierenphysiologie geführt (STEINHAUSEN u. a. 1976, 1990).

Die Bedeutung der Zell-Modelle für die Medizin ist überall dort enorm, wo der zelluläre Prozeß den Krankheitsprozeß vorwiegend beherrscht. Das ist z. B. bei allen Fragen der Immunologie der Fall, deren Klärung die Möglichkeiten der Transplantation soweit verbessert hat, daß heute fast alle Organe transplantierbar sind. Die Schwierigkeiten, die BRENDEL noch 1978 beschrieb, sind weitgehend gelöst, wie schon 1986 auf der Naturforscherversammlung deutlich wurde (PICHLMAYER 1986; RIETHMÜLLER 1986). Auch die Theorie des Calciums als Schlüsselsubstanz zahlreicher pathogener Prozesse ist zellphysiologisch *meßbar* geworden, freilich keineswegs eine rein zelluläre Entdeckung. Dennoch ist die Einführung von Calcium-Antagonisten (FLECKENSTEIN 1983) eine medizinisch-therapeutische Leistung von sehr großer Bedeutung, aber keineswegs ein Resultat reiner Zell-Physiologie.

Ist also durch die Fortschritte der Zell-Physiologie, insbesondere durch das, was man „Molekular-Biologie" nennt, zugleich auch eine zelluläre Theorie der Krankheit, eine „Molekularpathologie" (RATZENHOFER 1975) entstanden? Was uns verständlich geworden ist, ist die molekulare Natur immunologischer Prozesse (BAUTZ u. a. 1989).

Die Durchsicht des immunologischen Abschnitts eines modernen Lehrbuchs, etwa der Inneren Medizin, zeigt, daß ein erheblicher Teil jener Erkrankungen, die noch vor wenigen Jahrzehnten in ihrer Pathogenese völlig unverständlich schienen, nunmehr in *einem* entscheidenden Mechanismus einer zwar begrenzten aber grundsätzlichen Erklärung zugänglich wurden: alle jene Krankheiten, die zu den Erkrankungen des Immun-Systems gehören, einschließlich der Auto-Immun-Krankheiten und der Allergien. Die Erfindung der Papier- und Gel-Chromotographie, mit der die Teilchengröße von chemischen Verbindungen und Fraktionen dieser Verbindungen auf einfachste Weise bestimmt werden kann, hat die Modellierbarkeit auf dem Gebiet der Immun-Biologie rasch verbessert, und die für den Laien unübersehbare Fülle von Klassen von Immun-Substanzen und der möglichen Zuordnung von Struktur und Funktion zeigt, in welchem staunenswerten Ausmaß chemische, strukturelle Modelle biologischer Funktionen möglich geworden sind. Schon LETTERER (1971) hat die Vision „morphologischer Äquivalenzbilder" immunologischer Vorgänge gehabt, und die Zuordnung von Immun-Substanzen bestimmter molekularer Größe zu Funktionen einerseits und Lokalisationen im Cytoskelett andererseits ist zu Modellen zellulärer Funktionen und ihrer pathologischen Entgleisungen entwickelt worden, welche den Begriff einer „Molekularpathologie" durchaus gerechtfertigt erscheinen lassen.

Doch sollten wir auch die Grenzen dieser Modelle erkennen. Die Modelle zellulärer Pathogenese sind „ontologische" Modelle im oben beschriebenen Sinn. Sie machen zunächst verständlich, warum es bestimmte Krankheiten mit dieser zellulären Abweichung gibt. Was diese Modelle nicht leisten, ist zweierlei. Erstens machen sie den Entwicklungsgang von dem zellulären Befund. z. B. dem Vorhandensein bestimmter Antikörper oder Immundefekte, hin zur klinisch manifesten Krankheit *nicht* verständlich. Der zelluläre Befund nimmt damit das Charakteristikum eines Indikators an, der die manifeste Erkrankung oder ihre bevorstehende Entwicklung zu diagnostizieren gestattet, freilich auch in gewissen Fällen gestattet, therapeutische Konzepte auf dieser zellulären Basis zu entwerfen, weil der Weg vom zellulären Befund zur klinisch manifesten Krankheit wenn auch nicht im Detail einsehbar, so doch in der Pathogenese erklärt und damit im *Prinzip* verhütbar gemacht ist. (Daß das Prinzip der Therapie noch bei so wenigen Krankheiten entwickelt werden konnte, liegt an der Unmöglichkeit, heute schon in die molekularkinetische Entwicklungsgrundlage der Krankheit einzugreifen.)

Die zweite Grenze des molekularpathologischen Modells liegt in seiner Natur, als eines ontologischen Modells. Es läßt die Frage seiner Entstehung offen. Selbst wenn man eine starke genetische Komponente solcher Prozesse annimmt, bleibt die Frage unbeantwortet, warum sich eine Erkrankung beim einen Patienten entwickelt, beim anderen nicht, obschon auch Gesunde häufig Abweichungen zeigen, die man als pathogenetisch relevant betrachten muß (vgl. z. B. FRANKE u. a. in BAUTZ u. a. 1989, S. 13). Ferner bleibt die Frage nach der *Ursache* des molekularpathologischen Befundes dann völlig offen, wenn der Befund nicht als Folge genetischer Abartigkeiten interpretiert werden kann, wie z. B. beim rheumatischen Formenkreis. Erst recht bleibt die Wahl des Zeitpunktes im Ausbruch der Krankheit völlig unverstanden. Warum sich z. B. bei einem Patienten zu dem betreffenden Zeitpunkt eine Neurodermitis entwickelte, ist nicht modellierbar. Niemand kann voraussehen, ob und mit welchen Methoden es der Molekularpathologie gelingen wird, diesen Schritt in eine ätiologische Analyse zu machen.

Es wird also im Rückblick auf die Theorie zellulärer Modelle eine gewisse Resignation verbleiben, die aus allzu hoch gespannten Erwartungen stammt. Wir stehen einerseits bewundernd vor dem sich täglich ausweitenden Gebäude einer zellulären Theorie, wir können aber kaum an der Tatsache vorbeisehen, daß weder das Phänomen „Leben" in eine nennenswert höhere Verständlichkeit gehoben werden konnte noch daß dem Problem der Krankheit entscheidend beizukommen war, wenn man von genetischen Krankheiten absieht. Nicht einmal das doch vermutlich rein zellulär zu betrachtende Problem der Krebs-Initiation ist gelöst, der Lösung wohl deutlich näher gerückt. Die Umsetzung in medizinische Anwendungen, vor allem der Therapie, sind bescheiden. Das liegt an zwei Tatsachen. Erstens beschreibt die Zellphysiologie die zellulären Grundlagen der Krankheiten, wie das die Pathophysiologie immer getan hat, in Form einer Aufweisung von Anomalien und Defekten, ohne Entscheidendes zur Erstursache dieser Defekte beitragen zu können. Es gibt einige bemerkenswerte Ausnahmen wie z. B. die Aufklärung der Rolle der Kohlehydrate bei der Entstehung der Arteriosklerose (VLASSARA u. a. 1985). Aber Ätiologien im Sinne VON JORÉS (1956), also Erstursachen, die naturwissenschaftlich nicht weiter hinterfragbar sind, findet man mit diesen Methoden nicht.

Der zweite Grund für die relative Unergiebigkeit der Zellphysiologie für die Krankheitslehre liegt natürlich darin, daß Krankheit immer den „ganzen Menschen" betrifft, wie das z. B. von KREHL (1930) oder SIEBECK (1959) formuliert haben und was zwingend aus der Feststellung hervorgeht, daß fast jede Zelle unter dem Kommando des Gehirns steht und der Mensch es zudem lernt, selbst mit erheblichen zellulären Abweichungen zu leben. Wenn z. B., wie zu zeigen sein wird, Streß ein pathogener Faktor ist, ist streßbedingte Krankheit nicht nur auf zellulärer Ebene modellierbar.

Wer dieses unvoreingenommen bedenkt, kommt zu einer seltsamen Schlußfolgerung. Er entdeckt nämlich, daß auch bei zellulärer Ätiologie einer Krankheit, wie es das Karzinom ist, eine psychosomatische Ätiologie heute kaum schwieriger modellierbar ist, als eine zelluläre. Der mißliche Umstand dabei ist nur der, daß sich beide ätiologischen Theorien auf verschiedene Prozesse erstrecken. Die zelluläre Theorie des Karzinoms betrifft zunächst die Initiation der Krankheit. Diese ist offenbar rein zellulärer Genese. Die Promotion aber ist vielgestaltig, mag an den Membraneigenschaften hängen, hat es aber insbesondere mit der Krebsabwehr, der Immunität, zu tun (ADLER 1981; BAHNSON 1969; BAMMER 1981; LE SHAN 1982; MEERWEIN 1981; PSYCHOPHYSIOLOGICAL ASPECTS 1987; SKLAR 1981; SOLOMON 1969, 1974; WEYER u. a. 1966). Immunprozesse sind stark von zentralen Streßfaktoren beeinflußbar. Man kann diese Einsicht sogar in Therapie umsetzen (SPIEGEL u. a. 1983, 1989).

Wir dürfen diese Rolle des Zentralnervensystems freilich nicht dahin mißverstehen, als seien zelluläre pathogene Mechanismen etwa den das Bewußtsein tragenden Zellen des Gehirns in einer hierarchischen Ordnung unterworfen. Die Vorzüge zentraler Steuerungen sind keineswegs, nach alter psychosomatischer oder gar psychoanalytischer Ansicht, obligatorisch an Vorgänge gekoppelt, welche bewußten Prozessen analog sind. Die vegetativen Zentren sind weit wichtiger, was z. B. bei der Hypothese deutlich wird, welche dem Melatonin des Pinealorgans eine maßgebende Funktion bei der Kanzerogenese zuweist (BLASK 1984). STURM u. BIRKMEYER (1976) geben zahllose weitere Beispiele. Je mehr wir über periphere pathogene (oder auch protektive) Mechanismen lernen, desto mehr erkennen wir, wie viele von ihnen einer zentralen Beeinflussung unterworfen sind.

Diese Einsichten tragen natürlich selber wieder die Kennzeichen eines Modells, welches die im Detail durchaus noch strittige Ansicht einschbar macht, daß Krankheit ein Problem darstellt, dessen viele Facetten offenbar eine weitgespannte Interpretation erfordern, die über zelluläre Mechanismen weit hinausreicht, so notwendig die Mechanismen auch zur vollständigen Beschreibung des Phänomens einer Krankheit sind. Die derzeit herrschende Einseitigkeit in der Lobpreisung von Zellphysiologie und Molekularbiologie ist also zwar verständlich und angesichts ihrer faszinierenden Erfolge berechtigt. Es wäre aber für die Medizin ein schwerwiegender Nachteil, wollte man über diesen Erfolgen die Grenzen dieser zellulären Pathologie vergessen.

# 5 Modelle der leiblichen Krankheit

Wir haben früher bereits (Kap. 1.6) von der „Wirklichkeit" der Krankheit gesprochen und dürfen nun feststellen, daß diese Wirklichkeit sich selten auf der Ebene zellulärer Prozesse modellieren läßt. Krankheit ist – um unsere späteren Analysen vorwegzunehmen – der Beweis für die „Wirklichkeit" der Welt schlechthin. Das hat uns der Phänomenologe H. SCHMITZ (1980) gelehrt, wenn er sagt, „mit der Wirklichkeit beginnt der Ernst des Lebens" (S. 40), und der ernstesten Dinge eines ist die Krankheit. Sie erschüttert in der Regel (vom „Bagatell-Fall" abgesehen) unsere ganze Existenz.

Die Grenzen aller zellulären Modelle krankhafter Störungen zeigen uns die Notwendigkeit, Modelle zu konstruieren, welche dem Phänomen ‚Krankheit' in seiner den ganzen Menschen verwandelnden Form gerecht werden.

Zu Beginn müssen wir feststellen, daß sich der Begriff „Krankheit" nicht in allgemeingültiger Form definieren läßt (ROTHSCHUH 1975; SCHAEFER 1959; 1976). Dies bedeutet zugleich, daß es kein allgemeingültiges Modell des Phänomens ‚Krankheit' geben kann. Diese Nicht-Modellierbarkeit wird erst recht deutlich, wenn der ethnologische Hintergrund des Phänomens ‚Krankheit' betrachtet wird. In jeder Kultur zeigt das, was man jeweils als „krank" oder „Krankheit" bezeichnet, völlig verschiedene Aspekte, sogar bei der Phänomenologie des Sterbens (KLEINMAN 1980; SCHIEVENHÖFEL u. a. 1986; SCHIPPERGES 1985; SICH u. a. 1986). Der Grund für diese starke ethnologische Bestimmtheit aller Krankheitsphänomene ist, daß Krankheit – wie wir am Ende des zellulären Kapitels feststellen – den „ganzen Menschen" und also vor allem auch sein seelisches Vermögen betrifft.

Diese Feststellung besagt keineswegs, daß nicht die Naturwissenschaft in der Klärung des Phänomens ‚Krankheit' eine entscheidende Rolle spielt. Es wird das Anliegen dieses Kapitels sein, diese Rolle gegen die der psychologischen Einflüsse abzugrenzen, also eine Modellbetrachtung zu versuchen, in der Somatisches und Psychisches in korrekter Weise gegeneinander abgewogen werden. Es wird sich dabei zeigen, daß in einer solchen Modelltheorie der Krankheitsphänomene das Soziale als dritte Dimension einen gewichtigen Platz einnimmt. Die Medizin ist eine soziopsychosomatische Wissenschaft (SCHAEFER 1966), wobei freilich ein erheblicher Teil sozialer Einflüsse nur über Seelisches wirken kann (vgl. Kap. 5.3).

Die Präponderanz der Naturwissenschaft in diesem System von Modellen überrascht den Kenner kaum. So unsicher auch naturwissenschaftliche Aussagen sein mögen (weswegen sie ja der Modelle bedürfen), so ist doch der Grad der Sicherheit ihrer Aussagen insgesamt wesentlich höher als der von Aussagen der Soziologie oder Psychologie. Diese Tatsache ist die Folge des enormen Zuwachses an Komplikation bei seelischen und sozialen Prozessen.

Auch beginnt die Naturwissenschaft in Bereiche der Medizin vorzudringen, die bislang, wenn auch nicht von spekulativen, so doch von empirisch wenig gesicherten Modellen beherrscht werden. Ich nenne zwei dieser Bereiche: das Phänomen ‚Heilung' und die hier durchaus zu Recht zitierte „vis medicatrix naturae" (NEUBURGER 1926) und das Problem der Ätiologie von Krankheit. Der „Kausalregreß", d. i. die Rückverfolgung der vordergründigen Krankheitsursachen auf deren Ursachen und auf die Ursachen dieser Ursachen, dieser Kausalregreß ist durch die Methode der Epidemiologie weit voran getrieben worden – mit dem Erfolg, daß sich heute ätiologische Modelle ersinnen lassen, von denen wir noch vor fünfzig Jahren nur hätten träumen können. Dennoch bleiben selbst bei diesen Erfolgen einer naturwissenschaftlichen Medizin oft die entscheidenden Fragen offen, deren wichtigste Frage ist, wie die Krankheiten in erster Instanz entstehen.

## 5.1 Ontologische Modelle der Krankheit

### *5.1.1 Funktionsstörungen als ontologisches Modell der Krankheit*

Sobald als „Sitz" der Krankheit nicht mehr nur die Zelle angesehen werden kann, müssen Modelle, die ein solches multizelluläres Geschehen einsehbar machen sollen, „systemtisch" orientiert sein. Die miteinander in Wechselwirkung stehenden Teile des Organismus werden auf ihre pathogene Potenz hin betrachtet. Das bedeutet zugleich, daß solche Modelle sich auf Störungen von Funktionen beziehen, denn die Wechselwirkung von Organen und Organteilen im Verbande des Organismus wird immer als „Funktion" beschrieben, sofern (was wohl ausnahmslos der Fall ist) solche Wechselwirkungen Bedürfnisse des Organismus oder seiner Teile befriedigen oder auch einfach nur „zweckmäßig" erscheinen. Funktionen sind „Leistungen" bestimmter Teilsysteme für andere Teilsysteme oder für den Gesamtorganismus. Ihre Zweckmäßigkeit ist die kausale Folge ihres Wirkungszusammenhangs. Insofern also wird der „Zweck" aus dem ontologischen Modell der Funktion durch ihre Kausalanalyse eliminiert. Er erscheint erst wieder in einem evolutiven Modell, eingeführt durch die Frage, wie es zu einem Gefüge zweckmäßiger Wirkungen überhaupt hat kommen können. Die Funktion erfüllt dann zwar Zwecke, bleibt aber „verständlich" allein durch ihre (kausalen) Mechanismen, wie wir das schon von Regelkreisen kennen. In diesen Funktionen treten meist (wenn auch vielleicht nicht notwendigerweise?) Rückkopplungen auf. Würden sie fehlen, so wäre das die Funktion erfüllende System nach dem Prinzip einer „prästabilierten Harmonie" entworfen, was allenfalls für genetisch programmierte Funktionen zutreffen könnte.

Krankheiten können also als Störungen (Defekte, Versager) solcher Funktionen beschrieben werden. Eben diese Art der Beschreibung fordert aber mit logischer Stringenz eine Erklärung für die *Verursachung der Störung*, da es keine evolutiven Modelle geben dürfte, welche die (unzweckmäßige) Störung als Folge etwa einer natürlichen Selektion erklären. Das „Störungsmodell von Funktionen" dient dann also nur dazu, die Phänomene der Krankheit und ihre (kausal interpretierbaren) Folgen zu beschreiben. Diese Beschreibung beherrscht zum Beispiel die terminalen Entwicklungen der Krankheit. Die „atria mortis", die „Eintrittspforten des Todes", welche schon die antike Medizin kannte, sind der Beweis: Kreislauf, Atmung und Gehirn sind die Prototypen der Kardinalfunktionen, welche Leben erst ermöglichen und mit ihrer Störung beenden.

Weil solche Störungen eines Kausalregresses bedürfen, wird man nach Störungsquellen suchen. Sie können (genetische Krankheitsursachen ausgenommen) in zwei Klassen eingeteilt werden: Störungsquellen der Umwelt und Störungsquellen, welche im „Verhalten" des Menschen liegen. Das „Verhalten" der vom Menschen unabhängigen Tiere kann wohl niemals Ursache einer Störung sein, denn dieses Verhalten ist genetisch programmiert, genetische Programme aber sind durch Selektion entstanden und daher ihrer Form nach „zweckmäßig", was eine pathogene Bedeutung ausschließt. Die „Instinktlehre" bemüht sich denn auch seit TINBERGEN (1951), die lebenserhaltende Funktion tierischen Verhaltens zu beweisen. Ausnahmen (wie zum Beispiel der Todeszug der Lemminge) bleiben rätselhaft. Menschliches Verhalten hingegen ist weithin pathogen, und so entspricht es diesem Fundamentalmodell der Pathogenese, daß nun auch eine „*Verhaltensmedizin*" entsteht, welche Verhalten nicht nur in seinen Wirkungen erforscht, sondern auch therapeutisch ändert (Lit. bei TRAUE 1986). Daran, daß Verhalten keineswegs immer bewußt gesteuert wird, wird der Schwierigkeitsgrad solcher Verhaltens-Modelle erkennbar.[1]

Neben dem Verhalten liefert uns die Umwelt die wohlbekannte Unsumme von Funktionsstörungen, die wir im einzelnen kaum zu besprechen brauchen. Diese Umwelteinflüsse pathogener Art pflegen Funktionen durch unmittelbare Einwirkung auf die Zellen, welche die Funktionen bewirken, zu stören – durch Noxen sehr heterogener Art: physikalische Noxen (zum Beispiel bei Unfällen), chemische Noxen (zum Beispiel bei Vergiftungen aller Art) und Strahlungen. Sobald solche Noxen ermittelt sind, pflegt ein ätiologisches Modell der betreffenden Krankheit auf der Hand zu liegen. Es liegt in der Natur solcher Noxen, daß sie in der Regel akute Krankheiten auslösen. Das wiederum bedingt, daß die Ätiologie selten problematisch ist, weil der „Zusammenhang" zwischen Noxe und Krankheit durch das „post hoc ergo propter hoc" eindeutig ist. Nur unbekannte Noxen geben bei akuten Krankheiten Probleme auf. Ist die Wirkung freilich nicht akut, spielt also der Faktor „Zeit" eine Rolle, werden alle ätiologischen Modelle in der Regel

[1] Neben der „Verhaltensmedizin" gibt es eine „Verhaltenstherapie" psychotherapeutischer Provenienz, die hier nicht gemeint ist.

kompliziert. Akute (zeitunabhängige) und chronische Verläufe sind also total verschieden.

*5.1.2 Das Fehlen der Zeit als Kennzeichen ontologischer Modelle*

Die naturwissenschaftlich orientierte Medizin hat, den Modellen der Pathophysiologie folgend, die Dimension der Zeit auch in den Modellen der Krankheitsentstehung in eine Rolle verwiesen, welche ihr eine nur untergeordnete Bedeutung verlieh. Natürlich spielte die Zeit bei Infektionskrankheiten eine Rolle, der Zeitpunkt der Krise etwa war diagnostisch und therapeutisch wichtig. Die Zeit war reduziert auf das, was man in der Technik „Laufzeit" nennt, auf eine Latenz, welche der pathogenetische Prozeß zur Entwicklung braucht. Typisch für diesen Reduktionismus in Hinsicht auf Zeit ist die Behandlung der Zeit in der Kybernetik. Die Zeit spielt als Codierungsmittel eine Rolle, z. B. bei der Frequenz und Musterung von Nervenimpulsen, bei Relaxationszeiten, Latenzen und dergleichen (vgl. HASSENSTEIN 1965, S. 96f). Der Regelkreis selbst enthält keine zeitlichen Daten, wenn man von den „Zeitkonstanten" seiner Stellglieder absieht. Diese sind für das geregelte Phänomen ohne Belang.

Es scheint paradox, die in solchen Prozessen auftretende Zeitdimension eine „statische" Zeit zu nennen. Man könnte es aber insofern, als die Zeit in alle diese Prozesse als Naturkonstante eingeht, denn auch die Zeitmuster einer Codierung sind „Konstanten", mit denen das Informationssystem Information verwertet, die selbst auf diese Zeitkonstanten keinerlei Bezug nimmt. Man mag das auch negativ so ausdrücken, daß „Zeit" in diesen Modellen keine „geschichtliche" Zeit ist, in der das Geschehende durch seinen Zeitablauf, und zwar von außen, bestimmt wird, und dieser Zeitablauf dadurch eben nicht ein Konstante, sondern ein Konstituens der Variation ist. Geschichtliche Zeit ist diejenige Zeit, in der das Schicksal eines Systems sich in verschiedener Weise entscheiden kann, in der also die Umwelt mit Hilfe der Dimension der Zeit entscheidende Prozesse verändert.

Um es bei einem alten Beispiel bewenden zu lassen: Der Diabetes erwies sich als die Folge einer Funktionsminderung des Inselapparates. Er schien damit „erklärt". Diese Funktionsminderung hatte natürlich Zeitkomponenten, z. B. die Zeitkonstanten der Zuckerausscheidung oder des „turn-over" von Kohlenhydraten im Stoffwechsel. Diese Zeitkonstanten bestimmten aber die Phänomenologie des pathologischen Prozesses nur am Rande. Der Defekt war da – wodurch er entstand, war ohne Belang. Die Frage nach seiner Verursachung trat nicht auf.

Die Geschichtlichkeit der Krankheit aber beginnt mit der Anamnese. Diese spielte eine Rolle, wenn eine Diagnose zu stellen war. Man suchte nach Ereignissen in der Vergangenheit, welche teils das Alter des derzeit bestehenden Zustandes andeuteten, teils einen Hinweis auf seine Entstehung gaben. Daß aber die Entstehungsgeschichte einer Krankheit mit Geschichtlichkeit zu tun habe, ist erstmals von der psychosomatischen Medizin unter Führung V. VON WEIZSÄCKERS gesagt worden, und von dessen Schülern am eindringlichsten, wenn auch unter allerlei Spekulation verborgen, von KÜTEMEYER (1953, 1963), wenn man die Neurosenlehre FREUDs außer acht läßt, die aber ein völlig anderes Ziel hatte als die Aufklärung der Prozesse, die wir hier besprechen.

Es hat sich die sogenannte „*Biographische Medizin*“ entwickelt, (CLAUSER u. a. 1963), deren Sinn und Grenzen sicher problematisch sind, wie GÖRRES (1964) hervorhebt. Doch ohne Biographie ist auch die naturwissenschaftliche Bestandsaufnahme pathogener Prozesse nicht möglich, wenn man das (unwiderlegbare) Grundprinzip anerkennt, daß ohne diese außengesteuerten Emotionen und ohne fremdbestimmtes Verhalten keine einzige chronische Krankheit in ihrer Entstehung verständlich zu machen ist.

Die „Chronizität“ der Krankheit, zu Beginn dieses Jahrhunderts vorwiegend ein anderer Ausdruck für „verschleppte“ akute Krankheiten, die nicht ordnungsgemäß ausgeheilt waren, ist ins Licht eines neuen Paradigma getreten, das im Modell der Risikofaktoren seinen klassischen Ausdruck gefunden hat. Auch dieses Paradigma ist nicht eigentlich neu. Daß andauernde Schädlichkeiten krank machen, steht in jedem Lehrbuch der inneren Medizin und war das Fundament der klassischen „Hygiene“. Daß aber Vorgänge der *normalen* bürgerlichen Lebenswelt pathogen sind, war in dem Sinn, in dem die Framingham-Studie solches gezeigt hat, sicher niemandem vor dem 2. Weltkrieg klar. Zwar wurde von „Nervosität“ als Ursache z. B. des Diabetes gesprochen (so KREHL 1923, S. 213), und das Magengeschwür erwies sich als mit dem Nervensystem gekoppelt (KREHL 1932, S. 543ff). In Framingham fand sich aber z. B. die Tatsache, daß bei völlig gesund erscheinenden Menschen die Höhe des Blutdrucks oder des Cholesterinspiegels auch innerhalb weithin als normal betrachteter Werte mit der Infarkthäufigkeit korreliert ist.

Diesen „zeitlosen“ Charakter der Medizin der Jahrhundertwende, bis etwa zum Ausbruch des 2. Weltkrieges noch so konstituiert, vergißt man heute leicht, und derjenige, der diesen Charakter der Medizin betont, wird gern als unwissend kritisiert. Ein Blick auf die Fundamentalmodelle der Medizin der Jahrhundertwende zeigt aber auch dem Zweifler sofort, wie damals gedacht wurde. In jeder von der Naturwissenschaft geprägten wissenschaftlichen Argumentation steht die Frage der Kausalität am Anfang aller Ordnung der Phänomene. Diese Frage beherrscht heute noch (und mit gutem Grund) als „Zusammenhangsfrage“ die Unfallbegutachtung. Sie hat die Medizin der Jahrhundertwende allein schon deshalb beherrscht, weil die strikte Anwendung der Theorie des Zusammenhangs, also der Theorie der Kausalität, Triumphe feierte, durch den Fortschritt der pathologischen Physiologie. Aber die Physiologie hat es, ebenso wie die Physik, niemals mit dem Faktor Zeit als einem kausalen Ingrediens zu tun. Krankheit entstand aus einem pathogenen Einfluß, der aufzeigbar war und dessen Auswirkungen im kurzzeitigen Experiment zu prüfen waren, wie das bei der Aufklärung der ersten Hormondefekte und Avitaminosen geschah. Die Physiologie entwickelt ebenso wie die Physik ihre Theorien am Experiment. Experimentieren aber heißt, aus methodischer Notwendigkeit heraus, einen akuten Einfluß willkürlich zu setzen und die akuten Folgen „im Zusammenhang“ zu beobachten.

In der Medizin ist der Einfluß chronischer Faktoren aber erst durch die Entwicklung epidemiologischer Methoden, auch bei der Erforschung der nicht-infektiösen Krankheiten, möglich geworden. Ich erinnere mich der erbitterten Kritik der Hygieniker noch um das Jahr 1970, als die Sozialmedizin diese Erweiterung der Epidemiologie vornahm. In der Tat war diese Erweiterung ein Sprung in eine völlig neue ätiologische Philosophie: es wurde das akute Experiment und die (wie bei Infektionen) mögliche akute Beobachtung durch eine Methode ersetzt, in der die *Zeit* den wesentlichen Faktor darstellte. Die Arteriosklerose (noch 1925 in keinem Lehrbuch der Inneren Medizin gründlich dargestellt) wurde erklärbar durch „Risikofaktoren", deren Wesen ihre *langdauernde* Wirkung war. Ehe man derartige epidemiologische Zeit-Studien entwickelt hatte, war die Frage des Zusammenhangs von chronischen Einflüssen und Krankheit, wenn man sie schon erwog, spekulativ, wie sehr, das leuchtet dem Leser von FLECKs Buch über die „Entstehung einer wissenschaftlichen Tatsache" ein. „Tatsachen" waren *akute* Zusammenhänge, nicht aber (wie bei den Spätfolgen der Syphilis, die FLECK 1935 analysierte) chronische Verläufe.

Die Physik kennt solche „Verläufe" nicht. Wo sie Entwicklungen, z. B. in der Kosmologie, nach vorn oder hinten extrapoliert, geht sie von der Aneinanderreihung akuter, heute beobachtbarer Prozesse aus. Sie nimmt im weitesten Begriff Extrapolationen vor. Eben das tut die Lehre der chronischen Krankheiten nicht.

Natürlich hatte es auch die Medizin der Jahrhundertwende mit chronischen Krankheiten zu tun, vorwiegend den bekannten neurologischen Verläufen, die man als durch die „Konstitution" bedingt ansah (vgl. CURTIUS 1954), was immer das auch bedeutete. Genetische Prinzipien der Ätiologie standen gerade zu jener Zeit im Brennpunkt des Interesses, als die Erblehre bereits, die Epidemiologie chronischer Krankheiten aber noch nicht entwickelt war. Es sollte an dieser Stelle darauf verwiesen werden, daß mit dem Beginn der experimentellen (physikochemischen) Pathophysiologie und Medizin ein folgenschwerer Reduktionismus erfolgte: man vergaß die *Tatsache* der chronischen Krankheitsentstehung weitgehend, obgleich die alte Medizin sie sehr wohl gekannt hat. Die Regimina Sanitatis (SCHIPPERGES 1970, S. 110) des Mittelalters hatten gerade diese Chronizität (also zeitabhängige *und* noxenabhängige Pathogenese) sehr wohl erkannt. Diese Medizin, die SCHIPPERGES im „Garten der Gesundheit" (1985) sehr anschaulich beschreibt, hatte ein Modell der chronischen Krankheiten, denn in der Befolgung der Diätetik war ein Mittel der Verhütung von Krankheit gegeben, in einer Anti-Diätetik also eine Theorie der Ätiologien. Das hatte, wie SCHIPPERGES (1985, S. 139) zitiert, schon Hippokrates gewußt, der drei Säulen der Medizin beschrieb: Diätetik, Pharmazeutik und Chirurgie, von denen die erste Säule ein Modell der chronischen Krankheiten abgab, die beiden andern sich auf die (quantitativ damals vorherrschenden) akuten Krankheiten bezogen. Daß insbesondere die Pharmazeutik *akut* vorging, bezeugt u. a. die Entwicklung der „Antidotarien".

### *5.1.3 Die klassische Medizin war monokausal orientiert*

Eine zweite Eigenschaft statischer Modelle in der Medizin ist ihre primär monokausale Natur. Hiermit soll nicht etwa gesagt sein, daß die klassische Medizintheorie nicht die Tatsache anerkannt hätte, daß jeder Naturvorgang, der als Ursache eines anderen angesehen wird, selber einer Erklärung seiner Verursachung bedarf, so daß letztlich ein ins Unendliche fortschreitender Regreß auf immer weiter zurückliegende Ursachen entsteht. Solche Überlegungen spielen aber in der Pathophysiologie eine untergeordnete, wenn überhaupt eine Rolle. Das ist dadurch leicht verständlich, daß der akuten Erkrankung in der Regel ein Ereignis voraufgeht, auf das sie sich eindeutig beziehen läßt: eine Infektion mit einem definierbaren „Erreger" (der Krankheit), ein Unfall, ein Defekt in den Lebensbedingungen, d. h. das „Fehlen" einer solchen Bedingung: eine A-Krankheit, wie wir sie nennen könnten: Avitaminosen, Anhydrie, Anoxydose, Anaphylaxie, Arrhythmie, und wie die zahlreichen Beispiele heißen mögen. Es gab Diathesen, Insuffizienzen, Defekte an einem Regelkreis, um schon etwas moderner zu werden. Die Langerhans'schen Inseln versagten, ein Kerngebiet des Nervensystems fiel aus u. dgl. mehr. Diese Pathophysiologie war durchaus korrekt, was man nicht vergessen sollte. Die Hinterfragung der Verursachung der monokausalen Krankheitsursache war (wie bei Infekten oder Avitaminosen) banal, oder sie wäre völlig unergiebig gewesen. Diese Hinterfragung ist selbst heute noch in zahllosen Fällen ergebnislos: Wir wissen weder etwas über die Ursache des Insulinmangels noch über die Ursachen neurologischer Defekte und helfen uns mit Allgemeinbegriffen, welche eine Erklärung bestenfalls vortäuschen, ohne auch nur die geringste Spur einer Sachaussage zu besitzen, es sei denn, man drücke unser Nichtwissen aus und betone, daß die Ursache in einem nebelhaften Bereich der Umwelt oder Innenwelt liege. Solche Pseudobegriffe sind zum Beispiel ‚schicksalhaft', ‚konstitutionell' (falls das nicht einfach „genetisch" bedeutet), ‚Alters- und Verschleißkrankheit', ‚essentiell', ‚spontan', ‚idiopathisch' und ‚endogen'.

Es mag überraschen, daß wir die statische und monokausale Eigenschaft dieser Modelle als gemeinsames Charakteristikum derselben ansehen. Es wäre durchaus möglich, daß ein statisches Krankheitsmodell zugleich plurikausal (multifaktoriell) wäre. Das würde aber voraussetzen, daß mehrere Ursachen gemeinsam und fast zu gleicher Zeit den Krankheitsprozeß, der ja statisch, d. h. momentan und unabhängig von jeder „Chronizität" abläuft, bedingt hätten, was in der Tat unwahrscheinlich wäre. In der modernen Theorie akuter Krankheiten herrscht, soweit ihre Modelle (wie bei Unfällen oder akuten Infekten) statisch sind, auch noch eine monokausale Theorie für den Umwelt-Anteil der Krankheitsursache vor, und durchaus zu recht. Sie ist freilich jetzt kombiniert mit einem *inneren* Faktor als mitbedingender Ursache, den man in der klassischen Medizin zwar kannte, aber nicht eigentlich ätiologisch oder pathogenetisch betrachtete: die Empfindlichkeit des Patienten, also alles, was mit Allergie, Reaktivität, Immunologie und derartigen Patienten-Charakteristika zusammenhing, und das heute in seinen lebensgeschichtlichen und genetischen Bedingungen bis ins Detail erforscht ist.

Es war ein neuartiger Gedanke, der sich erst mit der Epidemiologie nicht-übertragbarer Krankheiten entwickelt hat, daß das Zusammenwirken mehrerer Krankheits-Teilursachen für zahlreiche Fälle von Erkrankungen den Schlüssel zu ihrem Verständnis geliefert hat. Wir sprechen daher heute in der Nosologie kaum noch von „Ursachen", sondern von „Faktoren", wobei es sich nicht etwa um eine Präzisierung älterer Modelle handelt, denen die Multifaktorizität in nuce auch schon eigentümlich war, nur daß man nicht eigens darauf hingewiesen hatte. Es kam ein neues Modelldenken auf, dem ein völlig neuer Aspekt zugrunde lag: daß die Variabilität der Krankheitsphänomene, die stets bemerkte Unsicherheit der Voraussage bezüglich der Wirkung pathogener Einflüsse, und die lange Dauer der Entwicklung von Krankheit, sich nur mit einem Prinzip erklären lassen, das über das klassische monokausale Schema grundsätzlich hinausgeht.

Diese Überschreitung des klassischen monokausalen Modells der Pathogenese hat also zwei Teilaspekte, die sorgfältig unterschieden werden sollten:

- Erstens entstand die Einsicht, daß jede Krankheitsursache selbst der Erklärung ihrer Entstehung, also der Hinterfragung nach sekundären und tertiären Ursachen bedarf. Dabei kann (aber muß nicht) jede „Ursache" Folge einer und *nur* einer voraufgehenden Ursache sein, also eine Kette von Verursachungen entstehen, welche in sich selber monokausal strukturiert ist. Solche Ketten hatte VERWORN im Sinn, als er von „konditionaler Weltanschauung" sprach, welche die kausale ersetzen sollte. „Es gibt keine isolierten, absoluten Dinge; alle Dinge ... sind bedingt durch andere Vorgänge oder Zustände" (VERWORN 1918, S. 51).
- Zweitens aber wird jeder Vorgang durch mehrere Bedingungen bestimmt, welche ihre Wirksamkeit konkurrierend, d. h. gleichzeitig, entwickeln. Auch das hat VERWORN erkannt: „Es gibt keinen Vorgang oder Zustand, der nur von einem einzigen Faktor abhängig wäre" (S. 52).

Dieses Modell der multifaktoriellen Genese ist freilich für die akuten Krankheiten von VIRCHOW (1879) schon beschrieben worden: An Beobachtungen einer Cholera- und Tuberkulose-Epidemie entwickelte er 1848/49 die Theorie der klimatisch-kontagiös-sozialen Epidemie-Entstehung. Mit dem bekannten Selbstversuch PETTENKOFERS, der ein von KOCH übersandtes Glas mit Cholera-Vibrionen ohne nachfolgende Symptome schluckt (SHRYOCK 1947, S. 239), hätte zudem das vierte Argument der persönlichen Disposition hinzugefügt werden können, das sich uns heute als Theorie der „escaper" darstellt (s. unten).

Das Modell der multifaktoriellen Genese ist also weder im Prinzip neu noch auf die Genese chronischer Krankheiten beschränkt. Es ist nur unerläßlich zur Analyse ihrer Entstehung.

### *5.1.4 Das Begriffspaar Noxe-Konstitution*

Schon die Medizin der Griechen wußte, daß die Medizin es mit einer Trias zu tun hat: der Krankheit, dem Kranken und dem Arzt; sie wußte also, daß Krankheit etwas ist, was eine Besonderheit durch den erfährt, der erkrankt. Die so durchgebildete Lehre der Diätetik der Griechen besagte, daß der Kranke in seiner Lebensführung über Vorbeugung ebenso wie über Heilung entscheidet. Die einfache Modellvorstellung, daß Krankheit aus der Auseinandersetzung eines durch seine „Veranlagung" bestimmten Organismus mit den Einflüssen seiner Umwelt entsteht, scheint dennoch eine moderne Konzeption zu sein, wenngleich HAHNEMANN schon den Begriff der Konstitution in seine Nosologie eingeführt hatte (MEYER-STEINEG u. SUDHOFF, S. 374).

Die moderne Medizin hat also das naturwissenschaftliche Schema der Verursachung, das ja aus der Noxe einfach die Krankheit hätte entstehen lassen, um einen grundsätzlich neuen Begriff erweitert. „Es müssen gleichzeitig die inneren wie die äußeren Krankheitsbedingungen gegeben sein", wenn Krankheit entsteht (RÖSSLE in Aschoff 1928, I. 9). Die „inneren" Krankheitsbedingungen nannte RÖSSLE „Disposition" und deren dauernde Eigenschaften „Konstitution". Die mannigfaltigen theoretischen Ansätze haben CHRISTIAN (1952, 1969) und CURTIUS (1954, 1959) geschildert.

Die Modelltheorie, wie sie heute üblich ist, kennt zwei Wurzeln der „Konstitution" als einer dauernden, konstanten Eigenschaft des Kranken: die Erbanlagen und die Lebensgeschichte. Letztere ist ein Determinator, der den Faktor „Zeit" in einem neuen Sinn der nosologischen Modelltheorie einverleibt. Die Individualität der Krankheit hat hier ihre Ursache. Die Geschichtlichkeit des Menschen, wie sie sich in seiner Konstitution ausdrückt, gilt gleichermaßen für akute und chronische Krankheiten. Doch ist der Begriff der Konstitution nicht nur statisch interpretierbar. Durch den nunmehr stark determinierenden Zeitfaktor tritt ein dynamisches Prinzip in das Modell auch der Konstitution ein: die genetische Konstitution des Menschen wird ständig durch Erfahrung modifiziert.

Das heißt zweierlei: „Modifikation" heißt nicht: Änderung der genetischen Anlagen, die zwar auch durchaus beeinflußbar sind, doch auf eine Weise, die bei der Erklärung von Krankheitsentstehung zunächst außer Betracht bleiben möge. Es ist sogar so, daß man die Konstanz des genetischen Apparates, der auf äußere Einflüsse reagiert, voraussetzen muß, um die Dramatik mancher Entwicklungen im „Panoramawandel" der Krankheiten zu erkennen. Die enorme Zunahme des Herzinfarkts in den letzten 100 Jahren auf das rund 100-fache seines Ausgangswertes (CAMPBELL 1963) wäre nicht so eindeutig interpretierbar, wenn wir nicht eine Konstanz des genetischen Faktors in der Ätiologie des Herzinfarktes annehmen könnten. Sind die genetischen, konstitutionellen Anlagen aber konstant geblieben, so kann die Zunahme des Infarktes, wenn sie nicht nur auf einer veränderten Diagnostik beruhen sollte, nur mit Änderungen in der Außenwelt erklärt werden. Diagnostische Verbesserungen allein erklären die Zunahme nicht, wie insbesondere die Statistik des Sektionsgutes beweist. Daß die Außenwelt dominiert, heißt nicht, daß es nicht auch eine *genetische Veranlagung zum Infarkt* gibt, wie sie uns z. B. in der erblichen Hypercholesterinämie entgegentritt. Solche genetischen Bedingungen müssen zahlreich sein, allein deshalb, weil die Grundlage des

Infarktes eine Stoffwechselstörung ist, der Stoffwechsel aber genetisch programmiert ist. (Zur Genetik des Infarkts vgl. VOGEL 1989, S. 49ff). Auch die Typologie des Infarktes (A- und B-Typ nach FRIEDMANN u. ROSENMANN 1975) ist genetisch bedingt. Da aber genetische Faktoren sich nur sehr langsam verändern, können sie nicht die Ursache der raschen Zunahme des Infarktes sein.

Die Umweltfaktoren, welche für den Infarkt verantwortlich sind, müssen im Prinzip beobachtbar sein. Sie mögen nur einer Modellierung noch nicht zugänglich gemacht sein. Diese Annahme der Konstanz von genetischer Konstitution ist also ein für präventive Konzepte entscheidendes Datum in einem pathogenetischen Modell.

„Erfahrung" aber besagt in unserem Zusammenhang nicht etwa nur das, was eine Erkenntnistheorie (etwa im Sinne KANTS) darunter versteht, sondern die Summe aller Wirkungen, die durch „Widerfahrnisse" beliebiger Art aus dem Kontakt mit der Außenwelt entstanden sind.

Es läßt sich also ein kybernetisches Modell einer Ätiologie entwickeln, das freilich im Punkte „Erfahrung" die Statik des Ansatzes bereits überschreitet, doch vorerst nur auf akute Krankheiten angewandt werden soll (Abb. 1). Dieses Modell besagt, daß die physische und soziale Umwelt „Noxen" erzeugt, welche den veränderbaren Teil des Organismus beeinflussen, daß aus der genetisch bedingten und der erworbenen Konstitution im Wechselspiel Krankheit entsteht, die wieder mit ihren Folgen teils auf die Umwelt, teils auf die „Erfahrung" determinierend zurückwirkt. Jede neue „Erfahrung" modifiziert die Wirksamkeit älterer Erfahrungen. Das Prinzip der Immunität ist hierin z. B. dargestellt.

Man wird sich anhand eines solchen Schemas bei jeder Erkrankung fragen müssen, ob deren Symptome sich durch eine standardisierbare „Krankheit" beschreiben lassen und ob die Wirkungen durch Vorgänge erklärbar sind, welche in dieses Schema hineinpassen. Man wird entdecken, daß das keineswegs bei allen Erkrankungen möglich ist, selbst wenn die Symptomatologie einem standardisierten Symptom weitgehend entspricht.

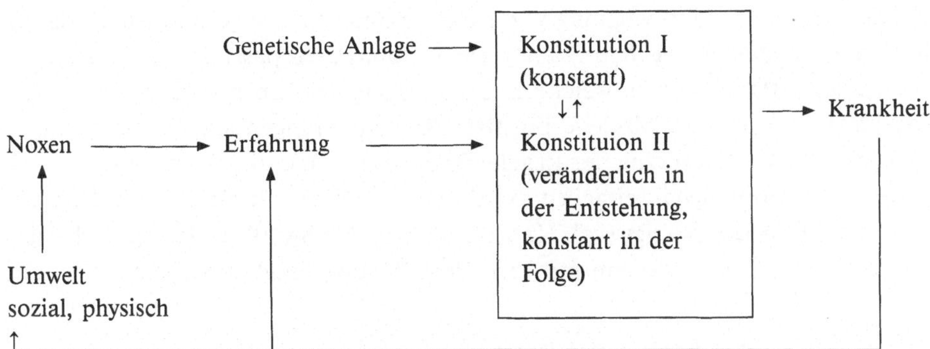


**Abb. 1.** Kybernetisches Schema der grundsätzlichen Vorgänge, d. h. der Klassen von Faktoren, welche Krankheit erzeugen und durch Krankheit rückkoppelnd modifiziert werden

Selbst bei einem angeblich so klar analysierten Krankheitsbild wie einem akuten Infarkt ist das kybernetische Schema derzeit nicht so zu zeichnen, daß es allseitige Anerkennung erfahren könnte. Folgende Fragen sind z. B. ungelöst:

Was erzeugt die Koronarsklerose?
Warum gibt es Infarkte ohne Koronarsklerose und umgekehrt?
Was bedingt die Häufigkeitszunahme des Infarktes in den letzten 100 Jahren?
Welche „konstitutionellen" Faktoren (genetisch) sind beschreibbar?

Wir erörtern die Probleme in Kap. 5.2.6.

Die Liste ist keineswegs vollständig, zeigt aber, daß selbst der offenbar viel einfachere Prozeß der akuten Katastrophe nosologisch ungewöhnlich unklar bleibt. Das trifft auch auf die Einordnung eines derzeit wieder viel diskutierten Befundes zu, der angeblich den Infarkt weitgehend aufklärt, daß nämlich eine Senkung des Cholesterinspiegels im Blut das Infarktrisiko reduziert (RIFKIND u. a.).

### *5.1.5 Der circulus vitiosus als Modell. Positive Rückkopplung*

Akute Krankheiten sind in der Regel phänomenologisch als Defekte von Funktionen beschreibbar, wie wir sahen. Bei Funktionen spielen Rückkopplungen in Form von Reglern eine besondere Rolle. Regelnde Rückkopplungen sind sogenannte ‚negative Rückkopplungen': der Anstieg einer zu regelnden Größe wird gemessen, das Meßresultat zur Senkung der Größe benutzt. Rückkopplungen können aber auch positiv sein: der Anstieg einer Größe führt über den Rückkopplungsweg zu einem weiteren Anstieg. In der Molekurlarbiologie begegnete uns dieses Modell bereits.

Die Bedeutung solcher positiven Rückkopplungen[2] ist in der Medizin seit langem erkannt worden und hat zum Begriff des „circulus vitiosus" geführt, lange bevor das kybernetische Modell der Rückkopplung erdacht worden war. Im Gegensatz zur regelnden (negativen) Rückkopplung ist aber die positive (verstärkende) Rückkopplung als Prinzip der Krankheitsentstehung erstaunlich wenig beachtet worden und in den meisten Lehr- und Handbüchern fehlt der Begriff im Index. Dabei finden sich solche Rückkopplungen auf Schritt und Tritt in der Biologie, gerade auch bei der Entwicklung von Rückkopplungen, die gesundheitsfördernd sind, wie zum Beispiel bei den Phänomenen ‚Übung', ‚Anpassung', ‚Lernen', kurz bei fast allen Phänomenen, welche eine Steigerung der Lebensqualität bedeuten. Die Pädagogik wendet Modelle positiver Rückkopplungen ständig an (FRANK 1970, S. 243). Der Siegeszug der Regeltechnik scheint aber die Bedeutung der positiven Rückkopplungen weitgehend verdrängt zu haben, wie ein Blick in Darstellungen der Kybernetik zeigt (vgl. HASSENSTEIN, 1965; SACHSSE, 1971). ‚Kybernetik' ist dadurch fast synonym mit dem Begriff „Regelung" geworden.

---

[2] „Positiv" heißt hierbei nicht etwa „erwünscht", sondern nur, daß eine sich verstärkende Größe automatisch weiter verstärkt wird.

Für die Medizin sind beide Formen der Rückkopplung von hoher Bedeutung, weil nicht nur Krankheiten, sondern auch Gesundheit sich rückkoppelnd entwickeln, durch „Verstärkungen" biologisch erwünschter Prozesse und dadurch, daß ein fördernder Einfluß sich über verbesserte Leistung selber verstärkt. Wachstum ist zum Beispiel ein letztlich nur durch Rückkopplung verständlicher Prozeß, der sich zunächst selber verstärkt – durch hormonale Rückwirkungen zum Beispiel – , um dann schließlich rückkoppelnd nach der erreichten Reifung gehemmt zu werden. Bedingte Reflexe sind positiv rückgekoppelte Phänomene, bei denen „Verstärkung" durch Rückkopplung die führende Rolle spielt. Man kann durchaus eine „Gesundheitslehre" als eine Anwendung positiver Rückkopplungen verstehen: Übung verstärkt die Leistungsfähigkeit, diese verbessert die Leistung, führt also zu besserer Übung usf. Sobald psychische Faktoren zusätzlich eine Rolle spielen, werden diese Phänomene noch deutlicher.

Nun ist die Medizin krankheitszentriert, und die Formen unerwünschter positiver Rückkopplungen stehen für sie im Vordergrund. Die Theorie der Pathogenese bleibt ohne diese Rückkopplungen unvollständig. Man nennt die pathogene positive Rückkopplung – wie gesagt – einen „circulus vitiosus". Er ist mit hoher Wahrscheinlichkeit überall dort nachweisbar, wo sich eine biologische Leistung durch Krankheit mit der Zeit verschlechtert. Man kann den Prozeß des Alterns großenteils als eine Folge solcher Rückkopplungen beschreiben. Jeder im Leben erworbene Defekt senkt die Leistung, belastet dadurch andere Organe – mit der Folge, daß diese Leistung sinkt. Solche Prozesse sind langdauernd und bedürfen einer besonderen Modellierung selten. Anders bei akuten Vorgängen, deren Theorie wir an zwei Beispielen erläutern wollen: Das erste Beispiel betrifft den akuten Asthma-Anfall. Eine bronchiale Hyperreaktivität ist, wie GEISLER (1990, S. 46) versichert, das Kernphänomen der Krankheit. Ein solches Phänomen müßte primär genetisch bedingt sein, doch lassen sich auch positive Rückkopplungen derart annehmen, daß Allergien oder Infekte die Reaktion verstärken („Ping-Pong-Effekt" nach NOLTE, zitiert bei GEISLER). Ein von den Klinikern nicht beachteter Rückkopplungsmechanismus ist aber von WICK (1952) beschrieben worden: Jede Hyperventilation senkt den bronchialen $O_2$-Partialdruck, dieser aber führt zu einer Verengung der Bronchien. Dieser Mechanismus ist an isolierten Bronchien leicht zu zeigen. Er wird sicher auch beim Menschen in dieser Form existieren und würde dann den Asthma-Anfall verstärken. Seine *Auslösung* erklärt er freilich auch nicht.

Ein zweiter Rückkopplungsmechanismus findet sich beim Infarkt. Die Plastizität der Erythrozyten sinkt mit sinkendem pH (SCHMID-SCHÖNBEIN). Sobald also eine Unterversorgung des Myokards mit Blut eintritt (durch erhöhten Stoffwechsel bei schon verengten Arterien) sinkt der pH im Herzen, also werden die Fließeigenschaften der Erythrozyten schlechter und die Durchblutung weiter verschlechtert (SCHAEFER 1982). Der Mechanismus erklärt also die pejorative Entwicklung. Die Auslösung selbst erklärt er nicht.

Man kann eine allgemeine Modellvorstellung derart entwickeln, daß alle „Katastrophen", also alle Vorgänge, die sich rasch zur Funktionsminderung hin entwickeln, durch einen circulus vitiosus beherrscht werden. Das trifft insbesondere auf den Tod, das heißt auf den *Mechanismus des Sterbens*, zu. Es ist bezeichnend, daß sich die Stichworte ‚Tod' und ‚Sterben' in kaum einem Lehrbuch der klinischen Medizin finden, obgleich ein Verständnis der Kybernetik des Sterbens durchaus Anhaltspunkte zur therapeutischen Intervention bieten könnte. Selbst das hervorragende Buch über Intensivmedizin von SCHÖLMERICH u. a. (1975) sagt über das Sterben und seine circula vitiosa nichts.

Man kann bei einem circulus vitiosus zweierlei versuchen: den tödlichen Rückkopplungsvorgang zu unterbrechen oder reparative Mechanismen einzuführen. Der wesentliche circulus vitiosus beim Sterben ist in der Regel der, daß das Herz durch seinen von ihm produzierten Blutdruck auch seine eigene Durchblutung und Leistung bewirkt, jede Senkung der Herzkraft aber einen tödlichen Kreislauf derart in Gang setzt, daß sinkende Herzleistung die Herzdurchblutung senkt und damit wiederum die Herzleistung. Die beiden anderen „Eintrittspforten des Todes" sind nicht so elementar wirksam, weil beide in der Regel insoweit identisch sind, als auch die Atmung erst versagt, wenn das Atemzentrum versagt, was nur gelegentlich die Folge eines circulus vitiosus ist: Ein die Lungenfunktion stark einschränkendes Lungenödem kann zum Beispiel über Sauerstoffmangel, Herz- und Gehirnversagen ein tödlicher Faktor sein, aber es handelt sich nicht um einen „Zirkel", weil die sinkende Sauerstoffversorgung das Lungenödem nicht unbedingt verstärkt.

Die Zahl der nach Art eines circulus vitiosus positiv rückgekoppelten medizinischen Phänomene ist sehr groß. Wie gesagt, sind es alle rasch sich entwickelnden Katastrophen, welche durch positive Rückkopplungen bedingt sind, aber natürlich auch alle rasch („krisenhaft") sich verändernden Prozesse. Man hat neuerdings den mathematischen Begriff der *„Singularität"* auch für derartige krisenhafte Entwicklungen angewandt (vgl. SCHARF 1989), und insbesondere Krankheit und Tod zu solchen Singularitäten gerechnet (GROSS 1989). Die rasche Entwicklung in einem circulus vitiosus gestattet die Kennzeichnung als „Singularität" durchaus. Beide Begriffe werden durch das gleiche Modell interpretiert. Der Kongreß der *Leopoldina* (SCHARF) zur Problematik der Singularitäten nennt denn auch neben dem Ereignis „Mutation" (das nicht rückgekoppelt ist) noch den Schock, den plötzlichen Säuglingstod, den Herzinfarkt und die Stoffwechselkrisen beim Diabetes. Der Begriff der „Singularität" sagt also nichts Neues und ist keinesfalls so exakt wie der eines circulus vitiosus. In der Medizin kann er schwerlich etwas anderes bedeuten als es der alte Begriff der „Krise" meinte, wenn man nicht sogar jede Unstetigkeit im Verlauf der Lebenskurve (und dann in Anlehnung an die mathematische Bedeutung des Begriffs) als „singulär" bezeichnen will, was auch nichts Neues besagt.

Ein therapeutisches Konzept singulärer Entwicklungen gibt es in allgemeiner Form kaum. Am ehesten hat die Wissenschaft der Reanimation (die „Reanimatologie", wie SAFAR, 1987, es nennt) hier ihr bevorzugtes Tätigkeitsfeld. Die Schwierigkeiten der Reanimation hängen bekanntlich eng mit dem „kritischen"

Zeitverlauf dieser Rückkopplung zusammen, was besonders eindrucksvoll bei der Reanimation des Herzkammerflimmerns zu bemerken ist (vgl. BRINKMANN u. a. 1982, S. 203ff). Obgleich z. B. Defibrillatoren in größeren Betrieben, wo Elektrounfälle zu erwarten sind, stehen, sind Erfolge der Defibrillation praktisch nur in Intensivstationen zu erwarten, nicht aber bei Flimmerentstehung durch Unfälle in Betrieben oder Haushalten, eben weil die Zeit für den noch erfolgreichen Einsatz der Reanimation zu kurz ist. Das Modell des circulus vitiosus macht diese Tatsache sofort verständlich.

### *5.1.6 Der „Streß" als Modell und ähnliche „Universal-Modelle"*

Der circulus vitiosus ist – wie die Rückkopplung überhaupt – ein unspezifisches Modell von breitester Anwendungsmöglichkeit. Es gibt in lebenden Organismen kaum ein Ereignis, das nicht auf irgendeine Weise rückgekoppelt wäre, und ein großer Prozentsatz dieser Rückkopplungen ist positiv verstärkend, also ein „circulus vitiosus".

Es gibt einen Modellbegriff, der den der Rückkopplung an Universalität noch übertrifft: den Streß. Nur ist „Streß" ein Begriff, dessen allgemeine Beliebtheit, insbesondere im profanen Sprachgebrauch, keineswegs seiner wissenschaftlichen Exaktheit entspricht. Dadurch wird der Begriff für den Naturphilosophen so interessant. Er hat einen immensen Erklärungswert trotz eines eher bescheidenen Inhalts, er ist also so etwas wie das Paradigma von Modellbegriffen schlechthin.

Der von SELYE (1950) geprägte Begriff war an der Beobachtung von Phänomenen gewonnen worden, deren Kennzeichen es war, daß sie unspezifische Reaktionen auf eine Vielzahl möglicher pathogener Einwirkungen darstellen. Dem Körper stehen – so sagen es Modell und Erfahrung – nur wenige Reaktionsmöglichkeiten auf solche „Noxen" zur Verfügung, Reaktionen, mit denen sich der Organismus aller Schädlichkeiten erwehrt und bei deren Fortdauer an sie anpaßt. SELYE nannte die (kleine) Zahl dieser Reaktionen das „Adaptationssyndrom". Dieser Begriff bezeichnet das Modell des Streß, wie es von SELYE erdacht wurde. Dieses Modell paßte vorwiegend auf akute Ereignisse, wie Infekte, Hitzeschäden, akute Blutverluste und dgl.

Es ist bezeichnend für den Wandel dieses Streß-Modells, daß von seinen Teilfaktoren, der Aktivierung der Nebenniere und des Thymus, nur noch die erhöhte Adrenalinausschüttung übrig blieb. Die Aktivierung des Hormonhaushalts betrifft dennoch zahlreiche Drüsen. Bei Fallschirmspringern waren zum Beispiel Prolaktin, Thyreotropin und Wachstumshormon durch den „Streß" des Absprungs vermehrt gebildet worden (NOEL u. a. 1976). Da im Harn die Katecholamin-Abbauprodukte aber leicht bestimmbar sind, was schon KONZETT u. a. (1971) feststellten, ist der Katecholaminhaushalt sozusagen das Paradigma des Streß geworden.

Heute ist fast nur noch von der Freisetzung von Adrenalin die Rede. Da der Adrenalinspiegel im Blut fermentativ rasch gesenkt wird, ist es dann endlich der ständig oder zeitweise in gesteigerter Intensität arbeitende Sympathicus, welcher das Streßniveau bestimmt. Diese Sympathicus-Aktivität ist ein echtes Paradigma, eine Universalmodell der Krankheitsentstehung geworden (USDIN 1976).

Die in den letzten Jahrzehnten riesig angeschwollene Literatur bezeugt, wie einleuchtend und modellträchtig das Streß-Konzept für fast alle Bereiche der Medizin ist. Diese Flut von Literatur bedingt es dann, daß hier nur wenige Probleme des Streß erörtert werden können. (Vgl. v. EIFF 1976, 1978, 1979.)

Der in unserer Gegenwart anzutreffende Gebrauch des Wortes „Streß" läßt erkennen, daß dieses Wort zum Pseudonym aller Situationen geworden ist, in denen eine grundsätzlich unangenehme Anstrengung gefordert wird. Nun ist – wie die Physiologie lehrt – ein Leben ohne Anstrengung nicht im Bereich der Normalität zu halten. Streß wäre also eine Lebensnotwendigkeit. SELYE hat auf diese Einsicht rasch und geschickt reagiert: Er hat von einem (nützlichen) ‚Eu-Streß' und einem (schädlichen) ‚Dis-Streß' gesprochen (SELYE 1974). Mit diesem anscheinend genialen Gedankengang ist freilich das Prinzip „Streß" in seiner heutigen Anwendung ad absurdum geführt worden. Es gibt nämlich keine Meßmethode, die beiden Zustände zu unterscheiden. Da „Streß" immer schon ein subjektiv und individuell sehr bunt getöntes Phänomen war, was sich bereits im klassischen Experiment, zum Beispiel an den vegetativen Reaktionen von Kindern auf „Kälte-Streß" zeigt (LACEY 1952), sind die Übergänge vom guten zum bösen Streß offenbar nicht standardisierbar. Wenn dann der Begriff auch auf „psychische" Anstrengungen übertragen wird (APPLEY u. a. 1969), nimmt der Begriff ‚Streß' die Bedeutung an, daß mit ihm alles das bezeichnet wird, was man ablehnt. Ein solcher Begriff dient dann nicht mehr der Wissenschaft, zum Beispiel der Physiologie, sondern der Politik.

Nun sollten wir das Kind ‚Streß' nicht mit dem Bade seiner Mißbräuchlichkeit ausschütten. Wenn nämlich der Zustand „Streß", von „Stressoren" erzeugt, sich vornehmlich in einer Aktivierung des Sympathicus äußert, entsteht die sinnvolle Frage nach den physiologischen Auswirkungen des sympathischen Tonus. Daß dieser Tonus enorm stark ist, selbst bei einer narkotisierten Katze, haben meine Mitarbeiter und ich eingehend untersucht (Literatur bei SCHAEFER 1950, 1981). Was diese starken Aktionspotentiale, welche in alle Organe laufen, normalerweise dort bewirken, ist nicht völlig klar. Jedenfalls passen sie die Leistung der Organe an den generellen Erregungszustand an, den SHERRINGTON (CREED u. a. 1932) den „central excitatory state" genannt hat. Dieser zentrale Status hat etwas mit Wachheit und Leistungsbereitschaft zu tun[3].

[3] Der Begriff des „central excitatory state", dessen Erfindung SHERRINGTON zuzuschreiben ist, wurde von ihm und seinen Mitarbeitern (CREED u. a. 1932) als ein akuter, nur 10–20 Millisekunden dauernder Erregungszustand zentraler Neurone verstanden, als Antwort auf zentripetale (vorwiegend sensible) Reize. Da solche Reize ständig ins Zentralnervensystem einströmen, muß sich natürlich ein analoger Dauerzustand entwickeln. Daß solche Reize den Sympathicustonus determinieren, habe ich mit meinen Mitarbeitern gezeigt (vgl. SCHAEFER 1986).

Nun ist der Sympathicus der „Leistungsnerv" schlechthin. Er erhöht den Blutdruck, löst Fett aus den braunen Depots als Vorbedingung zu intensiver Muskelarbeit (BOGDONOFF u. a. 1959; PILKINGTON u. a. 1966; SCHMAHL u. a. 1969) und erhöht die Gerinnbarkeit des Blutes (FRIEDMAN u. a. 1958). Er bereitet den Körper auf Arbeit und Kampf vor. Bleibt beides aus – wie beim modernen Geistesarbeiter und der Mehrzahl der Industriearbeiter –, so entstehen negative Folgen: zum Beispiel Hochdruck, Hyperlipidämie, Hyperkoagulation – Dinge, die wir alle vom Modell der Risikofaktoren der coronaren Herzkrankheiten kennen (Literatur bei SCHAEFER und BLOHMKE 1977). Überdies haben LOWN u. a. (1973) eindringlich darauf hingewiesen, daß der Sympathicus Extrasystolen im Herzen auslöst, wodurch er sogar den wohl dokumentierten Tod aus seelischer Ursache (STUMPFE 1973) bewirken kann. Vermutlich senkt er auch die Immunreaktionen, wodurch dann Seelisches über „Streß" und den Sympathicus sogar die Promotion von Krebs begünstigen kann, ein Phänomen, das als solches epidemiologisch wohl dokumentiert ist (Literatur bei BAHNSON 1986). Es ist aus dieser Immun-Beeinflussung dann sogar der Begriff der „Psychoneuroimmunology" von ADLER (1981) entwickelt worden.

Sieht man also von der fehlenden Quantifizierbarkeit des Streß' ab, so bleibt trotz allen politischen Mißbrauchs eine Rolle als Modell zahlreicher Erkrankungen (V. EIFF 1976). Dieses Modell bestätigt sich dann auch in der Erfahrung, die von Militärärzten zuerst gemacht wurde, daß Lebensereignisse „belastender" Art eine signifikant höhere Erkrankungswahrscheinlichkeit zur Folge haben (RAHE 1968). Der Zusammenhang von Streß und Krankheit ist nicht mehr zu leugnen (CASSEL 1970; DODGE u. a.. 1970; HENRY u. a. 1977), insbesondere auch in beruflichen Situationen, durch den „occupational stress" (MCLEAN 1974). In allen pathogenen Situationen ist der Sympathicus-Tonus stark erhöht, aber es fehlt die biochemische Entlastungsreaktion der körperlichen Arbeit. Welch eine Bedeutung dieses Streß-Modell hat, mag man aus der Tatsache erkennen, daß die Lebensdauer von der seelischen Ausgeglichenheit (life or work satisfaction) abhängt (PALMORE u. a. 1971).

Die therapeutischen Konsequenzen sind enorm. Die Therapie mit Betablockern erhält eine neue wissenschaftliche Dimension, was JENTSCH u. a. (1986) seit langem behauptet haben. Diese Schlußfolgerung hat natürlich besondere Bedeutung für die Therapie psychisch bedingter Erregungszustände. Sie ist aber ebenso gültig bei klaren organischen Prozessen, wie sie die Schock-Niere oder die Niere nach elektrischen Verbrennungen kennzeichnen. Das Nierenversagen im Schock ist u. a. ein Sympathicus-Effekt, wie wir selbst feststellten (SCHAEFER u. a. 1961), und später haben KIRCHHEIM u. a. (1989) im Experiment den Mechanismus nachgewiesen: die extreme Anfälligkeit des sympathischen Tonus gegen Belastungen und seine Fähigkeit, die Nierenfunktion rasch und vollständig zu blockieren.

Modelle von ähnlicher Art wie es der „Streß" als Mittel zum Verständnis von Ätiologien darstellt, gab es und gibt es zahlreiche, wenn auch keines von ihnen die große Akzeptanz in Wissenschaft und Öffentlichkeit erreicht hat wie der „Streß".

Als Beispiele weiterer Modelle, die mit dem Anspruch relativ universaler Anwendbarkeit auftreten, seien abschließend zwei sehr heterogene Modelle erwähnt, welche gleichsam die beiden extremen Erklärungsprinzipien verkörpern, welche in der heutigen Medizin Mode sind. Es handelt sich um das Modell Calcium und das Modell der obligaten Steuerung durch das Nervensystem.

Das Calcium-Modell ist zwar elementarer, aber weit weniger durchforscht als das Streß-Modell. Es besagt, auf eine kurze Formel gebracht, daß Calcium bei fast allen zellulären Prozessen eine entscheidend wichtige Rolle spielt, und zelluläre Pathogenesen es also mit hoher Wahrscheinlichkeit auch mit einer Entgleisung des Calcium-Stoffwechsels zu tun haben. Calcium wird z. B. über das cyklische Adenosin-Monophosphat (cAMP) in der Herzmuskelzelle beeinflußt, ein kurzer Einstrom von Calcium erhöht die Herzkraft (KAMEYAMA u. a. 1985). Adrenalin ist der Auslöser dieses Prozesses. Calcium hat sich nicht nur in kontraktilen Zellen, sondern insgesamt als einer der wichtigsten intrazellulären Botenstoffe erwiesen (Lit. bei MARME 1987).

Es hat sich herausgestellt, daß Calcium bei allen Zellen eine dominierende Rolle als Botenstoff spielt, und daß es wahrscheinlich auch die Canzerogenese maßgebend beeinflußt. (Einzelheiten bei SCHIRRMACHER u. a. 1989.) Wir haben uns deshalb z. B. entschlossen, den Calcium-Austausch im Magnetfeld zu messen, um die Hypothese der Cancerogenität dieser Felder zu prüfen, zumal von ADEY u. a. (1977) in zahlreichen Arbeiten die Mobilisierung von Calcium im Magnetfeld nachgewiesen schien. Wir können diese Probleme hier nicht näher erörtern. Daß Calcium eine universale Rolle spielt, wird aber durch eine einfache Tatsache deutlich. Die Calcium-Konzentration des Zellinnern beträgt etwa $10^{-8}$ mol/l, die der interzellulären Flüssigkeit und des Blutplasmas aber $2{,}5 \cdot 10^{-3}$ mol/l, also um mehr als 5 Zehnerpotenzen höher! Ein so hoher Konzentrationsunterschied kann nur durch Aufwendung einer enorm hohen osmotischen Arbeit aufrechterhalten werden. Eine solche Kraftanstrengung leistet sich der Organismus nicht, wenn dabei nicht wesentliche Funktionen erfüllt werden. Das allein rechtfertigt es, dem Calcium eine universale Schlüsselrolle im Zellstoffwechsel zuzuschreiben. Daß dann Entgleisungen in Form von Erhöhungen des intrazellulären Calciums auftreten können ist selbstverständlich: Die Arbeitsfunktion der Calcium-Pumpe, welche Calcium aus der Zelle ständig entfernt, sei z. B. gestört. Das aber bedeutet, daß Pharmaka, welche Calcium beseitigen oder binden, solche Störungen kompensieren müßten. Der Boom der Calcium-Antagonisten hat hierin seine modelltheoretische Begründung (Lit. bei FLECKENSTEIN 1983).

Ein anderes Universalmodell liegt am anderen Ende der großen Skala möglicher Modelle und leitet bereits zu den psychosomatischen Modellen über. Es ist immer wieder in der Geschichte der Medizin auf die überragende Bedeutung des Nervensystems bei der Entstehung funktionaler Störungen hingewiesen worden. Alle Hypothesen „geistiger Heilung“ haben hier ihre Grundlage. Eine exaktere Theorie solcher zentralen Steuerungen pathischer Prozesse ist aber neuen Datums. Sie wurde erst möglich mit wachsender Einsicht in die Tatsache, daß das

Gehirn die Vorgänge der Peripherie, also das Leben der Zellen, beeinflussen kann. Wenn ein solcher Einfluß auf dem Wege der Ausschüttung von Hormonen oder Transmittern an den Enden vegetativer Nerven geschieht, wie das z. B. in der klassischen Situation vagaler oder sympathischer Beeinflussung der Herzfunktion seit langem bekannt ist, sind alle Mechanismen einsehbar und Modelle nur noch zur Einordnung der Phänomene in klinische Zusammenhänge einerseits, zur Erklärung der zellulären Veränderungen andererseits nötig. Für letztere sei auf das soeben geschilderte Beispiel der Calcium-Wirkung am Herzen verwiesen. Wo diese Zuordnung zu Hormonen oder Transmittern (noch) nicht möglich ist, bleibt phantasievollen Hypothesen Tür und Tor geöffnet.

Die experimentelle Ära des Globalmodells zentralnervöser Pathogenese hat nach meiner Erinnerung mit den Arbeiten SPERANSKYs (1935, 1950) begonnen. Da die deutsche Übersetzung erst 1950 erschien, war es die Aufbruchszeit nach dem II. Weltkrieg, in der eine neue Ära der Medizin diskutiert wurde, deren Anspruch universell war, wie es der Titel des Buches von SPERANSKY verhieß: Er versprach „Grundlagen der Theorie der Medizin“ zu geben, und der schon hochbetagte deutsche Pathologe RICKER (1948) hatte den Boden mit einem Exzerpt aus SPERANSKYs zunächst schwer erhältlichem Buch vorbereitet und dessen Lehre als „allgemeine Pathophysiologie“ bezeichnet. Die Lektüre des SPERANSKYschen Werkes ist ermüdend und schwierig. Sein Ausgangspunkt war das Experiment, bei Hunden durch Schädigung (Gefrierung) von Großhirnteilen und Einpflanzen einer Glaskugel in die Hirnbasis eine Fülle pathologischer Phänomene auch und gerade in der Körperperipherie zu erzeugen. Insbesondere zeigte sich, daß auch Infektionskrankheiten wie Tetanus und Tuberkulose durch Eingriffe ins Gehirn anders ablaufen. „Statt den Tetanus, oder Tuberkulose zu erforschen, arbeiten wir mit dem Tetanus, mit der Tuberkulose usw., mit der Absicht eine vergleichende Studie des Nervenmechanismus ganz anderer Prozesse durchzuführen, die äußerlich oft nichts miteinander gemein hatten“ (SPERANSKY 1950, S. 272). Es ging also darum, zentrale Erregungen als Auslöser peripherer Erkrankungen verständlich zu machen. Da das ZNS auf *alle* Zellen wirkt, schien ein Universalmodell der Krankheit möglich geworden zu sein.

Diese scheinbar experimentelle und exakte Begründung einer zentralen Steuerung der Krankheit führte zu der Einsicht, daß zentrale Prozesse periphere Prozesse modulieren, selbst wenn es sich um so einfache Vorgänge wie Infekte handelt. Der Weg freilich, wie diese Modulation bewirkt wird, blieb dunkel, und SPERANSKY stand auch kein Laboratorium zur Verfügung, das eine zellulär orientierte Forschung hätte betreiben können. Was er zustande brachte, war eine Problemfindung, aber keine Problemlösung. Dennoch ging von hier eine starke Bewegung aus, freilich vorwiegend in Deutschland. Die Idee des Klinikers VEIL und seines Schülers STURM, daß das Stammhirn eine enorme Vielfalt pathologischer Erscheinungen auslöse, war zwar unabhängig von SPERANSKY entstanden, erfuhr aber eine entscheidende Bestätigung (VEIL u. STURM 1946). Diese Richtung der deutschen Klinik hat, obgleich publizistisch bis in jüngere Zeiten fortgeführt, erstaunlich wenig Resonanz gefunden (vgl. STURM u. BIRKMAYER 1976). Das ist um so erstaunlicher, als zahlreiche Krankheitsphänomene nur als Folge zentraler Prozesse sinnvoll modelliert werden können, insbesondere so seltsame Krankheiten der Haut wie die Neurodermitis oder der Herpes zoster. Vielleicht hat der Impetus der Psychosomatischen Medizin dieses Modelldenken verdrängt, weil es ihm zu „somatisch" orientiert war. SPERANSKYs freilich zu global konzipierte Ideen wirken wohl nur noch in Außenseiter-Methoden fort wie in HUNEKEs (1970) Sekundenphänomen oder seiner sog. „Neuraltherapie" (DOSCH 1964).

Die durchaus fruchtbare Basis einer wissenschaftlich konzipierten Neuraltherapie ging verloren und erscheint manchem Zeitgenossen auch bereits als außenseiterisch.

Wie wenig eine solche generelle Ablehnung der (sicher überspannten) Thesen einer zentralen Pathogenese berechtigt ist, wird auch aus einer anderen Betrachtung deutlich. Mir selbst fiel sehr früh auf, daß sensible Afferenzen über ihre reflektorischen Wirkungen pathogene Effekte auslösen, und ich prägte den Begriff der „Sensibilität als Krankheitsfaktor" (SCHAEFER 1943), und ZIPF (1953) hatte bewiesen, daß man durch „Endoanästhesie" solche störenden Afferenzen ausschalten kann. Zu welch dramatischen und hochbedeutsamen Resultaten dieses „Sensibilitätsmodell" führen kann, erfuhr ich nach dem Krieg. Ein deutscher Truppenarzt, GERECHT, hatte in dem von ihm zu betreuenden Gefangenenlager, in dem sich die Todesfälle häuften, nur noch Novokain als Therapeutikum zur Verfügung. Er wandte es an, um (wie er mir erzählte) das Sterben zu erleichtern und sah, daß alle moribunden Soldaten, welche Novokain erhielten, überlebten (GERECHT 1949). Das war ein schlagender Beweis nicht nur für die Rolle der Sensibilität, sondern auch der von ihr erregten Zentren im pathogenetischen Prozeß. Manches Dunkel in klinischen Fragen ließe sich aufklären, wenn dieses Modell, das völlig vergessen scheint, wieder aufgegriffen würde (vgl. ALTHOFF 1947). Man vergesse nicht, daß V. v. WEIZSÄCKER mit der Analyse der Sensibilität als pathogenem Faktor sein Werk begann (STEIN u. a. 1928)!

So korrekt also die Annahme ist, daß das Gehirn eine führende Rolle in der Modifikation peripherer Prozesse spielt, so abstrus können andere Global-Modelle der Krankheit sein. Solche Irrläufer der Modell-Theorie finden sich in der Paramedizin oft, in Kreisen ernst zu nehmender Wissenschaftler sind sie bislang selten. Ein Beispiel für einen solchen Irrläufer, das gerade derzeit eine gewisse Rolle zu spielen beginnt, ist die Vorstellung, daß die elektrischen Vorgänge im Körper eine Rolle spielen, welche die Bedeutung aller anderen Prozesse übertrifft. So äußert sich z. B. der Orthopäde (von Rang!) R. O. BECKER (1988). Er meint, daß gerade durch die aus der Erforschung magnetischer Effekte gewonnenen Einsichten zeigen, daß die Entwicklung elektrischer Paradigmata eine wissenschaftliche Revolution im Sinne von KUHN (1967) bewirken könnte. Was er das elektrische Paradigma nennt, ist nichts anderes als ein elektrisches Globalmodell der Lebensvorgänge.

Solche Ideen haben eine uralte Geschichte, von MESMER und GALVANI angefangen. Damals waren elektrische Globalvorstellungen, die noch keinen Anspruch auf die Bezeichnung „Modelle“ erheben konnten, weit verbreitet, und man erwartete viel von einer elektrischen Theorie der Lebenskräfte. (Eine kurze Darstellung dieser historischen Entwicklung findet sich bei SHRYOCK 1947, S. 101.) Ein Abglanz dieser in den Details völlig unklaren elektrischen Theorien ist die auch heute noch geübte „Elektrotherapie“, deren sinkende Wertschätzung denn auch BECKER tief bedauert. Welche mystische Rolle als Globalmodell des Lebens die elektrischen Kräfte anfangs spielten, drückt sich noch in der einschlägigen Darstellung im ersten modernen Lehrbuch der Physiologie von Johannes MÜLLER (1844, I, S. 70ff) aus. Die Oberflächenladung der Menschen wird mit ihrem Geschlecht und Charakter und ihrer Stimmungslage in Verbindung gebracht. Diese mystische elektrische Kraft wurde dann immer klarer als eine Energie erkannt, deren Wirksamkeit an die Zellmembranen gebunden war (BERNSTEIN 1912) und sich in detailliertester Weise als Folge von einseitig behinderten Ionenbewegungen durch „semipermeable“ Membranen erklären ließ. Diese Theorie mündete endlich in die subtile Kabeltheorie der elektrischen Nervenleitung (NOBLE 1966). Die moderne Entgleisung dieser Elektrobiologie wird deutlich, wenn wir in der Einleitung einer hochwissenschaftlichen Konferenz über elektrische Wachstumsmechanismen (LIBOFF u. a. 1974, S. 6) lesen, daß die Natur neben zellulären Prozessen auch a-zelluläre geschaffen habe und darunter eben elektrische Kräfte, die außerhalb der Zelle wirken. Als magere Beispiele erscheinen die Piezo-, Pyro- und Ferro-Elektrizität. MARINO, ein Schüler BECKERS, versteigt sich dann zu der mystischen Aussage, daß auf die Frage, was denn die Natur desjenigen Systems sei, das den lebenden Organismus kontrolliere, die Bioelektrizität an erster Stelle der Erklärungsprinzipien zu nennen sei, und noch fundamentaler sei als biochemische Reaktionen (MARINO 1988, S. III). Wie dann diese fundamentale elektrische Kraft außerhalb der Zelle wirke, bleibt ohne Modell-Darstellung. Dahinter steht, daß der Orthopäde BASSETT entdeckt zu haben glaubte, daß elektromagnetische Felder günstig auf die Heilung der Pseudarthrosen wirken (BASSETT u. a. 1962, 1964; BASSETT 1984), wobei in der Tat der Ausgangspunkt der Entdeckung das Phänomen war, daß ein Knochen bei einseitiger Belastung elektrische Ladungen freisetzt, ein seit langem bekannter Effekt, den man piezoelektrischen Kräften zuschreiben muß. Daß solche Elektrizität aber a-zellulär sei, ist nicht nur unbewiesen, sondern extrem unwahrscheinlich. Auch daß Erwärmungen elektrische Effekte machen (Pyroelektrizität) ist eine altbekannte Tatsache, die in guter Übereinstimmung mit der Membrantheorie elektrischer Spannungen steht und also keinesfalls so neu ist, wie etwa LANG (1988) behauptet. Die grotesken Schlußfolgerungen aus dieser wieder entstandenen elektrischen Lebenstheorie ist dann der Kampf gegen technische elektrische Einflüsse, wie sie in breiter Thematik von einem Journalisten BRODEUR (1990) derzeit propagiert wird. Welch gefährlichen Unsinn solche Scharlatane produzieren, erhellt aus dem Titel von Brodeurs Buch „Currents of death“, wozu er Hochspannungsleitungen und Computer-Endstellen rechnet. BRODEUR zitiert die oben genannten Autoren eifrig. Wenn Elektrizität in a-zellulärer Weise ein Lebensprinzip darstellt, ist der tödliche Einfluß elektrischer

Energie dem Laien wohl einleuchtend. Wissenschaftliche Mystik, in Gestalt von unwissenschaftlichen Globalmodellen, wird zur Quelle einer Umwelt-Hysterie, deren fundamentale Gefährlichkeit wir derzeit sicher unterschätzen.

### *5.1.7 Biofeedback*

Die Rolle des Nervensystems bei der Entstehung pathischer Reaktionen läßt uns erneut die Frage stellen, wieweit bei der Einschaltung des Gehirns in solche Verläufe Rückkopplungen eine Rolle spielen.

Das Prinzip der Rückkopplung wurde bislang als ein universales Prinzip überall dort vorgefunden, wo es sich um die Herstellung einerseits von Homöostasen, andererseits von Anpassungen handelt. Die homöostatische Wirkung von Rückkopplungen wurde in Kap. 4.5.5 geschildert, die Anpassung als Effekt von Rückkopplungen hat uns bislang weniger beschäftigt. Sie lag der Regelung von Bewegung bereits zugrunde (vgl. Kap. 2.5.3). Es muß aber darauf verwiesen werden, daß Rückkopplungen überall dort die Funktionalität lebender Organismen bestimmen, wo teils Anpassung in kurzzeitigen Prozessen, teils Anpassung als Problem der Evolution erfolgt. Ohne Rückwirkung des Erfolges auf die Anpassungsleistung ist weder eine kurzfristige noch eine langfristige zweckmäßige Änderung biologischer Reaktionen möglich. Das trifft natürlich auch auf Anpassungen durch Lernen und insbesondere auf die Steuerung des Verhaltens zu. Verhalten ist ja niemals ein „beliebiges“ Reagieren auf Umwelt, sondern immer der Versuch, die Existenz durch Änderung der Motorik, im weitesten Sinn des Wortes, zu sichern. Diese elementare Tatsache ist deshalb nicht immer klar erkannt worden, weil insbesondere die experimentelle Verhaltensforschung mit ihren „operanten“ Methoden mit den Mitteln einer vernünftigen Planung des Experimentators eingreift, indem eine Reaktion durch Reizwiederholung „verstärkt“ oder durch Belohnung oder Bestrafung gesteuert wird. Verhalten als Folge der Lebenserfahrung bei Mensch und Tier bildet sich aber ohne Experimentator aus – eben durch Rückkopplung: Lernen am Erfolg, durch Handeln. So kommt es, daß z. B. das sonst so gute Lehrbuch von ANGERMEIER (1972) über die Kontrolle des Verhaltens den Term Rückkopplungen nicht in seiner Bedeutung schildert. Daß aber die Rolle der Rückkopplung auch sonst nicht gebührend anerkannt wird, zeigt z. B. das ebenfalls großartige Buch von E. MAYR (1984) über die Entwicklung der biologischen Gedankenwelt, das den Begriff Rückkopplung nicht darstellt, ebensowenig wie RESCH (1977) in seiner Theorie des Lebens oder RIEDL (1979) in seiner Biologie der Erkenntnis, obwohl Rückkopplungen in all diesen Sachgebieten von kardinaler Bedeutung sind. Die Anwendung der Rückkopplungs-Theorie hatte sich zunächst auf die Phänomene der Homöostase, insbesondere in der Zellphysiologie, die Regeltheorie der Bewegung (WAGNER 1954) und die Regelungs-Physiologie der vegetativen Funktionskreise beschränkt. Diese Beschränkung besagte, daß man Regelungen als Modelle einer in sich geschlossenen Funktionskette von Prozessen ansah, welche sämtlich ohne Einschaltung von „Bewußtsein“ ablaufen. Wo Bewußtsein eine Rolle spielte, verblieben alle Theoreme der Rückkopplung in zwei Tatsachen-Bereichen, Willkür-Bewegung und geistigen Prozessen wie Erziehung, Lernen, Denken, einschließlich gesellschaftlicher Phänomene. Die Darstellung der Kybernetik bei WIENER (1968) und in dem Sammelband von FRANK (1962) zeigt das ebenso wie das Lehrbuch der Kybernetik von SACHSSE (1971). Der Grund ist einsehbar: Die Sphären des animalischen und des vegetativen Lebens erschienen als absolut getrennt. Der Mensch erfährt vom Leben seines Leibes nicht Direktes, nur durch den Schmerz und einige Mißempfindungen (PLÜGGE 1962) wird er über Gefahren informiert.

Erst die wissenschaftliche Entwicklung der Psychosomatik hat diesen Hiatus von Leib und Seele in den letzten Jahren überwinden helfen. Es zeigt sich, daß Seelisches auf Leibliches ganz allgemein und grundsätzlich ebenso wirkt wie, nach alter Erfahrung, Leibliches bestimmte seelische Erlebnisse bedingt. Es gibt ein „Prinzip Psychosomatik" (SCHAEFER 1990), welches diese allgemeine und grundsätzliche Interaktion postuliert. Dieses „Prinzip Psychosomatik" hat aber bis heute eine Grenze darin gefunden, daß der Mensch von dem Leben seines Leibes mit der Ausnahme dieser „nociceptiven Meldungen" nichts erfährt. Wohl ist eine Phänomenologie der Leibwahrnehmung von H. SCHMITZ in einer bewundernswerten Vielfalt entwickelt worden (SCHMITZ 1965, II/1). Aber es blieb mindestens die Unzulänglichkeit leiblicher Prozesse der vegetativen Sphäre für jede Willkürbeeinflussung als eine Art wissenschaftlichen Dogmas bestehen. Wir mögen diese Situation als das *Modell der leiblichen Unbeeinflußbarkeit* bezeichnen.

Nun schrieb MILLER 1966, daß es möglich ist, vegetative Funktionen willkürlich zu beeinflussen, indem man sie wahrnimmt und mit Hilfe ihrer Wahrnehmung verändert. Er nannte diese Fähigkeit „visceral learning" (MILLER 1969). In einer Übersicht über die inzwischen zahlreichen Publikationen beschreibt MILLER (1978) die möglichen „Lerneffekte". An ihrer Spitze stehen immer noch „motorische" Wirkungen, also das, was I.H. SCHULTZ schon 1932 als „autogenes Training" beschrieb und nun in verwandelter Form erscheint. Es folgen vasomotorische Effekte der Haut, der galvanische Hautreflex, die Herzfrequenz, der Blutdruck, die Atmung, die Speichelsekretion und die Magen- und Darmbewegungen. Die Effekte bestehen darin, die genannten vegetativen Funktionen durch bewußte Einflußnahme in einer bestimmten Weise zu verändern.

Die Tatsache, daß man diese Effekte auch im Tierversuch erzielen kann, möchte ihren fundamentalen Charakter, gleichsam die universelle Gültigkeit des Biofeedback-Modells, deutlich machen. Deshalb sei mit besonderem Nachdruck vermerkt, daß die Methode des Biofeedbacks bei Mensch und Tier doch einen grundsätzlichen Unterschied aufweist: Beim Tier ist die für den Menschen typische „Absicht" ersetzt durch Lohn oder Strafe, die vom Experimentator ausgehen. Identisch bei beiden ist, daß es vegetative Prozesse sind, die sich jetzt analog wie Verhalten beeinflussen lassen.

Die Schwierigkeiten dieser Versuche beim Menschen liegen darin, über vegetative Vorgänge etwas zu „erfahren", d. h. die sicher vorhandenen und leicht elektrophysiologisch registrierbaren Signale aus den inneren Organen ins Bewußtsein zu heben. Da das zwar grundsätzlich, wenn auch in Grenzen, möglich erscheint, aber für den Durchschnitts-Menschen immer sehr schwierig bleibt, ist eine regelrechte Biofeedback-Industrie entstanden, mit deren Hilfe Meßgeräte für die zu beeinflussenden vegetativen Prozesse gebaut wurden. Mit Ausnahme der Speichelsekretion (die im Effekt leicht wahrnehmbar ist) und der intestinalen Motorik sind die Meßgeräte seit langem bekannt und auch ziemlich einfach herstellbar. Der Proband steht dann vor der Aufgabe, die ihm ständig zufließenden Meldungen dieser Apparate zu verändern.

Daß das möglich ist, bedarf keiner Frage. Diese Änderungen erfolgen ja in der Mehrzahl der Fälle über den Nervus Sympathicus, bei der Atmung auch über gewöhnliche motorische Nerven. Über ein Biofeedback der Atmung wird sich also niemand wundern. Wer aber die enorme Sensitivität des Sympathicus für alle Umwelteinflüsse kennt, wundert sich auch über die anderen Effekte nicht. Die Frage bleibt aber, welche psychophysischen Mechanismen hierbei eingeschaltet werden.

Es fragt sich, ob den Autoren des Biofeedback die Physiologie dieser Mechanismen hinreichend deutlich vor Augen steht. So wäre z. B. ein simpler Mechanismus der, daß sich der Proband Situationen *vorstellt*, die immer einen Einfluß auf diese vegetativen Prozesse über emotionale Mechanismen haben. Solche „Vorstellungen" lassen sich in Hilfsvorstellungen einkleiden, können sicher auch im Sinne erlernter Reflexe ohne Beteiligung des Bewußtseins ablaufen. Das an dieser Methode Neue ist also vorwiegend die Absicht, solche altbekannten Phänomene zu systematisieren und therapeutisch zu nutzen.

Daß das gelingt, zeigt der bisherige Erfolg der Methode. Daß die Methode schwierig ist und ihre Erfolge bescheiden bleiben, lehrt ihr allmähliches Verschwinden. Was wir aber hinsichtlich unserer Modell-Theorie aus diesen Arbeiten lernen sollten, ist etwas ganz anderes. Es ist die alle Bereiche des Lebens umfassende Bedeutung der Kybernetik. ROTSCHUH (1972) hat einen bemerkenswerten Versuch der Systematisierung in dieser Hinsicht vorgelegt. Er spricht von Modellen, mit denen die Menschen bislang die „Ordnung des Lebendigen" verständlich zu machen suchten: durch übermaterielle Kräfte (psychomorphes Modell), durch die Art der Organisation des Lebendigen (technomorphes Modell) und durch selbständig wirkende Regelungen (kybernetisches Modell). Man erkennt unschwer den Fortschritt in der Erklärung der Lebensvorgänge in den letzten Jahrhunderten und wird dem Gedanken zustimmen, daß Rückkopplung (also Kybernetik) den letzten entscheidenden Schritt in der Modellierung der Lebensvorgänge darstellt. Kybernetik macht alle Hilfsmaßnahmen über die „Lebenskraft" überflüssig. Sie beläßt uns aber in einer fundamentalen Schwierigkeit: sie sagt nichts darüber, *wie denn die kybernetischen Mechanismen selber entstanden seien.* Diese Frage wurde uns oben bereits gestellt (Kap. 4.5.5). Ihre Beantwortung ist kontrovers. Bislang besitzen wir nur das DARWINsche Modell der Entstehung der Evolution.

Das kybernetische Modell führt uns aber – und das ist seine besondere Leistung – in eine Betrachtungsmöglichkeit der Pathogenese, die freilich noch spekulativ ist, aber vermutlich eine hohe Erklärungskraft besitzt. Die Abhängigkeit vieler Krankheitsverläufe teils von nicht zur Physik oder Chemie zu zählenden Umwelt-Bedingungen, teils von der Persönlichkeit des Kranken, findet z. Z. darin ihre Erklärung, daß jeder Mensch nicht nur auf seine Umwelt körperlich und seelisch, und zwar emotional reagiert, sondern daß diese Reaktion mit zwei Rückkopplungsmechanismen einhergeht. Der erste besteht darin, daß die emotionale Reaktion auf die soziale Umwelt des Kranken zurückwirkt, diese Rückwirkung aber in der Regel die Situation des Kranken verschlechtert, ein Effekt, der natürlich von der Sozialstruktur der Umwelt stark abhängt und die enge Korrelation von Verhalten und Sozialer Umwelt stark determiniert (Beispiele bei KEUPP 1974). Der zweite Rückkopplungskreis pflegt noch deletärer zu sein: Der Patient nimmt seine körperlichen Reaktionen wahr, und diese verstärken sich durch die Angst, die sie auslösen. Die Angst ist „eine Kraft" (BUTOLLO 1984), deren psychophysiologische Mechanismen mindestens zum Teil genau erforscht sind, die aber hier nicht referiert werden können. Ihr klinisch wichtigster Aspekt ist vermutlich die Auslösung koronarer Reflexe und der Hypertonie (vgl. HENRY u. a. 1977). Die Angst verengt die Koronarien, und das Ergebnis, die Angina, macht hohe Angst. Viele, wenn nicht alle, psychoneurotischen Dramen sind rückgekoppelte Ereignisse dieser Art. Rückkopplung ist für sie ein Modell.

Wir lernen aus der Phänomenologie des Biofeedback aber auch, daß es Möglichkeiten der Selbstkontrolle, der vom Kranken selbst zu bewältigenden Prävention und der Therapie gibt. Nicht zufällig wird Biofeedback (so von MILLER 1978) in Zusammenhang mit Streß gebracht, unter dessen Remedien eines die Entspannung ist. Biofeedback als Entspannungsmethode, autogenes Training und Meditative Praktiken konkurrieren hier als Therapeutika. Die Methode von COUE benutzt das gleiche Prinzip. Auch der Einfluß der „Kontrollüberzeugungen" (MIELKE 1982) ist kybernetisch strukturiert. Je mehr der Mensch sich z. B. für selbstverantwortlich hält, desto leichter meistert er seine Krankheit. Wir haben das im Bereich der Berufsgenossenschaft Feinmechanik prüfen können (NENTWIG u. a. 1988). Die emotionale Grundeinstellung, im „Coping" so ausschlaggebend wichtig, verändert die hormonalen Gleichgewichte und den Sympathikustonus und wirkt durch deren Erfolge therapeutisch positiv zurück.

## 5.2. Evolutive Modelle der Krankheitsentstehung

Die Modelltheorien akuter Krankheiten ebenso wie die Modelle pathophysiologischer Prozesse unterscheiden sich grundlegend von Modellen, welche die Entwicklung chronischer Krankheiten zu erklären versuchen. Wie soeben erörtert wurde, tritt in diesen Modellen, der Bedeutung der Chronizität entsprechend, der Faktor Zeit in das Modell ein, und zwar nicht als solcher, d. h. nicht mit dem Meßwert der Zeit in Sekunden oder Tagen, sondern in der Form, daß in der Lebenszeit ständig wirksame Prozesse Veränderungen bewirken, welche erst im Lauf der Zeit pathogenetische Wirksamkeit erhalten. Die Theorie dieser Modelle ist weitaus problematischer, als das in der Literatur betont zu werden pflegt.

Beginnen wir mit der methodischen Situation. Sie unterscheidet sich von derjenigen der akuten Krankheiten in einigen wichtigen Punkten:

– Der Zusammenhang von Noxe und Krankheit ist nicht offenbar, da das bei akuten Krankheiten vorherrschende kausale Argument des „post hoc ergo propter hoc" versagt. Obgleich dieses Argument immer mit Vorsicht anzuwenden ist und zu seiner Anwendbarkeit in jedem Fall des experimentum crucis bedarf, führt es doch dann sofort zum Ziel, wenn durch wiederholte Beobachtungen die Folge der Noxe zeitlich an die Noxe gebunden und regelmäßig auftritt. In der Begutachtung von Unfallfolgen ist z. B. das Argument des zeitlich engen Zusammenhangs immer ein guter Hinweis auf den wirksamen Kausalnexus. Bei der chronischen Krankheit tritt ein derartiges Argument aber grundsätzlich niemals auf. Allein schon deshalb sind kausale Aussagen immer sehr unsicher.

– Es wird von einer oder mehreren Noxen behauptet, sie riefen die Krankheit hervor, z. B. Rauchen das Bronchialkarzinom. Dieser kausale Zusammenhang wird (wie das beim Bronchialkarzinom wirklich auch der Fall war (GSELL 1951, 1977) durch Intuition entdeckt, indem einem Beobachter auffällt, daß ein Symptom (das Karzinom) mit einer Noxe (Rauchen) häufig gemeinsam auftrat. Diese Korrelation, die dann statistisch gesichtet wird, sagt aber noch nichts über den kausalen Zusammenhang, eben weil die Grundsituation des *akuten* Ereignisses niemals auftritt: „Jedesmal wenn – dann" ist das logische Schema dieses induktiven Verfahrens, das sich trotz aller modernen Einwände gegen die Induktion jedem Naturforscher ständig als heuristisches Prinzip bewährt. Es sollte aber nicht übersehen werden, daß eine wissenschaftlich zulängliche Annahme über den Kausalzusammenhang erst durch ein *Modell* des Zusammenhangs möglich wird, das im akuten Fall fast immer auf der Hand liegt, im chronischen Fall (z. B. bei der Frage nach dem Mechanismus der Raucheinwirkung, welche Karzinom macht) fast immer fehlt oder höchst mühselig konstruiert werden muß.

– Es läßt sich bei einer akuten Erkrankung in der Regel annehmen, daß die Noxe mit einer so großen Energie einwirkt, daß die reparativen Kräfte (die vis medicatrix naturae) keine Chance haben, diese Energieeinwirkung zu kompensieren. Das Modell des akuten physikalischen Unfalls kann als eine Art Urmodell akuter Krankheitsentstehung gelten. Eben dieses Mißverhältnis zwischen der Kraft einer Noxe und der vis medicatrix liegt aber bei chronischen Krankheiten nicht vor. Es muß vielmehr ein sehr kunstvoller Nexus pathogener Wirkungsflüsse postuliert werden, der in der Regel Modelle voraussetzt, deren Sicherheitsgrad relativ bescheiden ist.

– Bei jeder chronischen Krankheit, welche in eine Katastrophe einmündet, stehen wir vor dem Problem, was denn die Katastrophe auslöst. Ist es der sprichwörtliche Tropfen am Eimer, der ihn zum Überlaufen bringt? Dieses Überlaufmodell stimmt nicht einmal im Analogfall, denn ein Tropfen fällt zwar dann zu Boden, aber der Eimer denkt doch nicht daran leerzulaufen, wenn nicht ein Heber angesetzt wird. Die Suche nach dem „Heber" ist aber immer extrem kompliziert.

– Der Arzt wird den Patienten, der mit einer chronischen Krankheit zu ihm kommt, in der Regel vor dem Eintritt einer „Katastrophe" sehen. Der Entwicklungsgang der Krankheit, den das evolutive Modell beschreiben soll, bietet also zwei heterogene Sachverhalte dar, welche dem Arzt auch zwei grundsätzlich verschiedene ärztliche Probleme verständlich machen. Erstens ist der Entwicklungsgang chronischer Art zu beschreiben, mit seinen Entwicklungsstufen und den sie begleitenden subjektiven *„Symptomen"* und objektiven *„Befunden"*, welche beide gemeinsam die Leistungs- und Genußfähigkeit des Patienten beeinträchtigen. Alle chronischen Krankheiten pflegen sich zweitens in Etappen zu entwickeln, in Stufen teils der Zunahme, teils auch der Regression („Remission") von Symptomen und Befunden. Die Etappen führen von zunächst unmerklichen Veränderungen, z. B. der Entstehung von Risikofaktoren, also dem für Früherkennung und Frühbehandlung wichtigen Zeitverlauf, in immer schwerere Leidenszustände hinein, die modellmäßig verständlich zu machen sind. Wir werden diesen Entwicklungsgang später unter dem Begriff der *Pathogenese* näher erläutern.

– In einem „kritischen" Stadium entwickelt sich dann rasch eine „Katastrophe", die mit ontologischen Modellen zu beschreiben wäre.

– Diese Etappen-Betrachtung macht es endlich verständlich, daß der Begriff „Krankheit" so schwierig zu definieren ist. Sind etwa die ersten Etappen der Entstehung von Risikofaktoren bereits ein Stadium von Krankheit? Wollte man ihre Beeinflussung der Leistungspflicht der gesetzlichen Krankenversicherung zuweisen, so müßte eine solche Definition angenommen werden, wenn nicht (wie es inzwischen geschehen ist) der Gesetzgeber eben diesen definitorisch fragwürdigen Entwicklungsstand ausdrücklich schon als solchen dieser Leistungspflicht zuweist.

Wir wollen nachfolgend versuchen, die wichtigsten Probleme solcher evolutiver Modelle darzustellen.

### *5.2.1 Evolutive Modelle sind vorzugsweise erdachte Modelle*

Modelle, welche die Entstehung von Zuständen verständlich machen, sind in der Regel erdachte Modelle dann, wenn sich die Zustände in langen Zeiträumen entwickelt haben, Zeiträumen, welche die unmittelbare, beobachtende Verfolgung der Entwicklung aus praktischen Gründen verbieten. Die Entstehung chronischer Krankheiten gehört hierher, erst recht natürlich die Entstehung der geophysikalischen oder gar kosmischen Zustände. Bei Beschränkung auf die Medizin ist zu sagen, daß nicht nur die Entstehung von Krankheit ein Gegenstand evolutiver Modellierung ist, sondern jede Theorie der langfristigen Einwirkungen exogener Verhältnisse auf Leib und Seele des Menschen. Die Einwirkung elektromagnetischer Felder gehört z. B. zum Aufgabenbereich einer evolutiven Modellierung, die sich dadurch als besonders schwierig herausstellte, daß es methodisch leicht ist, solche

Einwirkungen als gegeben hinzustellen, aber schwer, diese Einwirkung als grundsätzlich nicht existent zu erweisen.

In allen evolutiven Modellen sind durch die Einführung der Zeit als eines notwendigen, aber nicht direkt überschaubaren Faktors Hypothesen notwendig, welche nicht nur die Wirkung einer Noxe in ihrer momentanen Auseinandersetzung mit den physiologischen Prozessen erklären, sondern welche außerdem erklären, warum dieser Prozeß irreparabel ist. Der Begriff der Irreparabilität wird dann identisch mit dem Begriff der Summation bei der Superposition von Einwirkungen. Nur Prozesse mit sehr langer Reparationszeit, Rückstellzeit, Abklingzeit, oder wie die Begriffe für Summationsvorgänge lauten mögen, führen zur Entwicklung eines als „chronisch" zu bezeichnenden pathologischen Zustandes. Diese hypothetischen Teilstücke der Evolution, also die kausalanalytische Rückführung der chronischen Entstehung auf ihre jeweiligen, kurzfristigen, beobachtbaren physikochemischen Ereignisse, ist selbst bei einem so wichtigen Problem der Medizin wie der Entstehung der Arteriosklerose bis heute noch nicht gelungen. Die pathophysiologischen Arbeiten etwa von BUDDECKE lassen sich nur unter Zuhilfenahme weiterer noch völlig unbewiesener Theorien in eine Modellvorstellung der Arteriosklerose einbauen. Wie schwierig ein solcher Einbau akuter Ereignisse, welche das Resultat physiologischer Forschungen sind, in evolutive Modelle ist, zeigt die Anschauung DOERRS über die (vier) „Gangarten" der Arteriosklerose. Selbst wenn also Einsichten in die akute Entstehung pathologischer Zustände vorliegen, so sind sie dennoch nur unter erdachten Annahmen über die Chronizität ihres Zusammenwirkens zu einer Modelltheorie zusammenzufügen. Von dieser einfachen modelltheoretischen Schwierigkeit hat die Pathophysiologie bislang kaum Notiz genommen. Diese Tatsache bedingt es in erster Linie, daß alle Modelle über die Entstehung chronischer Krankheiten, falls sie überhaupt bestehen, so extrem unsicher sind. Gerade die jüngste Entwicklung über die Rolle des Cholesterins in der Pathogenese des Infarktes ist hierzu ein besonders eindruckvolles Beispiel. Nachdem schon die Bedeutung des Cholesterins für die akute Entstehung arteriosklerotischer Veränderungen der Gefäße ziemlich hypothetisch geblieben war, ließ sich auch in epidemiologischen Studien die Rolle des Cholesterins nicht schlüssig beweisen. Es ist typisch für diese modelltheoretische Situation, daß erst über den Umweg einer pharmakologischen Senkung des Cholesterins, die rasch und sicher gelingt, dann auch ein therapeutischer Effekt erzielt werden konnte, der zugleich pathognomonisch interpretiert werden konnte (RIFKIND u. a.)

### *5.2.2 Ätiologie und Pathogenese*

Evolutive Modelle chronischer Krankheiten führen notwendigerweise zu drei Begriffen, welche für die klinische Medizin eine hohe Bedeutung haben: Ätiologie, Pathogenese und Auslösung. JORES (1956) hat auf den Unterschied von Ätiologie und Pathogenese hingewiesen. Ätiologie ist die Erst-Ursache einer Krankheit (oder, wie wir hinzufügen, eines pathogenetischen Teilprozesses), die in Form eines Kausalregresses nicht weiter hinterfragt werden kann.

Diese „Nicht-Hinterfragbarkeit" einer Ätiologie stellt sich modelltheoretisch folgendermaßen dar. Alle Veränderungen, welche wir in der Natur beobachten, haben eine Ursache, d. h. in der Regel eine Kraft, welche diese Veränderung bewirkt. Kräfte sind aber selber, in ihrer Stärke und in ihren vektoriellen Eigenschaften, das Resultat von Einwirkungen, die ihnen vorausgegangen sind. Alles Bestehende hat eine Ursache. Man nennt diese nie endende Kette von Wirkung, ihrer Ursache und der Ursachen der Ursachen den „Kausalregreß". Eine „Erstursache" (Ätiologie) wäre dann eine Ursache, die selber keine Ursache mehr hätte, also eine im System einer kausal denkenden Naturwissenschaft nicht vorstellbare Tatsache. Wollen wir also von Ätiologien im strengen Sinn des Begriffs sprechen, so müssen wir eine Modell-Situation ersinnen, in welcher der Kausalregreß nach rückwärts hin (d. h. gegen den Pfeil der Zeit hin) betrachtet, abbricht.

Es gibt drei Elementar-Situationen, in denen ein solcher Kausalregreß tatsächlich nicht weiter rückwärts verfolgt werden kann:

- die Unbestimmbarkeit stochastischer atomarer Prozesse, die dann erreicht wird, wenn die Ursachenketten bis in die Ebene der Energiequanten verfolgt worden ist;
- die Unbestimmbarkeit bei Erreichen chaotischer Zustände, die zwar noch deterministisch vorgestellt werden müssen, aber wegen ihrer chaotischen Natur nicht mehr kausal interpretierbar sind (vgl. Kap. 3.2);
- die Unbestimmbarkeit durch das Vorliegen unübersehbar vieler Determinanten (Faktoren).

Die erste Grenze des Kausalregresses, die quantenhaften Phänomene, wird in der Medizin wohl niemals erreicht, auch nicht bei einem Rekurs auf die menschliche Willensfreiheit, die nicht als Quantenphänomen interpretierbar ist (vgl. Kap. 3.5). Die zweite und dritte Grenze wird oft vorliegen, und zwar immer dann, wenn die Ätiologie bis in gesellschaftliche Determination verfolgbar ist, z. B. bei Verhaltensformen als Krankheitsursache, welche gesellschaftlich geprägt sind. Doch auch im Bereich einer rein naturwissenschaftlichen Ätiologie sind solche Grenzen des Kausalregresses anzutreffen, z. B. bei allen Unfällen, soweit sie nicht von einem „Human Factor" allein verursacht sind, und bei allen nur von der natürlichen Umwelt induzierten Krankheiten (Infekten, Naturkatastrophen etc.).

Es gibt noch ein drittes Modell, wie der infinitesimale Kausalregreß zu beenden ist: durch Rückführung der Ursachenkette auf Wirkungen, die einem medizinisch nicht mehr relevanten Bereich angehören. Hier wird auf die Fortsetzung des Kausalregresses absichtlich verzichtet. Auch diese Situation findet sich in der Medizin häufig, z. B. bei allen Ätiologien, welche sozialen Einwirkungen zuzuschreiben sind, die wir kennen, in ihrer Wirkung verstehen, aber weder beeinflussen noch mit medizinischen Argumenten in ihrer Entstehung weiter aufklären können. Alle Einwirkungen der verfaßten Gesellschaft, des Staates, insbesondere des staatlichen Zwanges, gehören hierhin.

In die Klasse der Kausalregreß-Begrenzungen durch Rückführung auf chaotische Situationen gehören z. B. viele Ätiologien der psychosomatischen Krankheiten, alles was durch ein historisch nicht mehr aufklärbares Lebensschicksal bedingt ist. Es endet dabei oft das Interesse des Arztes an der kausalen Aufklärung, weil uns die erreichte Stufe des Kausalregresses zum Verständnis der pathischen Phänomene genügt.

Das Problem der Ätiologien bietet nun eine doppelte Komplikation, welche modelltheoretisch verständlich zu machen oder mindestens formal darzustellen ist. Wie wir schon in Kap. 5.1.3 dargelegt haben, ist Krankheit selten mit einem einzigen „Kausalitäts-Faden" erklärbar. Vielmehr wirken meist mehrere Ursachen bei der Entstehung einer Krankheit gleichzeitig (synergistisch). Diese multifaktorielle Genese ist übrigens keineswegs auf die Medizin oder die Biologie beschränkt, wie wir in Kap. 5.1.3 darlegten, sondern ist für *alle* Naturprozesse charakteristisch, weshalb man statt von Kausalität auch gerne von *Konditionalismus* spricht (VERWORN 1918). Bei dieser Annahme multipler Konditionen handelt es sich zweitens um nichts anderes als um multiple Kausalregresse. Doch haben wir mit dieser Erörterung bereits das Problem der Pathogenese zu behandeln begonnen.

Untei Pathogenese wollen wir mit JORES (1956) die Gestalt der Kausalkette verstehen, also die einzelnen kausalen Prozesse, die sich bis zu dem Zustand der Krankheit, den wir als Arzt gerade vor uns haben, bzw. dem Endzustand der Gesundung oder des Todes, aneinandergereiht haben. Auch hierbei haben wir es wieder mit zwei verschiedenen Formen der multifaktoriellen Genese zu tun:

- Eine einzige Ätiologie, die wir nicht weiter hinterfragen wollen, kann eine Reihe verschiedener und voneinander unabhängiger Kausalketten auslösen. Als Beispiel sei das Rauchen genannt, das zugleich zum Endzustand eines Karzinoms und einer weiteren Erkrankung, z. B. einer Kreislaufkrankheit, führen könnte.
- Zweitens können mehrere, aus voneinander unabhängigen, auch zeitlich *nicht* synchron wirksamen Ätiologen stammende Kausalfäden endlich an einem Punkte, z. B. in einem Organ, zur Auslösung einer Krankheit zusammentreffen. Der Begriff der „multifaktoriellen Genese" wird meistens in diesem Sinn gebraucht, z. B. bei der Entstehung einer koronaren Herzkrankheit durch die Risikofaktoren Hochdruck, Hyperlipidämie und Rauchen, die, jeder für sich, einen eigenen Kausalregreß mit eigener Ätiologie besitzen.

Im ersten Fall könnten wir vom *„Prinzip der Organwahl"*, im zweiten Fall vom *„Prinzip multipler Ätiologien"* sprechen. Beide Prinzipien sind enorm häufig realisiert und können sogar zu gleicher Zeit nebeneinander wirksam sein. Wir nennen das erste Prinzip das der Organwahl, weil eine offenbar allgemein wirksame Noxe Schäden setzt, denen nur bestimmte Organe aus Gründen, die oft schwer einzusehen sind, mit einer pathologischen Abweichung unterliegen.

Das Prinzip des Adaptationssyndroms bei Streß, das wir oben behandelten, stellt eine solche „Organwahl" dar (vgl. 5.1.6). Die Phänomene der Organwahl sind keineswegs sonderlich gut bekannt. Der Begriff der „Organminderwertigkeit", den ADLER (1912) geprägt hat (ADLER 1972, S. 41) ist ziemlich nichtssagend und hat solange keinen Modellwert, als nicht die „Minderwertigkeit" selbst in einem Kausalregreß verständlich gemacht ist. Die „Suszeptibilität" einer Zelle oder eines Organs für eine Noxe kann chemisch oder auch genetisch begründet sein. Die Lokalisation der Krebsmetastasen ist hier als Problem einzuordnen.

Das Prinzip der multiplen Ätiologien ist vielleicht einfacher zu verstehen. Bei dem Synergismus von Berufsnoxen und Rauchen bei der Auslösung des Lungencarcinoms (*Adverse health* etc. 1979) ist durch Rauchen die Lunge offenbar vorgeschädigt, so daß z. B. Asbest wirksam wird. Das Prinzip der „Vorschädigung" ist ein Modellbegriff, der ein allgemeines Schema darstellt, nach dem offenbar viele Ätiologien ihre Organwahl treffen, aber auch viele Synergismen zweier Noxen erklärbar werden.

Wir müssen, wenn wir nicht eine spezielle Pathologie schreiben wollen, das Problem in diesem modelltheoretischen Rahmen belassen. Es muß hier freilich gesagt werden, daß alle ätiologischen und pathogenetischen Teilfaktoren gedankliche Konstrukte, nämlich das Resultat eines evolutiven, erdachten Modells sind. Das sagt nichts über ihre reale Existenz, welche durchaus vorausgesetzt werden muß. Es sagt auch nichts über die Zulässigkeit des Modells aus, das, wie alle Modelle, die Evolution eines Zustandes „verständlich" macht. Wohl aber besagt die Kennzeichnung als „Konstrukt", daß es nicht unbedingt gelingen muß, alle so erdachten Faktoren mit ihren Zwischenstufen

- in der Wirklichkeit hic et nunc zu identifizieren;
- ihre Kausalitätsfäden eindeutig zu bestimmen.

Diese beiden Einwände haben bekanntlich eine enorme praktische Bedeutung, die wir genauer erörtern wollen.

### *5.2.3 Risiko als Modellbegriff*

Es lassen sich nur wenige Einwirkungen der Umwelt oder Verhaltensweisen angeben, welche immer, d. h. notwendigerweise, einen pathogenen Prozeß und an dessen Ende Krankheit auslösen. Das besagt bereits der Begriff der „Multifaktorizität", der ja meint, daß immer andere Kausalfäden, also in der Regel auch mehrere Atiologien, zusammenwirken müssen, um pathogen zu sein. Die Gründe für die Unbestimmtheit, die einer ätiologisch trächtigen Umwelteinwirkung hinsichtlich ihrer Pathogenität anhaftet, sind offenbar: Es kann der Organismus für diese bestimmte potentielle Ätiologie eine Sensibilität nicht besitzen (z. B. immun gegen einen Infektionserreger sein), was in der Regel auf genetische Eigenschaften bezogen werden muß, im Falle der Immunität gegen Infekte z. B. auch erworben sein kann. Es kann aber auch bei Vorhandensein einer potentiellen Ätiologie am Fehlen einer synergistischen anderen potentiellen Ätiologie liegen, daß die vorhandene potentielle Ätiologie wirkungslos bleibt.

Es gibt also (wenige) obligat pathogene Umwelteinwirkungen, unter ihnen vorwiegend toxische Substanzen in hinreichender Konzentration. Die Mehrzahl aller potentiellen Ätiologien ist nur „riskant".

Nun lassen alle von Ätiologien ausgehende Kausalketten „Zustände" entstehen, die entweder künftige deletäre Entwicklungen vorauszusagen gestatten („Risikoindikatoren") oder die solche Entwicklungen aktiv herbeizuführen geeignet sind („Risikofaktoren"). Diese „Zustände" sind diagnostisch ermittelbar, stellen aber nur einen Querschnittsbefund in einer sich langsam verändernden Kette von Ereignissen, der Pathogenese, dar. Der Arzt trifft solche „Zustände" also *vor* der Entwicklung der „Katastrophe" an, die ihm dann als manifeste Krankheit begegnet. Die Katastrophe tritt irgendwann und mit einer im Einzelfall grundsätzlich nicht bestimmbaren Wahrscheinlichkeit ein.

Diese Unbestimmbarkeit drückt sich im Begriff des *Risikos* aus. Das Wort stammt aus dem Frühitalienischen (KLUGE u. a. 1953) und stammt von ‚risicare' = ‚ein Riff umschiffen'. – Das Wort ‚riza' = ‚Wurzel', offenbar für Korallen angewandt, steckt im Begriff. Der Begriff sagt ein Vielfaches aus:

- die Gefahr ist unsichtbar;
- die Gefahr hängt von den Eigenschaften des Schiffes (z. B. seinem Tiefgang ab);
- die Gefahr ist durch Loten (Messen) abschätzbar;
- die Gefahr ist durch Nautik (Kunst des Steuerns, Verhalten) umgehbar.

Der Begriff ‚Risiko' wird so zu einem umfassenden Modell der Krankheitsvorhersage (Prognose), der Krankheitsverhütung (Prävention) und der Diagnose. Er gibt freilich nichts für die Modelle der Therapie her. Der Begriff ist exakt brauchbar für eine Medizin der Populationen, eine Sozialmedizin, weil er statistisch geformt ist und die Wahrscheinlichkeiten der Krankheitsentstehung in Populationen zu definieren erlaubt. Er ist wenig präzise in der ärztlichen Individualmedizin, denn die als Risiken ermittelten Zustände sind zwar notwendige, aber nicht ausreichende Bedingungen des Krankheitseintritts. Der Grund der individuellen Unbestimmtheit ist die individuell verschiedene Empfindlichkeit („Suszeptibilität") für Risiken. Diese Empfindlichkeit ist entweder genetisch vorgegeben oder durch das bisherige Leben (durch Verhalten, Krankheit, Unfall) erworben. Jede Pathogenese zeigt daher den Anschein der Zufälligkeit, und das Risiko ist der Begriff, der diese Zufälligkeit beschreibt.

Während die Risikoindikatoren (z. B. Elektrokardiogramm, viele Enzymparameter des Blutes) nur diagnostische Bedeutung haben, sind Risikofaktoren selbst wirksame Entitäten im Prozeß der Pathogenese, also auch Gegenstand der therapeutischen Intervention[4].

[4] Die Begriffe ‚Risikofaktor' und ‚Risikoindikator' sind in dieser exakten Bedeutung nicht immer verwendet worden. Der Autor (SCHAEFER u. a. 1972, S. 166) und eine WHO-Tagung (WHO 1972) haben diese Begrifflichkeit vorgeschlagen.

### *5.2.4 Die „Wirklichkeit" der Risikofaktoren und ihr Kausalmodell („Zusammenhangs-Problem")*

*5.2.4.1.* „Wirklichkeit" der pathogenen Faktoren kann in unserem Zusammenhang nur folgende methodische Feststellung bedeuten: Wo immer einer dieser „Faktoren" auftritt, ist in großen Populationen sein Zusammenhang mit der betrachteten Krankheit als positive, signifikante Korrelation erweisbar. Es wird also die „Wirklichkeit" modelltheoretisch als „Wirksamkeit" interpretiert und dabei vorausgesagt, daß alle zu besprechenden Einschränkungen für die Behauptung dieser Wirksamkeit unschädlich sind. In dieser Feststellung erkennen wir den hypothetischen Charakter dieser evolutiven Modelle. Hierzu folgende Feststellungen:

Der Nachweis der Wirksamkeit und damit der Wirklichkeit von ätiologischen und pathogenetischen Faktoren ist nur epidemiologisch möglich.

Jede kausale Interpretation epidemiologisch festgestellter Korrelationen setzt voraus, daß der kausale Zusammenhang der Korrelation durch *Modelle* verständlich gemacht wird. (Hierüber vgl. 5.2.6.)

*5.2.4.2.* Die *Wirklichkeit der Risikofaktoren* erfordert eine doppelte Modellierung: Es ist zunächst nachzuweisen, ob ein (vermuteter) Faktor tatsächlich zur Entstehung einer Krankheit beitragen kann. Wir wollen von einem *„theoretischen Zusammenhang"* zwischen diesem Faktor und der auf ihn bezogenen Krankheit sprechen, wenn es sich um die Möglichkeit (bei einer bestimmten Wahrscheinlichkeit) handelt, daß Faktor und Krankheit kausal verknüpft sind. Dieser Zusammenhang bedeutet aber nach dem in Kapitel 5.2.3 Besagten nicht, daß in einem konkreten *Einzelfall* die vorhandenen Risikofaktoren und Krankheiten kausal zusammenhängen. Für den Einzelfall muß also ein *„praktischer Zusammenhang"* vermutet und gegebenenfalls wahrscheinlich gemacht werden. Wir erörtern das in Kapitel 5.2.9.

*5.2.4.3.* Betrachten wir zuerst die Modelltheorie der *theoretischen Zusammenhänge.* Wir erinnern an das in der Einführung Gesagte, daß Zusammenhänge, die kausal interpretierbar sind, am sichersten dann gefunden werden, wenn der Experimentator sie durch willkürliche Eingriffe herstellt. Wird der Zusammenhang ohne Eingriff, nur durch Beobachtung der zusammenhängenden Prozesse, festgestellt, so ist die regelmäßige zeitliche Kopplung an Ursache und Wirkung Anlaß zur Bejahung des kausalen Zusammenhangs. Im Urteil über Krankheitsentstehungen ist der experimentelle Zusammenhang nie, der beobachtete (mit zeitlicher Kopplung) nur bei akuten Krankheiten möglich. Wie schwierig er auch dann ist, hat uns die Entstehung der Ursache der Cholera durch SNOW gelehrt, welche das wohl berühmteste Beispiel von Modellen dieser Art darstellt (SNOW 1855). In mühseligen Erhebungen identifizierte SNOW die Orte, an denen in London Cholera aufgetreten war, und korrelierte sie mit der Wasserversorgung Londons. Bei der Erforschung von Ursachen von Infektionskrankheiten herrschte zur Zeit ihrer Aufklärung durchaus der Tierversuch, also das klassische Experiment, als Modell-Methode vor. Alle chronischen Krankheiten aber erfordern grundsätzlich andere Modelle. Es wird (aufgrund von Erfahrung oder Intuition) ein Risikofaktor vermutet, und diese Vermutung wird durch Aufsuchung statistischer Korrelationen erhärtet, aber keineswegs bewiesen. Diese Korrelation kann drei Gründe haben: erstens einen *kausalen Zusammenhang* zwischen den korrelierten Größen; zweitens einen *vorgetäuschten Zusammenhang* dadurch, daß beide korrelierte Größen von einer dritten Größe (oder mehreren anderen) abhängen, die man *„confounder"* nennt; drittens ein rein *zufälliges Zusammentreffen* der beiden Größen. Gegen diese Fehldeutung schützt man sich, indem man die statistische Korrelation auf ihre mögliche Zufälligkeit durch Analyse der Daten prüft und verschiedene strikte Kriterien fordert, wenn die Korrelation kausal gedeutet werden soll, zum Beispiel eine Zufälligkeit der Korrelation mit eine Wahrscheinlichkeit von nicht mehr als 5% zuläßt. Wir werden unten die Fragwürdigkeit dieser Modellvorstellungen genauer untersuchen (zur Methode: MACMAHON u. a. 1970).

Selbst diese Sicherung gegen eine Fehldeutung zufälliger Korrelationen als solche kausaler Natur genügt nicht zu einer kausalen Interpretation korrelierter Zusammenhänge, denn der oben zitierte zweite Grund eines korrelativen Zusammenhangs muß ausgeschlossen werden, der durch ‚confounder' vorgetäuschte Zusammenhang.

*5.2.4.4.* Zur Möglichkeit des Ausschlusses von ‚confounder' muß nun folgendes betont werden. Der Ausdruck ‚confounder' ist nur in einem vordergründig-methodischen Sinn korrekt: es gibt offenbar krankheitsauslösende Faktoren anderer Art immer dann, wenn die Korrelation zwischen der vermuteten Ursache (dem *vermuteten Faktor*) und der Krankheit nicht absolut (ausnahmslos) gilt. Schon wenige Ausnahmen bedeuten ja, daß entweder die durchaus mögliche Ursache (der *potentielle Faktor*) nicht immer wirkt, zum Beispiel auch bei Gesunden gefunden wird; oder daß die Krankheit auch andere Ursachen haben kann, zum Beispiel dort, wo zwar die Krankheit, nicht aber der potentielle Faktor gefunden wird. Im ersten Fall könnten wir den Gesunden als *„escaper"* bezeichnen, wenn der potentielle Faktor sich sonst häufig als pathogen erweist. Im zweiten Fall handelt es sich um eine multifaktoriell bedingte Krankheit, bei der das Zusammenwirken mehrerer Faktoren obligat ist. Ein hoher Einfluß von ‚confounder' bedeutet also, daß der vermutete Faktor nur ein „schwacher" potentieller Faktor ist, andere Faktoren also bei der Krankheitsauslösung überwiegen, weil er allein nur wenig pathogen ist.

*5.2.4.5.* Um die an sich einfachen Verhältnisse überschaubar zu machen, wollen wir eine allgemeine Formalistik mit entsprechender Nomenklatur kurz vorstellen (zum Detail vgl. PFLANZ 1973). Wir nehmen eine Bevölkerungsgruppe mit der Anzahl von e Individuen an. Diese Anzahl e zerfällt dann in vier Gruppen:

a: Individuen, die zugleich einen potentiellen Faktor besitzen und krank sind (spezifisch Kranke);

b: Individuen mit einem potentiellen Faktor, die aber gesund geblieben sind (escaper);
c: Individuen die krank sind, ohne den potentiellen Faktor aufzuweisen (Paradoxe);
d: Individuen, die weder einen potentiellen Faktor noch eine Krankheit aufweisen (allgemein Gesunde).

Wir können uns diese vier Gruppen in eine sogenannte Vier-Felder-Tafel eingezeichnet denken (Tabelle 2).

Unter diesen vier Gruppen gibt es nur zwei, die uns Probleme bieten: b und c. Sie kennzeichnen die sogenannten *Falschpositiven* (b) bzw. die *Falschnegativen* (c), wobei „falsch" heißt, daß die Wirksamkeit eines Faktors falsch eingeschätzt wird. Die Gruppe b wurde von uns bereits mit dem Namen ‚*escaper*' versehen. Die Gruppe c ist krank, ohne den vermuteten Risikofaktor zu haben. Wir wollen sie für den Zweck dieser Betrachtung die „*Paradoxen*" nennen. Wollen wir mit unserer Analyse ein ätiologisches Problem lösen, also einen Zusammenhang zwischen einem vermuteten Faktor und einer Krankheit derart herstellen, daß der vermutete Faktor sich als potentieller Faktor herausstellt, dann kann folgendes definiert werden: Je höher die Zahl a – verglichen mit c – ist ($a \gg c$), desto wahrscheinlicher ist es, daß der vermutete Risikofaktor tatsächlich ein potentieller Faktor, also ein echtes Risiko, ist. Je höher c – verglichen mit a – ist ($c \gg a$), desto multifaktorieller ist die Krankheit bedingt. Je höher der Wert der *Spezifität* $(1-\alpha)$ ist (Tabelle 2), desto kleiner muß also $\alpha$ sein, desto kleiner also b, die Zahl der ‚escaper'. Je *sensitiver* die Bevölkerung gegen Krankheit ist – aber ohne Rücksicht auf den potentiellen Risikofaktor – desto kleiner ist $\beta$, desto größer also c, die Zahl der Paradoxen.[5]

*5.2.4.6.* Nun läßt sich aus den vier Gruppen der Tabelle ein für unsere ätiologische Modelltheorie sehr wichtiger Begriff ableiten, das *relative Risiko* bzw. die *Odds-Ratio*, eine Zahl, welche angibt, wie wahrscheinlich der Zusammenhang eines vermuteten Risikofaktors mit der Krankheit ist, ob also die Vermutung, er sei ein

[5] Anm.: In der Epidemiologie werden diese Begriffe meist zur Kennzeichnung der Meßmethoden eines Risikofaktors verwandt. Dann wäre als *Spezifität* ($1-\alpha$ in Tabelle 2) die Eigenschaft einer Erhebungsmethode zu bezeichnen, welche möglichst wenige Falschpositive mißt, also bei Vorliegen einer Krankheit denjenigen Wirkungsmechanismus (z. B. denjenigen Risikofaktor) mißt, der das Vorliegen der Krankheit hervorruft oder anzeigt. Statt eines Risiko-Faktors kann auch ein Risiko-Indikator benutzt werden, der die Krankheit feststellt, ohne sie hervorzurufen. Das Maß der *Sensitivität* ($1-\beta$, Tabelle 2) bedeutet dann, daß möglichst wenige Falschnegative gemessen werden, d. h. der Risikofaktor bzw. Risikoindikator wird möglichst selten vorgefunden, wenn die zu erfassende Krankheit nicht vorliegt. Die Bedeutung dieser Ausdrücke ist bei *diagnostischen* Epidemiologien (z. B. bei Vorsorge-Untersuchungen) klar. Wenn eine ätiologische Zielrichtung der Epidemiologie vorliegt, bedürfen die Terme einer Erläuterung.

**Tabelle 2.** Verteilung einer Population von e Individuen in 4 Gruppen, a, b, c, d, wobei $a+b+c+d=e$ ist

| | | Krankheit | | |
|---|---|---|---|---|
| | | liegt vor | liegt nicht vor | |
| Risikofaktor | liegt vor | a | b | a+b |
| | liegt nicht vor | c | d | c+d |
| | | a+c | b+d | |

b: Falschpositive Fälle.
c: Falschnegative Fälle.
b/a+c: Anteil der Falschpositiven an den Gesunden, d. h. der Risikofaktor lag vor, war aber unwirksam.
c/a+c: Anteil der Falschnegativen, d. h. eine Krankheit lag vor, aber es fehlte der vermutete potentielle Risikofaktor.
Spezifitätsmaßstab $\alpha = b/b+d$; Spezifität $= 1-\alpha$
Sensibilitätsmaßstab $\beta = c/c+a$; Sensibilität $= 1-\beta$

potentieller Faktor, zu recht besteht. Dieser Wert gründet sich auf eine etwas anschaulichere Größe, den sogenannten ‚O/E-Wert' (observed/expected), der das Verhältnis der tatsächlich Erkrankten (O) zu den zu erwartenden Krankheitsfällen (E) angibt, wenn diese Erwartung wie folgt definiert wird.

Es wird vermutet, daß die Krankheit, deren Ursache ermittelt werden soll, in der Population, die zur Beobachtung herangezogen wurde, gleichmäßig verteilt ist. (Das ist, wie gleich gesagt wird, nicht immer der Fall.) Dann müßte die Zahl der Krankheitsfälle sich auf jeden Teil dieser Population gleichartig verteilen, solange in diesem Teil keine besonderen und unabhängig wirksamen potentiellen Risikofaktoren auftreten. Das heißt, daß das Verhältnis der Kranken (a+c nach Tabelle 2) zu den Gesunden (b+d) für jede Untergruppe der Population gleich ist. Selektiere ich aus der Gesamtpopulation (von e Individuen) die Kranken, die einen vermuteten Risikofaktor aufweisen (Gruppe a), so sollte, falls dieser Risikofaktor *nicht* wirksam ist, die Zahl a sich zur Summe aller Kranken (a+c) ebenso verhalten wie die Summe der Gesunden mit diesem vermuteten Risikofaktor b zur Summe aller Gesunden. Es wäre also

$$a/a+c = b/b+d\ .$$

Aus dieser Gleichung läßt sich dann der Erwartungswert für die Größe von a und c errechnen:

$$a_E = \frac{b\cdot(a+c)}{(b+d)}\ ;\quad c_E = \frac{d\,(a+c)}{(b+d)}\ .$$

Der beobachtete Wert für die Zahl der Kranken, nämlich $a_O$, weicht von $a_E$ nach oben ab, wenn der vermutete Risikofaktor ein potentieller ist, also pathogene Qualitäten aufweist. Das Verhältnis der beiden Werte, der O/E-Wert, gibt also die Wahrscheinlichkeit an, mit der der vermutete Kausalzusammenhang zwischen Krankheit und vermutetem Risikofaktor zutrifft. Dieser O/E-Wert für a gibt zwar die Wirksamkeit des vermuteten Risikofaktors wieder, nimmt aber keine Rücksicht auf andere Krankheitsursachen, welche die Zahl c bestimmen. Nun kann auch für c eine Erwartungsgröße berechnet werden, welche angibt, wieviele Kranke ohne den Risikofaktor zu erwarten sind, wenn sich die Kranken mit und ohne Risikofaktor genauso aufteilen wie die Gesunden.

Der Quotient $c_O/c_E$ gibt an, wie sich die Zahl der Kranken ($c_O$) zur erwarteten Zahl ($c_E$) verhält. Das Risiko, das der vermutete Faktor darstellt, läßt sich weit charakteristischer als „relatives Risiko" fassen, also als das dem Faktor zuzuweisende Risiko, wenn man es mit dem Risiko vergleicht, mit dem die Kranken *ohne* den vermuteten Faktor erkranken, also offenbar durch andere Risiken erkrankt sind. Das Verhältnis der O/E-Werte für Kranke mit und ohne den vermuteten Risikofaktor ist dann ein solcher „relativer Risikowert", der sich auf den vermuteten Faktor beziehen läßt und den wir *Odds-Ratio* (OR) nennen:

$$OR = \frac{\text{O/E für a}}{\text{O/E für c}} \ .$$

*5.2.4.7.* Erst nach dieser langatmigen Ableitung eröffnet sich der Zugang zu dem uns hier interessierenden ätiologischen Modell des sogenannten „Zusammenhangs". Ist OR = 1, so bedeutet das, daß sich die Kranken gleich wie die Gesunden hinsichtlich des in ihnen wirksamen Risikofaktors verhalten, das heißt der vermutete Risikofaktor stellt wahrscheinlich kein Risiko dar. Ist OR > 1, so ist der vermutete Risikofaktor mit um so höherer Wahrscheinlichkeit ein ursächlicher (potentieller) Risikofaktor, je höher der OR-Wert ist. OR = 1,5 besagt, daß unter den Trägern des vermuteten Risikofaktros 50% mehr Personen erkrankt sind als unter den Personen ohne den Faktor. Ob und wann die tatsächlich gefundene Zahl a und ihr OR-Wert aber überzufällig hoch sind, entscheidet ein Wahrscheinlichkeits-Test, der die Größe des Zufalls bestimmt, unter dem dieser OR-Wert auch ohne jede Kausalbeziehung zwischen Krankheit und Faktor auftreten könnte. Hier eröffnet sich jetzt unserer Analyse die ganze Brisanz der modernen Ursachen-Forschung. Ist nämlich die Zahl der Kranken insgesamt (a+c) groß, c aber kleiner als a, so lassen sich fast immer OR-Werte errechnen, deren statistische Sicherung auf Signifikanz klar ist. Ist aber die Zahl der Kranken (a+c) klein oder ist der Unterschied (a−c) der Kranken mit und ohne Faktor klein, so ist die Möglichkeit zufällig erhöhter OR-Werte hoch. Die Differenz (a−c) determiniert ja in dem Quotienten a/c den OR-Wert. Ist dieser hoch, so müssen die Absolutzahlen der Kranken schon sehr klein sein, wenn OR rein zufällig zustandegekommen sein sollte. Ist aber OR klein, so können auch noch sehr kleine Werte dann aussage-

**Tabelle 3.** 4-Felder-Tafel einer von SAVITZ (1988) durchgeführten epidemiologischen Studie, welche nachweisen soll, ob Magnetfelder von über 0,2 Mikrotesla die Zahl der Leukämie-Fälle von Kindern in der Bevölkerung eines bestimmten Distrikts im Staate Denver erhöht

| | Zahl der Leukämie-Fälle | Zahl der Gesunden in der Studie | |
|---|---|---|---|
| Wohnungen lagen in hohen Feldstärken | a = 5 | b = 16 | $E = 16 \times \frac{36}{207} = 2{,}78$<br>O/E = 5/2,78 = 1,8 |
| Wohnungen lagen in niedrigen Feldstärken | c = 31 | d = 191 | $E = 191 \times \frac{36}{207} = 33{,}2$<br>O/E = 31/33,2 = 0,93 |
| Summe | 36 | 207 | OR = 1,8/0,93 = 1,94 |

Mit einer Wahrscheinlichkeit von 95% kann bei den gegebenen kleinen Zahlen für a und c der Wert OR zwischen 0,67 und 5,56 liegen. Mit einer Irrtumswahrscheinlichkeit von 5% kann also die Hypothese eines Zusammenhangs zwischen Magnetfeld und Leukämie verworfen, mit 95% Irrtumswahrscheinlichkeit kann sie bejaht werden. Der Zusammenhang besteht wahrscheinlich nicht.
(Werte und Wahrscheinlichkeiten aus SAVITZ 1988, Tab. 14, S. 37).

kräftig sein, wenn die Gesamtzahl der beobachteten Personen und/oder Kranken sehr hoch ist. Hierzu zwei aktuelle Beispiele:

Die Leukämie der Kinder scheint dort häufiger aufzutreten, wo Magnetfelder von etwas höherer Intensität herrschen als in der Durchschnittsbevölkerung (>0,2 Mikrotesla). Eine epidemiologisch ermittelte Vier-Felder-Tafel ist in Tabelle 3 wiedergegeben. Obgleich der OR-Wert fast bei 2 liegt, also Kinder in Feldern relativ doppelt so viel Leukämie haben wie Kinder ohne Felder, ist der Befund statistisch unsicher. Diese Unsicherheit bedeutet, daß der „Zufall" die Verteilung bestimmt haben könnte. Es kann aber ebenso bedeuten, daß die Verteilung dadurch so wenig deutlich zugunsten der Felder ausschlug, also c so hoch war, daß der Einfluß anderer Faktoren bei der Leukämie-Auslösung so mächtig war und den der Felder so stark übertraf, daß bei 86% der erkrankten oder bei 13% der gesamten Population von 243 Kindern Leukämie durch andere Faktoren allein ausgelöst wurde. Die niedrige Signifikanz der Werte von a sagt also zunächst nichts anderes aus, als daß andere Leukämie-Ursachen so potent sind, daß die Magnetfelder nur eine kleine – wenn überhaupt eine – Wahrscheinlichkeit besitzen, pathogen zu wirken. Das Ursachen-Problem bleibt ungeklärt.

Der zweite Fall betrifft die Wahrscheinlichkeit, daß ein Kernkraftwerk (z. B. Sellafield in England) Leukämie durch radioaktive Strahlen hervorruft. Diese Behauptung wird zwar durch die Epidemiologie mit einer relativ großen Bevölkerungsgruppe gestützt, doch ist die Zahl der Krebskranken klein, und die Behauptung stützt sich nur auf vier Fälle. Nun sind in mehreren Veröffentlichungen Zweifel an der Korrektheit dieser Schlußfolgerung geäußert worden, welche sich auf folgende Argumente stützen:

Es läßt sich zeigen, daß dieselben erhöhten Leukämie-Häufigkeiten, welche in der Umgebung von Sellafield beobachtet wurden, auch in einer anderen Gemeinde – fern aller Kernkraft-Anlagen – gefunden wurden. Diese Gemeinden hatten eine ähnliche Bevölkerungsstruktur wie Sellafield, nämlich eine hohe Migrationsrate, so daß Virus-Infekte durch eigenschleppte Erreger in beiden Fällen die Ursache sein könnten (KINLEN 1988). Der Autor übersieht dabei, daß auch ein Wohnungswechsel bei Kindern eine erhöhte Leukämie-Häufigkeit hervorruft (SAVITZ 1988).

Es wurde ferner gemessen, daß die Leukämierate ebenfalls in solchen Orten Englands höher ist, die zwar als Sitz einer Kernkraft-Anlage vorgesehen, aber nicht tatsächlich genutzt worden (COOK-MOZAFFARI u. a. 1989). Es wurde drittens festgestellt, daß Anhäufungen (Cluster) von kindlichem Krebs in England leicht zu finden sind, wenn man die Krebshäufigkeit für kleine Areale bestimmt. Es läßt sich dann aber zeigen, daß diese Anhäufungen selbst als zufällig verteilt angesehen werden dürfen, wenn man die Verteilung einer statistischen Analyse unterzieht (MUIR u. a. 1990).

Man kann aus solchen Erhebungen zweierlei schließen: daß die Strahlenbelastung kein notwendiger Faktor einer erhöhten lokalen Krebshäufigkeit bei Kindern ist, wobei es durchaus sein kann, daß andere Studien doch einen Zusammenhang feststellen; daß ferner die Verteilung von Krebsfällen von Faktoren abhängt, die wir offenbar nicht kennen, will man nicht die Krebshäufigkeit in einem solchen „Cluster“ als zufällig erzeugt ansehen, was nicht damit bewiesen wird, daß sich die Cluster selbst zufällig verteilen. Diese zufällige Verteilung der Cluster über das ganze Land besagt ja nur, daß die Ursache der Cluster in Faktoren zu suchen ist, die zwar lokal gehäuft auftreten, aber in dieser lokalen Häufung wieder zufällig verteilt sind.

### *5.2.5 Das Modell der „confounder“*

Wenn eine Krankheit (wie zumeist) multifaktoriell bedingt ist, so ist natürlich danach zu fragen, wie die vielfachen Faktoren zusammenwirken und wie man ihre jeweilige Wirksamkeit feststellen kann.

Die Art des Zusammenwirkens ist relativ unbekannt für die meisten der als Cofaktoren auftretenden Risiken, wenn wir genetische Cofaktoren außer Betracht lassen. Die Tatsache des Zusammenwirkens läßt sich dadurch feststellen, daß man bei Probanden, die einen Risikofaktor nebst Cofaktor aufweisen, eine höhere Erkrankungswahrscheinlichkeit findet als bei Probanden, die nur den Risikofaktor oder den Cofaktor allein aufweisen. So kann man zum Beispiel zeigen, daß bei bestimmten Erbkrankheiten die Bestrahlung mit Ultraviolett-Licht höhere Häufigkeiten an Chromosomen-Änderungen (SCE-Raten) macht als an Gesunden. Licht und Erbanlage sind Cofaktoren (JUNG 1986).

Solche Synergismen sind zahlreich. So scheint zum Beispiel ein Magnetfeld Leukämie auszulösen, wenn die sozioökonomischen Verhältnisse der Eltern schlecht sind (Daten von SAVITZ; vgl. SCHAEFER 1991), doch sind solche Kausal-Behauptungen extrem unsicher, sobald – wie es in der Studie mit Magnetfeldern der Fall ist – ein Cofaktor erheblich wirksamer ist als einer der anderen Faktoren, zum Beispiel das Magnetfeld.

Die Zuweisung der Ätiologie zu mehreren Faktoren ist, wenn auch in Grenzen, möglich durch sogenannte ‚multivariate Analysen', welche die untersuchte Risiko-Population in Strata mit und ohne die verschiedenen Risikofaktoren zerlegt und mit Hilfe dieser „Stratifikation" den Einfluß jeweils eines Faktors herausschält. Solche Stratifikationen können dann dazu führen, daß ein vermuteter Risikofaktor als unwirksam erwiesen wird (MACLURE 1990). Das ist insbesondere dann der Fall, wenn ein wirksamer Cofaktor durch irgendeinen Mechanismus mit dem vermuteten Risikofaktor gekoppelt ist. Besteht eine solche Kopplung nicht und bleibt auch nach der Stratifikation ein signifikantes Risiko zurück, so bleibt der vermutete Risikofaktor ein potentieller Faktor.

So fand sich zum Beispiel in der zitierten Studie von SAVITZ (1988) die Tatsache, daß sozioökonomische Faktoren zwar eine hohe Krebshäufigkeit bei Kindern bedingen; diese Tatsachen waren aber überraschenderweise *nicht* an die Stärke der Magnetfelder gekoppelt. Eine solche Kopplung wäre denkbar gewesen, wenn reichere Familien häufiger in Häusern wohnen, welche große Abstände zu Hochspannungsleitungen haben. Wäre das der Fall gewesen, so hätte sich das Magnetfeld als vermutlich wirkungslos erwiesen.

Eine besondere Schwierigkeit in der kausalen Zuordnung von Risiko und Krankheit entsteht nicht selten dadurch, daß ein als Risiko erkannter oder vermuteter Einfluß zugleich eine Wirkung auslöst, die als selbständiger Risikofaktor angesehen wird. So erhöht z. B. der psychosoziale Streß den Cholesteringehalt und setzt braunes Fett aus den Depots frei, oder steigert die Gerinnbarkeit des Blutes (Lit. bei SCHAEFER u. BLOHMKE 1977). Raucher haben höhere Plasmakonzentrationen von Cholesterin und Triglyzeriden (SCHETTLER 1988 S. 1). Es bleibt dann u. U. unentschieden, an welcher Stelle man den Mechanismus der Risikoeinwirkung zu suchen hat.

### *5.2.6 Jede Epidemiologie braucht ein Modell*

Es folgt aus der Begriffsbestimmung einer Korrelation, daß durch eine epidemiologische Untersuchung, welche grundsätzlich nur Korrelationen zwischen mehreren Meßdaten herstellen kann, keine Kausalbeziehung der korrelierten Größen ableitbar ist, wenn nicht bestimmte Bedingungen eine solche Kausalbeziehung doch wahrscheinlich machen. Solche Bedingungen sind:

1) sehr *hohe signifikante OR-Werte* (vgl. 5.2.4.7);
2) das Vorliegen einer engen *Dosis-Effekt-Beziehung;*
3) die Wirksamkeit der Ausschaltung eines Risikofaktors durch „*Intervention*".

Der dritte Faktor repräsentiert eine Abart des ursprünglichen physikalischen Kausalmodells: was der willkürliche Eingriff des Experimentators bewirkt, darf als Folge dieses Eingriffs gelten. Wenn willkürliche Beseitigung eines Risikos (die selten möglich ist, aber zum Teil medikamentös bei hohen Werten des Cholesterins oder Blutdrucks gelingt) eine Senkung von Krankheitshäufigkeit zur Folge hat, wird der Zusammenhang zwischen dem beseitigten Faktor und einer Krankheit (hier z. B. des Herzinfarktes) wahrscheinlicher gemacht (*Interventionsmodell*). Es gibt nur wenige Fakten, welche die so gewonnene Zusammenhangs-Hypothese widerlegen könnten.

Die Fälle 1) und 2) dagegen sind im Rahmen der klassischen Risikotheorie zu überdenken. Wenn (Fall 1) hohe OR-Werte vorliegen, bei relativ hohen Fallzahlen der Krankheit, so ist es unwahrscheinlich, daß die so getestete Wirkung eines Faktors zufällig ist oder durch ‚confounder' vorgetäuscht wird. Freilich muß die statistische Signifikanz dabei ebenfalls hoch sein. Da viele interessante Krankheiten selten sind, zum Beispiel selbst bei der kindlichen Leukämie und sehr großflächigen Erhebungen selten mehr als hundert Leukämiefälle erfaßt werden können, ist das Vorliegen hoher Fallzahlen eine Seltenheit, und damit auch das Vorliegen hoher Signifikanzwerte. Man greift daher fast immer auf die Möglichkeit zurück, eine Dosis-Wirkungs-Beziehung aufzufinden. Wenn nämlich auch bei geringerer Signifikanz die Krankheitshäufigkeit relativ streng von der Größe des einwirkenden Risikofaktors abhängt, so ist der Zusammenhang zwischen Faktor und Krankheit weiter erhärtet. Wenn die Dosis-Wirkungs-Beziehung streng linear und der Betrag der Streuung klein ist, so darf der Zufall als Ursache dieser Korrelation als extrem unwahrscheinlich gelten. Natürlich lassen sich Zahlenwerte der Signifikanz auch für diese Dosis-Wirkungs-Beziehung angeben, in Prozent der Irrtumswahrscheinlichkeit. Die strikte Dosis-Wirkungs-Beziehung ersetzt dann den mangelhaften Beweis des Zusammenhangs bei kleinen OR-Werten oder kleinen Fallzahlen.

Selbst wenn die statistischen Signifikanzen von Korrelationen und Dosis-Wirkungs-Beziehungen hoch sind, so sind sie dennoch nur Zeichen einer – wenn auch hohen – Wahrscheinlichkeit eines Kausal-Zusammenhanges der korrelierten Größen. Bei der sehr hohen Zahl möglicher ‚confounder' bei fast allen Ätiologien der Krankheiten ist ein vorgetäuschter Zusammenhang selten auszuschließen. Er ist erst recht dann problematisch, wenn die statistische Signifikanz klein ist oder gar fehlt.

Wir können diese Tatsache auch so formulieren, daß alle bislang behandelten statistischen (korrelativen) Hinweise auf einen Kausal-Zusammenhang zwischen Faktoren und Krankheiten nur *Wahrscheinlichkeits-Modelle*, aber keine *Kausal-Modelle* sind. Ein Kausal-Modell liegt erst dann vor, wenn der Mechanismus geklärt wird, wie der Faktor auf den Organismus so einwirkt, daß eine Krankheit resultiert.

Solche Experimentalmodelle müssen dann so angelegt werden, daß ein Experimentator den Einfluß jenes Risikofaktors „willkürlich" an definierten Zielobjekten nachahmt, der sonst ohne sein Zutun (unter „natürlichen" Verhältnissen) stattfindet. Er versucht damit das, was der Risikofaktor bei Menschen bewirkt, an nichtmenschlichen Objekten zu wiederholen. Man schaltet zum Beispiel eine Strahlenquelle, ein elektromagnetisches Feld oder ein Röntgengerät vorsätzlich zu einem bekannten Zeitpunkt ein, läßt den Faktor eine bestimmte Zeit einwirken und beobachtet im Anschluß an die Einwirkungen die Veränderungen an dem exponierten Objekt.

Dieses Vorgehen hat den fundamentalen Vorteil, daß die „Ursache" definiert ist: Sie ist der Willensakt des Experimentators, deren Folge die Einwirkung des Risikofaktors ist. Die zeitliche Kopplung gestattet dann die kausale Deutung von Ursachen und Folgen.

Diese Modell-Methode hat aber viele Probleme, welche die Aussagefähigkeit der Ergebnisse einschränken, und zwar wie folgt:

1) Verhält sich das gewählte Objekt so wie der Mensch? (*Analogieproblem*);
2) Hat die am Objekt beobachtete Wirkung (Folge) etwas mit derjenigen Folge zu tun, die wir der manipulierten Ursache (dem Risikofaktor) zuschreiben? Sind z. B. beobachtete Chromosomen-Veränderungen als Folge einer Bestrahlung ein sicheres Vorstadium einer Leukämie? (*Homologieproblem*);
3) Ist die Einwirkung im Experiment von geeigneter Intensität, Dauer oder sonstiger quantitativer Beschaffenheit (zum Beispiel Frequenz), um den Risikofaktor zu imitieren? Stimmen die Frequenzen? Sind die Schadstoffe die beim Menschen einwirkenden? Sind die Menge der Stoffe, die Intensität der Felder, die Dosis (Wirkungsdauer und Wirkungsstärke) die gleichen? (*Qualitätsproblem*);
4) Sind die Zeitdauern zwischen dem Ende der Einwirkung und dem Beginn der Beobachtung der Folgen dem Risiko adäquat? (*Latenzproblem*);
5) Werden gleichzeitig einwirkende Faktoren befriedigend nachgeahmt? Werden zum Beispiel Gleichfelder und Wechselfelder so kombiniert, wie sie als Gefahr einwirken? (*Cofaktorenproblem*).

Diese Fragwürdigkeits-Liste ist nicht vollständig, enthält aber vermutlich alle Bestimmungsstücke, welche die Güte des Modell-Experimentes charakterisieren. Ein Modell, bei dem alle fünf Fragen bejaht werden können, wollen wir ein *apodiktisches* Modell nennen: Seine Beweiskraft ist besonders hoch. Die in der Krankheits-Ursachen-Forschung angewandten Modelle sind aber selten so streng apodiktisch. Die „Apodiktizität" des Modells ist also ein Charakteristikum, das verschiedene Grade der Vollständigkeit aufweist. Der kritischste Punkt ist wohl immer der unter 2) zitierte.

Modelle der Wirksamkeit eines Risikofaktors sind also mit vielerlei Aussagefähigkeiten möglich. Der Experimentator läßt zum Beispiel vorsätzlich einen Risikofaktor auf Tiere oder Zellen einwirken. Der Erfolg, sofern er zeitlich an die Einwirkung gebunden ist, ist die Wirkung des Risikofaktors, der die Ursache darstellt. Das klassische Konzept der Kausalitätsbeziehung, der Eingriff des Experimentators, ist insoweit realisiert. Beispiel: Man setzt Tiere in ein Magnetfeld und beobachtet, ob Krebs entsteht. Statistische Methoden sind freilich auch dann notwendig: Man muß feststellen, ob die Krebshäufigkeit im Feld signifikant von der Spontanrate verschieden ist. Oder man muß feststellen, ob vermutete Ursachen und Folgen in einem statistisch zu sichernden Zusammenhang stehen. Der Tierversuch ist in der Regel unverzichtbar. Läßt man den Risikofaktor nur auf Zellen einwirken, so entstehen die im Zusammenhang mit VIRCHOWs Cellularpathologie oben erörterten Probleme. Krankheiten sind keine rein zellulären Prozesse. Es gibt Reparaturen, selbst wenn zelluläre Schäden vorliegen. Der Übergang vom zellulären Schaden zur manifesten Erkrankung ist immer problemreich, besonders beim Carcinom. Wäre zum Beispiel eine Chromosomen-Aberration in statistisch überzufälliger Häufigkeit ein Beweis für eine Krebs-Initiation? Offenbar nicht. Wissenschaftstheoretisch wäre der logisch sicherste Fall gegeben, wenn der Risikofaktor *nichts* bewirkt. Das ergäbe eine Falsifikation der Nicht-Null-Hypothese nach POPPER (1982, S. 14), gleich welche Wirkungshypothese man testet. Ein positives Ergebnis dagegen läßt die Frage offen, ob die zelluläre Wirkung sich in systemische Krankheit fortsetzt.

Aber auch die Wirkungslosigkeit eines Risikofaktors im Experiment ist schwierig deutbar. Das gewählte Objekt kann falsch sein – es kann zum Beispiel weniger sensitiv für den Risikofaktor sein als der Mensch. Die Frage der Expositionsdauer ist ein Problem. Der Effekt könnte nur bei langen Expositionszeiten auftreten. Die Multifaktorizität ist ein Problem. Der Risikofaktor könnte eines obligaten Cofaktors bedürfen, den man nicht kennt. Von den meisten Risiken kennen wir nicht die in Punkt 1)–5) zu testenden Eigenschaften des Modells, so daß die Entscheidung, ob das Modell den Risikofall nachahmt, oft kaum zu treffen ist. Es zeigt sich, daß die berühmte POPPERsche These der Falsifizierbarkeit nicht allgemein gültig ist. Es gibt Hypothesen, die in strengem Sinn weder falsifizierbar noch verifizierbar sind. Der POPPERsche Irrtum beruht darin, daß er nur dann recht hat, wenn sich die fraglichen Thesen auf apodiktische Modelle beziehen oder nur Wahrscheinlichkeiten betreffen. Wir würden das dahin formulieren, daß Falsifizierungen eine größere Wahrscheinlichkeit haben, verifiziert zu bleiben als scheinbare Verifizierungen, die relativ leicht falsifiziert werden können. Man merkt dem POPPERschen Entwurf an, daß sein Autor nie selbst experimentell in der Biologie gearbeitet hat.

Beweisende apodiktische Modelle sollte es nach POPPER nicht geben können, und dieser Behauptung würden wir zustimmen, wenn wir sie so formulieren, daß es keine strikt verifizierenden Modelle gibt, aber doch solche Modelle, welche eine Hypothese in hohem Grad wahrscheinlich machen. Würden zum Beispiel Tiere durch eine Noxe Krebs bekommen, und zwar in sehr großer Regelmäßigkeit, würde dieselbe Noxe aber auch beim Menschen hohe OR-Raten in einer epidemiologischen Studie aufweisen, so würde der „Zusammenhang" kausaler Natur von Noxe und Krebs sehr wahrscheinlich, die Zusammenhangs-Hypothese wäre verifiziert – im Sinne hoher Wahrscheinlichkeiten. Tut die Noxe im Tierversuch nichts, so ist die Falsifizierung der Hypothese keineswegs sicher (z. B. bei Contergan).

Messen wir ein zelluläres Ereignis als Wirkung der Noxe, zum Beispiel Chromosomen-Aberrationen oder erhöhte Schwester-Chromatid-Austauschraten, so ist der Schluß auf eine cancerogene Potenz der Noxe zwar hoch, aber keineswegs bewiesen. Als heuristisches Prinzip bei der Fahndung nach cancerogenen Wirkungen sind dennoch die Chromosomen-Veränderungen das derzeit beste Verfahren (LAURENT 1989), aber ein sicherer Schluß auf die cancerogene Potenz der Noxe ist nicht gestattet. Zeigt die Epidemiologie hohe OR-Raten, so ist der Zusammenhang durch das experimentelle Modell wahrscheinlicher geworden. Es bleibt aber immer noch die Frage offen, ob nicht ein bislang nichtbekannter Cofaktor obligat für die Krankheits-Entstehung ist. Die Konstanz der Krebs-Inzidenzen über ein Jahrhundert bei steigenden Einwirkungswahrscheinlichkeiten technisch bedingter Carcinogene legt zum Beispiel den Schluß nahe, daß ein solcher Faktor, der eng mit der Lebensgeschichte oder der genetischen Veranlagung des Patienten zusammenhängt, tatsächlich existieren muß.

### *5.2.7 Schwache Wirkungen*

Die soeben behandelten Probleme der Kausalitätsforschung werden dann besonders schwierig, wenn ein vermuteter Risikofaktor grundsätzlich nur als Cofaktor, zusammen mit anderen, wirkt, und auch dann nur unter besonders „günstigen" Umständen, die entweder in der Anwesenheit besonders starker Cofaktoren oder im Vorliegen einer besonders hohen Empfindlichkeit (z. B. genetischen Ursprungs) gegen den Faktor bestehen könnten. Solche schwachen Wirkungen liegen aber auch dann vor, wenn eine in hoher Intensität einwirkende Noxe immer Schäden setzt, aber im konkreten Fall nur in kleiner Intensität wirkt, zum Beispiel in Form minimaler Strahlendosen. Wir behandelten dieses Problem im Kapitel Hormesis (4.4). Die modelltheoretische Konsequenz bei Vorliegen schwacher Wirkungen liegt darin, daß alle OR-Werte klein sein werden und nur selten signifikant sind. Über solche „low-risk-agents" bei der Auslösung des Lungenkrebses fand eine eigene Konferenz statt (Int. J. Epidemiol. 19, Suppl. 1, 1990), und WYNDER (1990) hat die Problematik, ÜBERLA die statistischen Schwierigkeiten dargestellt und fordert zum Beispiel möglichst unverhüllte Daten. Für den üblichen Normalfall nutzen solche Ratschläge wenig, d. h.: guter Rat bleibt teuer.

Bei Vorliegen „schwacher Wirkungen" ist der Begriff des ‚signifikanten Risikos' nicht mehr anwendbar. Nur wenn zahlreiche epidemiologische Unterlagen, an verschiedenen Orten und zu verschiedenen Zeiten, zum gleichen Ergebnis führen, also kleine OR-Werte, die in der einzelnen Studie nicht signifikant sind, aber insgesamt *alle* und ausschließlich Werte von OR über 1 ergeben, spricht das stark für das Vorliegen schwacher, aber reeller Wirkungen. Ein solcher Fall existiert zum Beispiel bei den bislang neun Studien über den Zusammenhang von kindlichem Krebs und Magnetfeldern (AHLBOM 1988). Eine Ausnahme (TOMENIUS 1986) gibt nur für Leukämie einen OR-Wert von 0,3 an, der aber wenig überzeugend ist.

Die *Forderung nach Signifikanz* eines Ergebnisses ist also nicht immer berechtigt, *sofern man aus dem Fehlen der Signifikanz auf das Fehlen der Wirkung schließt.* Die sich wiederholende Erfahrung schwacher, nicht signifikanter, aber erhöhter Risiken erhöht aber auch dann nur die *Wahrscheinlichkeit* des Zusammenhangs. Der Schluß ist unbeweisbar, daß die Existenz eines Risikos durch schwach wirksame Einflüsse nur durch exzessiv hohe Probandenzahlen – wenn überhaupt – bewiesen werden könnte, falls nicht die hohe Probandenzahl die Zahl der ‚confounder' zugleich erhöht, was meist der Fall ist. In dieser Situation ist POPPERs Falsifikations-Idee in dem oben zitierten Sinn hilfreich: Das Verschwinden eines schwachen Risikos bei Ausdehnung auf große Probandenzahlen macht dann die Zusammenhangshypothese unwahrscheinlich, ohne sie strikt zu widerlegen. Für die schwach erhöhten OR-Zahlen der Carcinome, die man gerne auf Strahlenschäden bezieht, haben wir oben (Kap. 5.2.4) bereits einen einschlägigen Fall zitiert (MUIR u. a. 1990).

Da unter den Risikofaktoren nicht-chemischer Natur vermutlich die Mehrzahl nur „schwache" Wirkungen ausübt, wird die enorme Schwierigkeit deutlich, welche einer Aufklärung insbesondere soziopsychischer Risiken im Wege steht. Doch selbst bei chemischen Noxen und Strahlenbelastungen sind in der Regel die Intensitäten (Konzentrationen) so klein, daß die Problematik schwacher Wirkungen den Beweis ihrer Schädlichkeit extrem erschwert. Es ist bemerkenswert, daß zum Beispiel bei schwachen Strahlendosen diese Tatsache nur selten berücksichtigt wird. Welche komplizierten Probleme entstehen, lehrt eine gut informierende Konferenz aus neuer Zeit (DEETJEN 1990).

Gerade schwache Wirkungen würden – wegen des Fehlens signifikanter epidemiologischer Daten – in besonderem Maße eines Modells aus der experimentellen Biologie bedürfen. Gerade solche Modelle sind aber im Bereich schwacher Wirkungen ebenfalls extrem schwierig zu erhalten. Das lehrt zum Beispiel die endlose Dikussion um die Wirkung kleinster Dosen ionisierender Strahlungen, die im Hormesis-Kapitel kurz angesprochen wurde (Kap. 4.4), denn auch hier sind experimentelle Modelle extrem unsicher. Unsere eigene Erfahrung ist größer auf dem Gebiet der Wirkung schwacher Magnetfelder. Frau GOODMAN u. Mitarb. (1990) setzen sich mit großer Sachkenntnis mit dem Modell-Wert der vorhandenen experimentellen Daten auseinander. Es ist beeindruckend, wie wenig überzeugend auch dieser sicher höchst sachverständige Versuch wirkt. Eine sehr beliebte Modell-Theorie ist die der Cyklotron-Resonanz von LIBOFF (1985), welche – vereinfacht – folgendes besagt: Alle Ionen haben Resonanzbereiche, in denen sie durch äußere Schwingungen besonders leicht in ihren Eigenschaften (Ort, Bindungsfähigkeit) beeinflußt werden können. Schwache Magnetfelder könnten zum Beispiel mit dem geomagnetischen Erdfeld zusammen solche Resonanzen bewirken. Man kann in der Tat Theorien entwickeln, welche schwächste Kräfte voraussetzen und doch über „Verstärker-Effekte", wie sie die Elektrophysiologie von alters her annimmt, erhebliche Wirkungen auslösen. (Ein solches Beispiel bei LEDNEV 1991.) Es fragt sich nur, ob diese mathematischen Spielereien stimmen. Der Versuch, mit breiter Variation von Feldstärken und Frequenzen die Ionenströme von Membranen tatsächlich zu verändern, ist sogar LIBOFF u. a. (1991) selbst mißlungen. Dennoch: Sind alle Erfahrungen des Modells im Experiment realisiert? Der Katalog der Realisationsforderungen, den wir in Kap. 5.2.6 aufstellten, ist jedenfalls nur mit einem extrem hohen experimentellen Aufwand bei extrem geringen Erfolgsaussichten zu befriedigen. Man wird also realistisch urteilen, wenn man sagt, daß *eine apodiktische Entscheidung der Existenz schwacher Wirkungen in der Regel weder epidemiologisch noch durch Modell-Experimente erreichbar sein dürfte.* Da aber diese schwachen Wirkungen derzeit die öffentlichen Diskussionen besonders stark beschäftigen, wird man auch voraussetzen können, daß derartige Fragen politisch entschieden werden, dann aber in der Regel ohne Abwägung der Konsequenzen und mit mehr Emotionalität als Sachverstand.

### *5.2.8 Die Hierarchie der Risikofaktoren*

Ein Modell der Krankheitsentstehung (und vermutlich jedes evolutive Modell) hat es also mit zwei voneinander unabhängigen Schwierigkeiten zu tun. Alle Risiken haben Ursachen, aber die Ursachen haben ebenfalls Ursachen, d. h. es liegt immer ein „*Kausalregreß*" vor, für dessen einzelne Glieder jeweils alle die Schwierigkeiten zutreffen, die wir hier geschildert haben. Der zweite Prozeß ist die Multifaktorizität aller evolutiv entstandener Dinge, insbesondere der Krankheiten. Es sind also viele Kausalfäden, die gemeinsam nebeneinander ablaufen.

Die einzelnen Kausalfäden interferieren zudem, kreuzen sich, d. h. es erzeugen verschiedene Fäden gemeinsam denselben Zwischenzustand. Für jeden einzelnen Kausalfaden sind die Übergangsfunktionen von Ursache zu Wirkung ebenfalls kompliziert, oft konstruiert, oft gar nicht mit einer pathophysiologischen Wirkung erklärbar. Wie zum Beispiel Rauchen die Sklerose auslöst oder Übergewicht die Hypertonie, bleibt ungeklärt. Beim Übergewicht wird man vielleicht sagen können, daß hier gar kein Kausalfaden vorliegt, sondern beide Faktoren gemeinsam von einem dritten abhängen, obgleich beide epidemiologisch sehr streng korrelieren.

Ein derart zweidimensionales Modell der Risiken wollen wir die „*Hierarchie der Risikofaktoren*" nennen (SCHAEFER 1976). Solche Modelle sind oft entworfen worden. Das von uns für die Entstehung des Herzinfarkts konstruierte Modell ist in Abbildung 2 wiedergegeben, weil es der umfassendste solcher Modellentwürfe ist. In ihm befinden sich zweierlei Beziehungen zwischen Risiken und ihren Folgen, die dann selber wieder Risiken sind. Eine Art dieser Beziehungen besteht in Vermutungen über Risikofaktoren, welche einer epidemiologischen Bestätigung bedürftig sind, sie aber keinesfalls schon vollständig besitzen. In vielen Fällen, insbesondere bei psychologischen Risiken, gibt es aber solche Bestätigungen sehr wohl. Sie finden sich bei SCHAEFER u. a. (1977) aufgeführt, so daß die umfang-

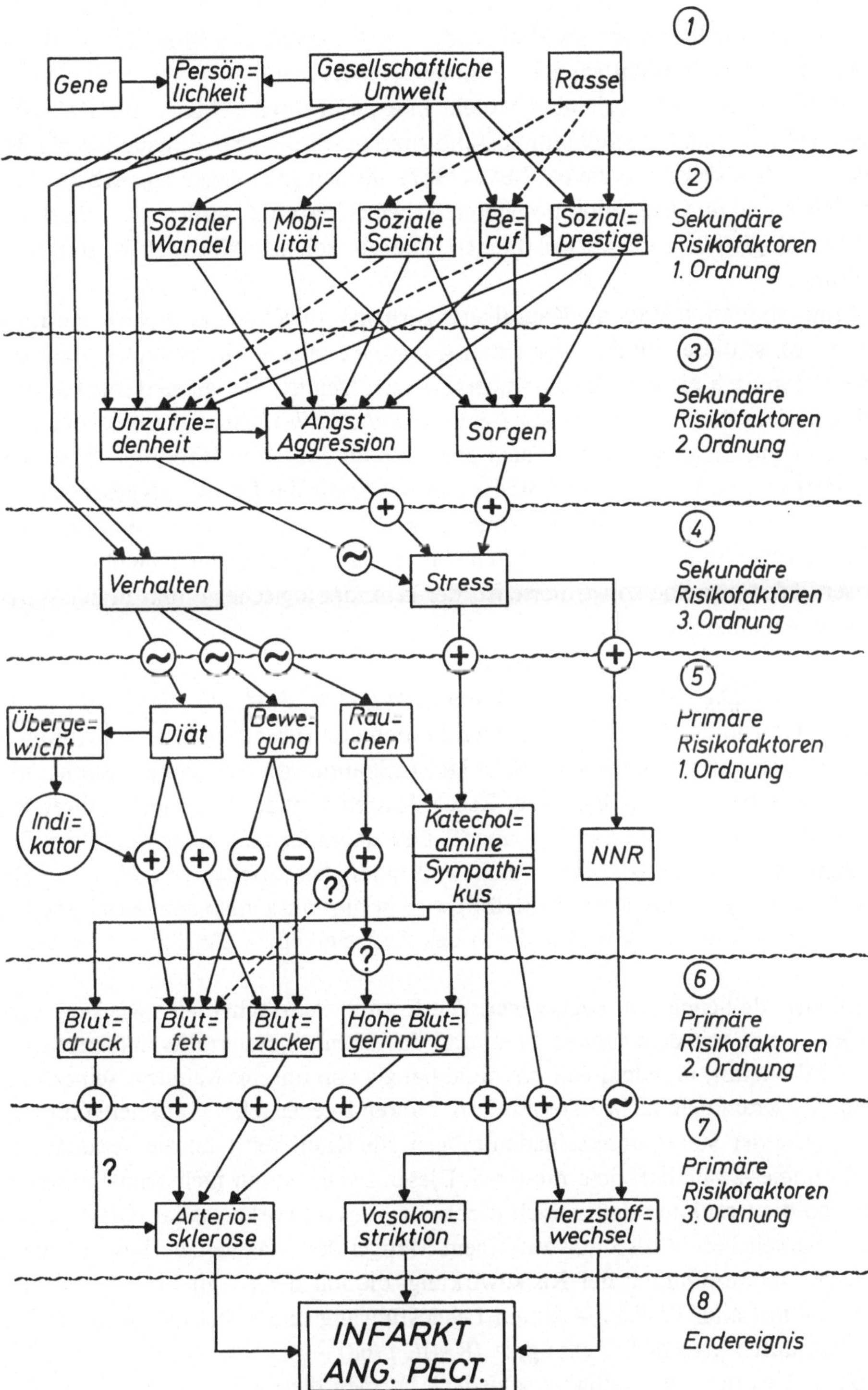


**Abb. 2.** Schema einer Hierarchie der Risikofaktoren, am Beispiel des Herzinfarktes. Aus: SCHAEFER H, STURM E (Hrsg.): Der kranke Mensch. Springer, Berlin Heidelberg New York Tokyo, 1986, S. 125

reiche Literatur hier nicht erwähnt wird, zumal uns hier das Modell nur als solches, nicht aber hinsichtlich seines Inhaltes, interessiert.

Die zweite Art der Beziehung besteht in experimentellen Modellen. Daß zum Beispiel Streß eine Katecholaminausschüttung macht, ist experimentell in zahllosen Versuchen bewiesen, die bei LEVI (1967) mit den grundlegenden Arbeiten beschrieben sind und in zahllosen weiteren Arbeiten bestätigt wurden. Die Mischung epidemiologischer und experimenteller Daten in solchen Modellen ist durchaus legitim.

Ermittelt man in einer die Kausalkette zurückverfolgenden Analyse einen Endpunkt, so ist dieser Punkt zwar eine *„Ätiologie“*, falls die Kausalkette praktisch oder theoretisch nicht weiter rückwärts zu verfolgen ist. Der an sich infinite Prozeß des Kausalregresses kommt zu einem *methodisch* bedingten Endpunkt. Die so definierte „Teilätiologie“ ist also ein methodisches Kunstprodukt. Bedenken wir überdies, daß die multifaktorielle Natur eines jeden Krankheitsprozesses bedingt, daß die Wirksamkeit des einen Kausalfadens unter vielen seinesgleichen niemals gegen seine Nachbarn abgrenzbar ist, ja daß sogar die „Nachbarschaft“ dieser Fäden nur eine konstruierte ist, der kein topologischer Punkt in der Wirklichkeit entsprechen muß!

### *5.2.9 Die Grenzen des Risikomodells (Gene, Auslöser, ‚escaper‘)*

Das Risiko-Modell der Pathogenese wird durch drei Umstände in seiner Anwendbarkeit begrenzt: durch die genetische Determination von Gesundheit und Krankheit, durch die Tatsache, daß in der Regel die Mehrzahl der Personen an ihren Risikofaktoren *nicht* erkrankt („escaper“) und dadurch, daß nicht nur diese Gesunderhaltung durch das Modell nicht vollständig beschrieben wird. Der Eintritt der Katastrophe (akute Krankheit, Tod) wird definitionsgemäß vom Risikomodell auch nicht erklärt. Er wird nur durch das Auftreten eines „Auslösers“ verständlich.

Im Grunde ließen sich auch genetische Krankheitsursachen als „Risiken“ darstellen – nur mit dem Unterschied, daß das oben analysierte Krankheitsrisiko, der Risikofaktor, in jedem Fall und unabhängig von unserer Kenntnis seiner Existenz die Krankheit nicht determiniert, während genetische Krankheitsfaktoren sich nur in der Stärke unterscheiden mögen, die Krankheit oder die Veranlagung zu ihr immer zwanghaft determinieren. Dieser Zwang ist nur nicht immer erkennbar und die Krankheit daher auch (noch) nicht exakt vorhersagbar. Diese Unbestimmbarkeit beruht also nur auf einem Mangel der Diagnostizierbarkeit, nicht auf der Unbestimmtheit der Risikowirkung, die mit der Möglichkeit der Beeinflussung fast aller Risiken – durch Lebensführung und Lebensschicksal, insbesondere durch „recent life changes“ (RAHE 1968) – zu tun hat.

Es sind jedoch zwei völlig verschiedene Formen dieses Zwangs zu unterscheiden: Reine „Erbkrankheit“ (z. B. viele neurologische Krankheiten) ist unbestimmt in dem Zeitpunkt ihres Beginns, aber praktisch unbeeinflußbar nach ihrem Beginn. Anders die genetisch determinierte „Suszeptibilität“ für Risikofaktoren ver-

**Tabelle 4.** Daten zur Definition des Begriffs „escaper"

| Zahl der Risikofaktoren | 1 | 2 | 3 |
|---|---|---|---|
| Zahl der Probanden, welche die betreffenden Risikofaktoren haben | 3320 | 2178 | 595 |
| Zahl der Ersterkrankungen im Beobachtungszeitraum | 209 | 226 | 85 |
| Zahl der „escaper" | 3111 | 1952 | 510 |
| Prozentzahl der Erkrankungen in der Risikogruppe | 6,3 | 10,4 | 14,3 |
| Prozentzahl der ‚escaper' in der Risikogruppe | 93,7 | 89,6 | 85,7 |

Daten aus: STAMLER J, EPSTEIN FH: Prev. Med. 1, 27 (1972)
Die Daten betreffen die Gesamtmorbidität an Coronarerkrankungen; Risikofaktoren sind: Cholesterin > 250 mg%, diastolischer Blutdruck > 90 mmHg, Zigarettenraucher.

schiedener Art: Sie determiniert zwar den Eintritt oder das Ausbleiben der Krankheit bei Vorliegen entsprechender Risikofaktoren; da aber letztere weitgehend vermeidbar sind, herrscht hier nicht mehr die 'ἀνάγκη' GOETHES. Unser Schicksal ist also nicht „mitgeboren", sondern gestaltbar (F. VOGEL, u. a. 1981). Prävention ist sinnvoll.

Die zweite Grenze findet das Risikokonzept in der Tatsache der „escaper". Was hierunter grundsätzlich zu verstehen ist, kann aus Tabelle 4 entnommen werden:

In der ersten Studie, welche das Modell der Risikofaktoren strikt anwandte, zeigte sich also, daß nur ein kleiner Prozentsatz der Risikoträger erkrankt war. Der größere Teil der Probanden war dem Einfluß der Risikofaktoren „entwischt" (‚escaped'). Doch müssen wir zwei Formen des ‚Entwischens' postulieren:

- Die noch nicht Erkrankten werden später erkranken; bei Ende der Beobachtungszeit war ihre „Latenz" noch nicht abgelaufen.
- Viele der (noch) nicht Erkrankten werden nie erkranken; sie sind gegen die Wirkung der Risiken unempfindlich.

Zwischen beiden Formen praktisch zu unterscheiden, ist solange unmöglich, als es noch keine genetischen Tests gibt, die zweite Form der ‚escaper' zu bestimmen. Daß es sie gibt, ist das eindeutige Resultat der Erfahrung. Es gibt zum Beispiel sogar starke Raucher, welche gesund ein hohes Alter erreichen. Es gibt starke Trinker, welche keine Leberzirrhose entwickeln. Leider sind Zahlen hierzu nicht bekannt.

Ein Randproblem sei hier erwähnt. Man liest oft die (selten belegte) Behauptung, daß sich Risiken potenzieren. Die obige Tabelle gibt hierzu keine Anhaltspunkte, wenngleich sich einige Risiken wohl potenzieren und nicht nur addieren mögen, z. B. Asbest-Einwirkung und Rauchen (HAMMOND u. a. 1979).

Eine der klinisch ärgerlichen Grenzen des Risikomodells ist die enorme *Variabilität der Folgen* von Risikofaktoren, die sich keinesfalls nur in der Tatsache der

‚escaper' äußert. Jede Krankheitsentwicklung ist ein individueller Prozeß (CURTIUS 1959), und diese Individualität erschwert im Einzelfall jede Vorhersage des Krankheitsverlaufs. Wesentlich ist hierbei offenbar die Wirksamkeit von (meist wohl genetisch determinierten) protektiven Faktoren. Leider wissen wir so gut wie nichts über die Natur der Protektion gegen Risiken, also auch den Grund dafür, weshalb es ‚escaper' gibt. Nicht alle Raucher erkranken zum Beispiel manifest an einer raucherbedingten Krankheit. Wir pflegen derzeit die Existenz der Protektion mit genetischen Faktoren (Immunität, mangelnde Sensitivität etc.) zu erklären. Hier ist aber – ehe nicht eine Gen mit dieser Wirkung identifiziert ist – diese Erklärung eigentlich nur ein ‚Alibi' für das Nichtwissen. Es gibt aber bereits ein Ergebnis, bei dem ein Gen bei Tieren als Ursache der Unempfindlichkeit gegenüber einer Noxe (starke elektromagnetische Felder) hat erwiesen werden können (SCHLAGEL u. AHMED 1983). Andere, sogenannte ‚reparative Faktoren' sind extrem kontrovers, so zum Beispiel der Sport, dessen protektive Wirkung gegen Krankheit zumindest umstritten ist, wenngleich für die coronaren Herzkrankheiten neuerlich ein Nachweis gelungen zu sein scheint (MORRIS u. a. 1982).

Erst in jüngster Zeit sind genetische Faktoren der Protektion gefunden worden, zum Teil in der Umkehr dieses Gedankens, daß man genetische Faktoren einer *erhöhten* individuellen Suszeptibilität für Risiken fand, zum Beispiel in Form endogener Carcinogene (RÜDIGER 1980). Ein „workshop" hat sich dieses Problems angenommen (Mutation Res. 238, 1990, S. 173ff). Das Fehlen solcher endogener Faktoren hat dann protektive Wirkung. Risiken sind evolutive Modelle chronischer Krankheiten. Damit ist nicht gesagt, daß nicht auch die Entstehung akuter Krankheiten mit dem Modell eines „Risikos" verständlich zu machen ist. Das Risiko einer Gruppe kann sehr wohl definiert werden, ebenso das eines Unfalls. Aber diese Risiken haben eine andere Struktur ihrer Wirksamkeit: Sie führen rasch zu einer akuten Veränderung. Die Risikofaktoren, von denen wir bislang gesprochen haben, sind ihrer Natur nach auf lange Wirkungszeiten angewiesen. Ihr Resultat ist die Antwort des Organismus in Form langsam sich bildender Veränderungen, die sämtlich ebenfalls nur Risiken sind, obgleich wir sie nicht mit diesem Namen benennen. Die Nomenklatur ist alles andere als logisch korrekt.

Überkonsum von Kohlehydraten macht Insulinmangel und Diabetes (CAMPBELL 1972; HAUPT u. a. 1977; weitere Lit. bei THEILE 1977). Der erhöhte Blutzucker ist aber ein Risikofaktor der Arteriosklerose. Arteriosklerotische Veränderungen sind Risiken sowohl für Infarkte als auch für cerebrale Insulte. Im Falle des Diabetes macht ein Risikofaktor, der im Verhalten begründet ist, einen Risikofaktor für eine andere Krankheit. Im zweiten Fall entsteht ein „Zustand", der selber riskant ist, aber statt des Titels eines Risikofaktors den einer Krankheit bekommen hat. Die Nomenklatur ist historisch entstanden und – wie alles Historische – nicht nach den Regeln der Logik ausgebildet. Es ist also ein völlig müßiger Streit, ob man auch einige Risikofaktoren schon „Krankheit" nennen sollte. Man tut es bei den Risiken der Kreislaufkrankheiten gerne, vermutlich vorwiegend aus dem Grund, die Bekämpfung der Risiken dem Krankenversicherungs-Träger anzulasten. Die chronischen Krankheiten nehmen dann für jedermann, insbesondere den Patienten selbst, das Merkmal der Krankheit dadurch an, daß sie „Beschwerden" machen. Die Bronchitis macht Husten und Atemnot, die Arteriosklerose macht sehr oft nichts, allenfalls eine Angina pectoris. Der chronische Rheumatismus ist schwer mit Leiden belastet, die Leberzirrhose nur im terminalen Stadium. Allen chronischen Krankheiten, mit und ohne subjektiven Krankheitswert, ist aber eigentümlich, daß ihre Beschwerden langsam zunehmen, aber früher oder später eine Katastrophe einsetzt, die völlig neue subjektive und objektive Züge trägt. Die Katastrophe mag man wohl auch „Krise" nennen: Sie gestattet es, den Zustand vorher als den einer „bedingten Gesundheit" (HARTMANN 1984, S. 47) von dem der unbezweifelbar schweren Krankheit zu unterscheiden (‚κρίνειν'). Diese Katastrophe, die im Grenzfall relativ rasch in den Tod überführt, wird durch Risikofaktoren nicht verständlich gemacht. Zur modellmäßigen Interpretation einer *jeden* Katastrophe bedarf es des *„Auslösers"*.

Die Theorie der Auslöser ist in der Medizin – trotz der bahnbrechenden Überlegungen von CURTIUS (1959) – nie heimisch geworden. Man sieht das besonders schön am Paradebeispiel des Herzinfarktes, auf den ja auch durch FRAMINGHAM die Risikofaktoren-Theorie besonders zugeschnitten wurde. Die Idee, die Coronarien verengerten sich allmählich bis zu einem kritischen Durchmesser, mag in Grenzfällen richtig sein. In der Regel ist sie falsch. Die Hypothese, der Infarkt sei eine plötzlich einsetzende Thrombose, gibt aber schon das Konzept der Risikofaktoren im Prinzip auf, wenn auch Reste anwendbar bleiben – wie die einer Erhöhung der Blut-Gerinnbarkeit durch hohe Lipidwerte im Plasma. Die Thrombose beim Infarkt ist ein neues Modell, dessen Richtigkeit hier gar nicht zur Beurteilung steht. Die Katastrophe ist auch hier nur durch einen Auslöser verständlich, der die Thrombose bewirkt, denn die klassischen Risikofaktoren liefern eine verständliche Erklärung der Thrombose nicht.

Auslöser sind, soweit wir die klinischen Daten überblicken, immer Einwirkungen, welche einen circulus vitiosus in Gang setzen (vgl. Kap. 5.1.5). Diese Feststellung besagt, daß die chronische Krankheit mit ihren klassischen Risikofaktoren nie als solche zum Tode oder zu *akuten* Verschlechterungen führt. Tritt vielmehr ein akuter Prozeß auf, so sind für dessen Verständnis völlig andere Modelle zu konstruieren. In der Katastrophe geht die chronische Krankheit in einen *akuten* Zustand über, dessen Beschreibung also nicht mehr Sache evolutiver Modelle ist. Das trifft für die Katastrophe des Todes mit Sicherheit bei allen chronischen Krankheiten zu. Die für den praktizierenden Arzt entscheidenste Grenze der Gültigkeit des Risikofaktorenkonzepts ist freilich die Tatsache, daß die in Kapitel 5.2.4.2 angesprochende Frage des theoretischen Zusammenhangs zwischen Risiken und Krankheit *für den einzelnen Krankheitsfall* so gut wie keine sicheren Aussagen gestattet, nur Wahrscheinlichkeitsaussagen hinsichtlich der Ätiologie und Prognose der jeweiligen individuellen Krankheit. Die Modell-Theorie der Krankheitsursachen ist eine theoretische und allgemeine, aber leider keine praktische, am Einzelfall anwendbare Theorie. Zu den Fragen einer individuellen Zusammenhangs-Diagnose von Faktoren und Krankheiten läßt sich kurz folgendes sagen:

a) In seltenen Fälle kann der therapeutische Erfolg einer Intervention, welche einen oder mehrere Risikofaktoren ausschaltet und dadurch zur Heilung führt, für deren ursächliche Wirksamkeit bei der Entstehung von Krankheiten sprechen. Selten sind diese Fälle deshalb, weil zwei Bedingungen des Erfolges selten vorliegen: daß ein Risikofaktor wirklich akut ausgeschaltet werden kann, Nachwirkungen des Risikofaktors aus früherer Zeit nicht angenommen werden müssen und die Intervention und ihr Erfolg zeitlich eng zusammenhängen. Diese Bedingungen sind vermutlich nur bei subakuten Verläufen denkbar, zum Beispiel bei der Entwicklung allergischer Reaktionen.

b) In der Regel bleibt ein „Zusammenhang" hypothetisch, freilich mit der Maßgabe, daß er umso wahrscheinlicher ist, je mehr Risikofaktoren mit bekanntem Synergismus vorliegen oder je seltener das Zusammentreffen von Risikofaktor und Krankheit ist, also bei seltenen Risiken oder seltenen Krankheiten, deren Risikofaktoren aber gesichert sind.

c) Diese beiden Bedingungen bedeuten aber, daß der Zusammenhang zwischen einem festgestellten Risikofaktor und der Krankheit, die epidemiologisch nachweislich durch solche Risiken häufiger auftritt, in einem *Einzelfall* nur mit einer gewissen Wahrscheinlichkeit, nie aber mit Sicherheit feststellbar ist. Diese Einschränkung der Feststellung von Zusammenhängen gilt übrigens genau so streng für den Zusammenhang zwischen einer therapeutischen Maßnahme und einer erfolgten Heilung.

Die praktische Unentscheidbarkeit der Rolle der Risikofaktoren im Einzelfall macht es natürlich unmöglich, bei eingetretener Krankheit Schuldzuweisungen auszusprechen, zum Beispiel Individuen für ihr Verhalten als Ursache gesundheitlicher Schäden rechtlich verantwortlich zu machen. Diese Unmöglichkeit der Schuldzuweisung gilt natürlich auch im umgekehrten Fall, wenn ein Individuum etwa Schadensersatz für ein angeblich erlittenes Risiko fordert, zum Beispiel bei Leukämie seines Kindes gegen den Betreiber einer nahegelegenen Hochspannung auf Schadensersatz klagt. Auch in der Präventivmedizin ist die Anweisung, bestimmte Risikofaktoren zu vermeiden, zwar zweckmäßig, bleibt aber rechtsunverbindlich.

Man ist versucht gewesen, wegen dieser modelltheoretischen Schwierigkeiten die Nützlichkeit des Begriffs der ‚Risikofaktoren' in Frage zu stellen. Man hat – vermutlich nicht einmal abwertend – von einer „Risikofaktoren-Medizin" gesprochen (Bock u. a. 1982) und sie als möglichen Irrweg bezeichnet – als ob es in der ganzen Medizin chronischer Krankheiten etwas anderes gäbe! Es ist unsinnig, das Konzept der Risikofaktoren, das eines der theoretisch tragfähigsten und praktisch wichtigsten Konzepte der Medizin ist, im Prinzip zu kritisieren. *Nur dieses Konzept erklärt – in seiner Kombination von Epidemiologie und Modell-*

*experiment – die Tatsachen der Morbidität und der Mortalität und gibt einen Einblick in die Problematik von Pathogenese und Ätiologie.*

### *5.2.10 Die Grenzen des Risikomodells am Beispiel des Infarkts*

Wie früher schon betont wurde, wird die Wirksamkeit (die *„pathogene Potenz"*) eines Risikofaktors durch zwei getrennte Untersuchungen festgestellt. Der Vermutung einer solchen Potenz folgt zuerst die Messung einer statistischen Korrelation zwischen dem vermuteten Risikofaktor und dem Auftreten derjenigen Krankheit, deren Mitursache zu sein man dem Risikofaktor anlastet. Aber erst der zweite Schritt beweist, daß diese Vermutung richtig war, selbst wenn eine gute (signifikante) Korrelation zwischen Risikofaktor und Krankheit gefunden wurde. Dieser zweite Schritt besteht in der Ermittlung des Wirkungsweges, also in der Konstruktion eines Modells, das den Zusammenhang von Risikofaktor und Krankheit dem Mechanismus nach verständlich macht. Neben allen sonstigen „Grenzen" des Risikokonzepts ist die Konstruierbarkeit solcher Modelle eine Schwierigkeit, die keineswegs immer bewältigt werden kann.

Die Bedeutung solcher „Grenzbetrachtungen" bei der Anwendung des Risiko-Modells läßt sich am Beispiel des Herzinfarktes besonders gut veranschaulichen. Doch sei zuvor darauf hingewiesen, daß es für keine andere chronische Krankheit eine derart detaillierte Forschung über Risikofaktoren gibt. Oft – wie bei der Leberzirrhose – bleibt es bei Globalmodellen der Art, daß zum Beispiel die Inzidenz der Leberzirrhose in den Industrienationen dem Pro-Kopf-Konsum an Alkohol streng parallel geht (Ernährungsbericht 1972). Die zellulären Prozesse bleiben dabei zunächst ohne Belang, weil die Zuordnung von Alkoholkonsum und Krankheit evident streng ist, das Globalmodell auch der klinischen Erfahrung entspricht.

In Kapitel 5.1.4 haben wir die „Fragwürdigkeiten" der landläufigen Theorien über Herzinfarkte schon zusammengestellt. Diese Theorien besagen in der Essenz etwa folgendes: Neben dem Blutdruck ist das Cholsterin (und zwar der Anteil geringer Dichte) der wesentliche Faktor, der die Sklerose hervorruft. Das Modell basierte in seinen Anfangsstadien auf der Tatsache, daß die arteriosklerotischen Veränderungen viel Cholesterin enthalten, also wohl das Cholesterin aus dem Blut eingewandert sei (so z. B. ASCHOFF 1928, S. 61). Diese Hypothese ist denkbar primitiv und nimmt von dem enorm intensiven Stoffwechsel der Gefäßwand keinerlei Notiz (hierzu BROWN u. a. 1985; SCHETTLER 1978). Sie trägt erst recht nicht der Tatsache Rechnung, daß es (vielleicht nicht allzu häufige) sicher dokumentierte Infarkte gibt, welche keinerlei Okklusion in den Coronargefäßen zeigen (Lit. bei BRUSCHKE u. a. 1971; ferner DOERR u. a. 1974; DOHRMANN u. a. 1977).

Nun war schon aus den epidemiologischen Beobachtungen, welche Ende der vierziger Jahre in Framingham angestellt wurden, ersichtlich, daß ein erhöhter Cholesterinspiegel im Blut das Risiko des Herzinfarktes erhöht (DAWBER u. a. 1951; KANNEL u. a. 1961). Es lag also nahe, die wachsende Häufigkeit („Inzidenz") des Herzinfarktes durch eine therapeutische Senkung des Cholesterinspiegels zu bekämpfen. Zwei Methoden stehen grundsätzlich zur Verfügung: die Reduktion des Cholesterins in der Nahrung und die medikamentöse Beeinflussung durch Blut-Lipid-Senker. Es zeigte sich, daß durch Diät allein der Cholesterinspiegel des Blutes nur in geringem Ausmaß zu senken ist, wenngleich diesen geringen Senkungen ein protektiver Effekt für den Herzinfarkt zugeschrieben wurde (RIFKIND 1984 I). Schon die Resorption im Darm ist offenbar so eingestellt, daß nur ein bestimmter und relativ konstanter Anteil des Nahrungs-Cholesterins resorbiert wird (KAPLAN u. a. 1963), so daß die Diät allein wenig am Cholesterinspiegel ändert (NEUFELD u. a. 1983). Die Befunde der Epidemiologie sind aber recht widersprüchlich (RIFKIND 1984 II), und es gibt große Studien, die keinen Einfluß des Cholesterins auf den Infarkt zeigen (LANNERSTAD u. a. 1979; BRUNNER u. a. 1977).

Die zweite Methode, das Cholesterin zu senken, ist die medikamentöse. Es ist verständlich, daß Medikamente es schon schwer haben müssen, in ein so stark genetisch festgelegtes Stoffwechsel-Gleichgewicht einzugreifen, wie die ersten entsprechenden Versuche bewiesen (*The coronary drug research project,* 1975). Ob und wieviel eine medikamentöse Gleichgewichtsverschiebung bewirkt, sei hier offen gelassen. Neuere Arbeiten scheinen eine erfolgreiche Senkung von Lipiden auf Infarkthäufigkeit zu ergeben (RIFKIND 1987). Uns liegt nur an der Modelltheorie hinter solchen Experimenten.

Diese Modelltheorie hat mit vielen anderen Schwierigkeiten zu kämpfen, zuerst mit der enormen Variabilität der Cholesterin-Werte im Serum, die eine gewisse genetische Determination aufweist, wie die hohen erblich bedingten Hyperlipidämien beweisen. Dadurch resultieren teils hohe Spannweiten zwischen den sogenannten „normalen“ Grenzwerten (SCHWARTZ u. a. 1972), teils die Ungewißheit, was denn pathogen sei. Für den Blutdruck hat sich das paradoxe Resultat ergeben, daß die Mortalität mit dem Blutdruck ansteigt, und zwar offenbar ohne eine erkennbare Grenze der Normalität (STAMLER u. EPSTEIN 1972), und es scheint, als könne ähnliches für das Cholesterin gelten. Es fragt sich zweitens, ob der Herzinfarkt vom Cholesterin *direkt* abhängt – trotz der epidemiologischen Korrelation. Denn der Fettkonsum hat sich zu der Zeit, in der die Infarkthäufigkeit zunahm, wenig geändert (MANN 1977), so daß man allein hieraus schon den Schluß zog, daß eine Herzdiät wenig Sinn habe. Auch sind die Häufigkeit und Schwere der Coronarsklerose in der Zeit des Infarktanstiegs unverändert geblieben, wie HOEPKER zitiert (GODER 1960). Endlich kann – nach allgemeiner Ansicht – das Cholesterin direkt wohl nur die Atheromatose verstärken (Lit. bei SCHETTLER u. a. 1977, 1978). Doch bleibt es unverständlich, wie die Arteriosklerose den Infarkt alleine bestimmt, denn die Thrombosen, welche den Infarkt auslösen sollen, sind erstens nicht unbedingt an die Anwesenheit von Arteriosklerose gebunden und sind nicht regelmäßig beim Infarkt zu finden (BRANWOOD u. a. 1956), worüber es inzwischen eine umfangreiche Dokumentation gibt (DOERR 1972; HACKEL u. a. 1969; EHRLICH 1964). Thrombosen sind gelegentlich offenbar erst nach dem Infarkt entstanden (BRANWOOD u. a. 1956), und die Tatsache, daß Infarkte funktionell entstehen können – durch coronare Spasmen –, ist inzwischen gesichert (HILLIS u. BRAUNWALD 1978). Der Modell-Theoretiker wird sich über diese Unsicherheiten wenig wundern. Sie zeigen, wie schwierig es ist, den Zellstoffwechsel exakt vorauszusagen. Sie zeigen die vielfältigen Irrtumsmöglichkeiten, wenn aus Epidemiologien oder Interventionsstudien auf zelluläre Prozesse geschlossen wird.

Es ist zum Beispiel unentscheidbar, ob eine Umstellung der Diät nur über den Fettstoffwechsel oder über viele andere Wege wirkt, und gleiches gilt erst recht für Medikamente. So fand sich zum Beispiel das paradoxe Ergebnis, daß eine medikamentöse Senkung des Cholesterins zwar die Infarktrate senkt, aber die Gesamtsterblichkeit nicht, also anderr Todesursachen begünstigt (RIFKIND 1984 I). Eine Senkung des Cholesterins durch Verzehr ungesättigter Fettsäuren scheint die Krebsgefahr zu erhöhen (PINCKNEY 1973). Dies sind Befunde, die sehr schwer modelltheoretisch verständlich zu machen sind.

Viele dieser Schwierigkeiten schwinden, wenn man die Grenzen des Risikomodells beachtet und die Auslöser-Theorie in die Infarkt-Theorie einbaut. Dann ist das Cholesterin ein Risikofaktor unter mehreren für die Coronarsklerose, diese ein Risikofaktor für plötzliche Verschlüsse aus anderer, vorwiegend akuter Ursache. Ein Coronarkrampf führt zum Beispiel möglicherweise umso rascher zur Katastrophe, je mehr das Gefäßlumen sklerotisch eingeengt ist, obschon man auch das nicht sicher weiß, weil der Wirkungsgrad der Gefäßmuskulatur mit wachsender Sklerosierung sinkt. Doch allein die Tatsache, daß wir keinerlei Information über den Cholesterinspiegel des Menschen vor hundert Jahren haben, es den Infarkt aber noch so gut wie gar nicht gab (CAMPBELL 1963), relativiert die Rolle des Cholesterins. Die oben zitierte Tatsache fast konstanter Sklerose bei wachsender Infarkthäufigkeit reduziert die Rolle der Coronarsklerose. Wenn aber die steigende Inzidenz der Infarkte die Folge steigender Häufigkeit von Auslöser-Prozessen ist, ist ein Zusammenhang zwischen allen bisher angeschuldigten Risikofaktoren und dem Infarkt modellmäßig leicht interpretierbar. Cholesterin und Coronarsklerose werden Risiken, die nicht selber wirksam sein müssen, aber das Risiko determinieren, das beliebige andere Auslöser darstellen.

Was diese Auslöser sind, ist derzeit noch nicht entscheidbar. Streß-Situationen sind sicher, wie die Modelltheorie zeigt, wirksam (SCHAEFER u. a. 1977). Der Sympathicus-Tonus beherrscht zum Beispiel die Tätigkeit der Muskulatur in der Gefäßwand der Coronarien (SZENTIVÀNYI u. a. 1959). Vielleicht sind so einfache Mechanismen synergistisch mit anderen Auslösern wirksam wie die Erhöhung der Gerinnbarkeit des Blutes durch reichlichen Fettverzehr (KEYS u. a. 1957), wobei die Rolle von alimentären Fettembolien auch beachtet werden sollte.

Die Höhe der *momentanen* Zufuhr von Cholesterin scheint jedenfalls weitaus mehr das Infarktrisiko zu bestimmen als der ständige Cholesterinspiegel (SHEKELLE u. a. 1989). Die Möglichkeiten der „Auslösung" sind also zahlreich.

Die kaum mehr überschaubare Literatur über den Herzinfarkt sollte hier nicht referiert werden. Unsere Absicht war es nur, zu zeigen, wie einseitig die derzeit übliche Modell-Vorstellung der Infarkt-Entstehung ist. Daß die Literatur voller Wiedersprüche steckt, hat auch eine gute Übersicht von 1984 gezeigt (RIFKIND 1984 II).

Wir ziehen aus diesen Betrachtungen folgende Schlüsse, welche die Modell-Theorie beleuchten:

1. Modelle spielen bei der Verständlichmachung des Infarkts (und anderer Krankheiten) in zweierlei Hinsicht eine Rolle. Es müssen teils Modelle gefunden werden, welche zur Definition pathogener Risiken führen, d. h. es müssen Zustände, Verhaltensweisen, Einwirkungen quantifizierbarer Art ersonnen werden, deren Zusammenhang mit der Krankheit, durch wissenschaftlicher Erfahrung („Primärerfahrung") begründet, vermutbar ist. Die Herkunft dieser Primärmodelle kann sehr verschieden sein, zum Beispiel eine noch ganz oberflächlich beurteilte Tatsache, daß Cholesterin sich in arteriosklerotischen Plaques vermehrt vorfindet. Die Testung des Modells erfolgt durch epidemiologisch ermittelte signifikante Korrelationen (*„statistische Modelle"*). Es bedarf dann eines Modells zum Beispiel von molekularpathologischer Form (RATZENHOFER 1975), welches verständlich macht, warum der Risikofaktor (z. B. Cholesterin) die Krankheit (z. B. die Arteriosklerose oder den Infarkt) hervorruft (*„pathophysiologische Modelle"*).

2. Während es viele signifikante Korrelationen zwischen Risikofaktoren und Krankheit geben mag, widersprechen sich solche Korrelationen oft. Es liegt dann die Vermutung nahe, daß die Risikowirkung vorgetäuscht ist oder andere Risiken, die man nicht beachtet hat (‚Confounder'), wirksam sind. *Statistische Modelle* sind gedanklich einfach, in ihren Aussagen aber extrem unsicher.

3. Im speziellen Fall des Infarktes ist ein Modell zweiter Art, ein pathophysiologisches Modell, nicht für alle Risikofaktoren gesichert. Für das Cholesterin ist das aus den geschilderten Sachverhalten entnehmbar, für die anderen Risikofaktoren bedürfte es einer eingehenden Begründung, die den Rahmen dieser Untersuchung sprengt. Der Risikofaktor „erhöhter Blutzucker" (Diabetes) scheint derzeit über das beste pathophysiologische Modell zu verfügen (z. B. VLASSARA u. a. 1985; BUDDECKE 1977), doch auch die Modelle des Cholesterinstoffwechsels in der Zelle sind detailliert entwickelt worden (BROWN u. a. 1985). Auch weisen wir hier noch einmal auf die in Kapitel 5.2.4 schon erwähnte Tatsache hin, daß bestimmte Einflüsse möglicherweise nur über die Auslösung dritter Risikofaktoren wirken.

4. Die sogenannten ‚Risikofaktoren' bestimmen niemals allein den Beginn einer kritischen Entwicklung („Katastrophe") oder den Eintritt des Todes. Gerade für den Kliniker sind sie also nur historisch, nicht aber zur Beurteilung des akuten Zustandes interessant.

## 5.3 Die Umwelt als Ätiologie von Krankheit

Unter den ätiologischen Modellen spielt derzeit die Umwelt als Lieferant von Risiken eine besonders große Rolle. Unter dieser „Umwelt" wird freilich meist eine auf technische Prozesse eingeschränkte Umwelt verstanden. Das ist grundsätzlich nicht abwegig, denn an die „natürliche", von Technik nicht beeinflußte, Umwelt haben sich unsere Gene, durch Entwicklung protektiver und reparativer Kräfte, seit Jahrmillionen angepaßt. An technisch bedingte Veränderungen dieser natürlichen Umwelt war natürlich eine solche Anpasssung noch nicht möglich. Nur daß die soziale Umwelt weitgehend undiskutiert bleibt, ist zwar kennzeichnend für die allgemeine, insbesondere medizinische Mentalität, ist aber sachlich falsch.

Die technisch bedingten Risiken, welche derzeit vorwiegend diskutiert werden, lassen sich in drei Gruppen einteilen:

- chemische Einflüsse;
- Beeinflussung durch ionisierende und nicht-ionisierende Strahlung;
- Beeinflussung durch Noxen, die der beruflichen Arbeit entstammen.

Die Wirksamkeit dieser drei Gruppen wird mit denselben Modellen verständlich, mit denen jedes sonstige Risiko auch modelliert wird. Sie bedürfte also einer gesonderten Darstellung im Rahmen dieser Studie nicht, wenn nicht eine seltsame Diskrepanz zwischen der aufgeregten öffentlichen Diskussion und dem Grad unserer Kenntnis von diesen technischen Einflüssen, insbesondere ihrer möglichen Intensität, zu verzeichnen wäre.

Daß die Umwelt neben unseren Erbanlagen die einzige Quelle für Krankheitsursachen sein muß, war bereits die Schlußfolgerung unseres „Grundmodells" der Neuen Medizin in Kap. 1.4. Auch daß es vorwiegend die von Menschen dargestellte (soziale) Umwelt und die von Menschen veränderte (technische) Umwelt sein muß, die hier pathogen wirksam ist, war einleuchtend. Die Sozialmedizin hat, seit es sie gibt, auf diese Tatsache hingewiesen, mit vergleichsweise wenig Erfolg in der medizinischen Öffentlichkeit.

Die Entwicklung der Sozialmedizinischen Theorien in den letzten 200 Jahren kennzeichnet diese Problematik. Im Jahre 1790 hielt J. P. FRANK seine berühmte Rede von „der Armut als der Mutter der Krankheiten". VIRCHOW äußerte 1850 fast die gleichen Gedanken, als er seiner Regierung in Berlin vorschlug, zur Bekämpfung der Oberschlesischen Typhus-Epidemie die sozialen Zustände zu verbessern. Die von MOSSE u. TUGENDREICH (1913) und vor allem von GROTJAHN (1923) entwickelten Gedanken zu den sozialen Ursachen der Krankheiten gründeten sich ebenfalls auf die Idee, daß Armut mit die wesentlichste Ursache für die Entwicklung von Krankheit darstelle. Diese Gedanken paßten vorzüglich in die Grundmodelle der zeitgenössischen Medizin, freilich weniger in die damalige politische Landschaft, denn Armut übte ihre pathogene Wirkung über Defekte der Hygiene und der Ernährung aus, schwächte die Abwehr der Infekte und war also an den damals vorherrschenden akuten Krankheiten orientiert (SCHAEFER 1990).

Mit dem wachsenden Wohlstand dieses Jahrhunderts hat sich nicht nur die soziale Situation, sondern mit ihr auch das Modell-Denken von Medizin und Sozialmedizin grundlegend geändert. Der sich entwickelnde Begriff der *Zivilisationskrankheiten* meinte vorwiegend pathogene Wirkungen, die mit dem wachsenden Einfluß der Technik einerseits, dem wachsenden Konsum einer immer wohlhabender werdenden Gesellschaft andererseits zusammenhängen. Nicht Armut, sondern Reichtum wurde pathogen. Zugleich mit diesem Paradigmawandel der Umwelt-Noxen veränderte sich das Panorama der Krankheiten. An die Stelle der akuten Krankheiten als Todesursache, welche noch um die Jahrhundertwende 50% ausmachten (LILIENFELD u. a. 1966), traten die chronischen Krankheiten, welche heute die Todesursachen quantitativ beherrschen. Die Inzidenz der Infarkte nahm steil zu und derzeit werden fast 3/4 aller Todesfälle von 6 Ursachen gestellt: den Kreislaufkrankheiten, dem Krebs, der Bronchitis, der Leberzirrhose, dem Diabetes und dem Straßenverkehr. Im selben Zeitraum verlängerte sich die Lebenserwartung der Neugeborenen auf das Doppelte, auf über 70 Jahre. Diese Entwicklung kennzeichnet die Medizin des 20. Jahrhunderts. Die hierzu passende Modelltheorie ist die der Risikofaktoren, wie sie in Kap. 5.2 dargestellt wurde.

Es müßte eine spannende Unternehmung sein, die Historie dieses Teils einer medizinischen Modell-Theorie, die sich sozialer Bezüge von Krankheit und Gesundheit bewußt wurde, mit den gleichzeitig entstehenden Modellen einer Gefährdung der Menschheit durch globale Gefahren in Beziehung zu setzen. Während sich FRAMINGHAM und TECUMSEH als die Pflanzstätten einer neuen Medizin chronischer Krankheiten in der ganzen Welt einen Namen machten, wuchs mit der individuellen Zunahme der Lebenserwartung zugleich die Weltbevölkerung, und zwar zum (kleinen) Teil durch diese Lebensverlängerung, zum größeren Teil durch die Senkung der perinatalen Sterblichkeiten vor allem in Ländern der III. Welt, auch in China. Die Sinnhaftigkeit einer lebensrettenden Medizin wurde in dem Augenblick bezweifelbar, in dem sie ihrem technischen Höhepunkt zustrebt, und ich erinnere mich der sorgenvollen Äußerung eines führenden Mannes der Rockefeller-Stiftung, der 1953 meinte, die Stiftung sei vielleicht dabei, durch Verbesserung der Medizin an die Stelle der Krankheiten den Hunger als Geißel der Menschheit zu setzen. Leider ist die Geschichte dieses Menschheitsdramas noch nicht geschrieben. Seit dem Ende des II. Weltkrieges hat sich ein Gefahrenbewußtsein dahin entwickelt, daß scheinbar exakt nachweisbare Umwelt-Gefährdungen die Menschheit so sehr bedrohen, daß die Erfolge der Medizin diese Gefahren schwerlich wettmachen könnten.

Ziemlich zur gleichen Zeit traten 5 große, apokalyptisch anmutende Gefahren ins allgemeine Bewußtsein der Industrienationen:

- die politische Bedrohung durch den Ost-West-Konflikt und insbesondere die wachsende dritte Weltmacht China, deren raschen Aufstieg zur weltentscheidenden Großmacht FUCKS (1965) durch subtile Hochrechnungen in seinem

ersten Computer modellierte und die durch die atomare Bewaffnung in Schranken gehalten werden sollte;
- die Bedrohung der Menschheit durch die Unmöglichkeit, eine wachsende Weltbevölkerung zu ernähren, eine Gefahr, die u. a. die Technik der Bodenfertilisation mit chemischen Düngemitteln zu einem der größten Geschäfte der Welt werden ließ;
- die Bedrohung der Technik und aller technisch bedingten Lebensbedingungen des Menschen durch die schwindenden Rohstoffe, auf die der *Club of Rome* in computergestützen Modellrechnungen hinwies (MEADOWS 1972; MESAROVIC u. a. 1974; PECCEI 1981) und einen deutschen Politiker das Schlagwort von der „Plünderung der Erde“ erdenken ließ (GRUHL 1975);
- die Bedrohung unserer Existenz durch eine nicht mehr abzuwendende Klimaveränderung (INADVERTENT etc. 1971), welche die Polkappen zum Schmelzen bringen, die Meeresspiegel erhöhen, die Flachlandregionen der Erde vom steigenden Meeresspiegel überfluten lassen werde;
- die Bedrohung durch einen „atomaren Holocaust“, der mit der Existenz eines unvorstellbar großen Arsenals atomarer Waffen auch durchaus ermöglicht werden könnte, dessen ambivalente Wirkung (auch als Schutz vor einer östlichen Invasion) immer mehr unbeachtet blieb und schließlich in einen Kampf gegen alle atomaren Energien mündete, obgleich diese Energien mit Atombomben kaum etwas zu tun haben.

Dem leidenschaftlichen Ernst, mit dem diese Gefahren beschworen und ihre Bändigung gefordert wurde, folgte eine (in dieser Form vermutlich nicht korrekte) Ernüchterung der Art, daß sich kein einziges der Modelle, welche diese Katastrophen vorhersahen, in der damaligen Form bestätigt hat. Daraus zu schließen, daß diese Gefahren nicht existieren, ist selbst eine Gefahr, der wir derzeit zu erliegen scheinen, denn alle Gefahren existieren nachweisbar und keine ist endgültig gebannt. (Die Literatur findet sich referiert bei SCHAEFER 1974.)

Die augenblicklich sich entwickelnde dritte Phase der Umwelt-Diskussion wird nur dann beurteilbar, wenn man sich dieser Grundsituation der Zeit zwischen 1950 und 1980 noch einmal erinnert. Die medizinischen Implikationen dieser neuen Umwelt-Diskussion bedürfen überdies der Erinnerung daran, wie sich die Gesundheit in dieser Zeitspanne entwickelt hat.

Fast alle Krankheitsursachen zeigten in diesem Jahrhundert eine steile oder mindestens deutliche Abnahme, welche den Anstieg der Lebenserwartung der erwachsenen Bevölkerung erklärt. Dieser ist nicht so dramatisch hoch wie der der Neugeborenen und beträgt für die 30jährigen von 1870 bis 1970 z. B. nur rund 30% (Daten aus SCHAEFER u. a. 1978, S. 84). Die heutige hohe Lebenserwartung der Neugeborenen ist also die Folge sinkender Säuglingssterblichkeit. Der Zuwachs an Lebenszeit der Erwachsenen wird aber anscheinend erheblich begrenzt durch die Zunahme der oben aufgeführten fünf Killer-Krankheiten (SCHAEFER 1976). Diese aber sind, auch bei dem sechsten Killer, dem Verkehrstod, als Folge steigenden Konsums, Leichtsinns und steigender Beanspruchung durch den Streß der modernen Gesellschaft modellmäßig verständlich zu machen. Keine hat mit derjenigen Umweltproblematik zu tun, die augenblicklich die öffentliche Diskussion beherrscht. Wir fürchten uns also vor Gefahren aus der Umwelt für unsere Gesundheit zu einer Zeit, zu der der beste Indikator dieser Gesundheit, die Lebensdauer, den seit Menschengedenken höchsten Stand erreicht hat.

Diese erhöhte Lebensdauer müssen wir freilich mit erhöhten Alterskrankheiten (z. B. der Zunahme der Alzheimerschen Krankheit) bezahlen, und für die Erfolge der perinatalen Medizin müssen erhöhte Häufigkeiten von bleibenden Hirnschäden in Kauf genommen werden.

Zu den Gefahren, die eingangs zu diesem Kapitel als Gegenstand derzeitiger allgemeiner Sorge zitiert wurden, gibt es nun in der Tat Modelle, deren Fragwürdigkeit wir kurz erörtern wollen. Die vermutlich korrekteste Einschätzung dieser Gefahren läßt sich aus folgenden erdachten Modellen ableiten. Eine durch die technische Entwicklung eingetretene Gesundheitsgefahr müßte sich an einer Änderung derjenigen Gesundheitsindikatoren ablesen lassen, die leidlich verläßlich sind. Dies sind, für größere Zeitverläufe, nur die Mortalitätsdaten, die natürlich durch wachsende Erfolge der Therapie beeinflußt werden. Für die beiden häufigsten Todesursachen, Kreislaufkrankheiten und Carcinome, liegen nun folgende Daten vor. Todesfälle an Kreislaufkrankheiten zeigen die höchste Lebensdauer der an ihnen Verstorbenen, wenn man das mittlere Sterbealter bei verschiedenen Todesursachen vergleicht (JUNGE u. a. 1987). Das hierzu passende Modell könnte lauten, daß die Menschen, die man durch die Fortschritte der Medizin vor dem Tode bewahrt hat, endlich an derjenigen Todesursache sterben, welche durch den natürlichen Alterns-Prozeß bedingt ist. Der Kreislauf ist das bevorzugte „atrium mortis". Da Kreislaufkrankheiten besonders wenig mit Umwelt-Einflüssen zu tun haben, ist dieses Modell sehr wahrscheinlich richtig.

Die Krebskrankheiten haben zwar ein mittleres Sterbealter, das nur wenig über dem Durchschnitt aller Sterbefälle liegt (mit Lungenkrebs, der ein rund 1 Jahr geringeres Sterbealter zeigt wie der Durchschnitt). Aber die Krebssterblichkeit der Bevölkerung mittleren Alters (20–65) blieb seit 100 Jahren fast konstant (OESER 1979), und ändert sich auch derzeit kurzfristig nur wenig (MUIR 1986). Auch nimmt der Krebs der Jugendlichen in den letzten Jahren ab (DAVIS u. a.). Die Zunahme des Krebses alter Menschen ist dagegen offenbar eine Folge steigender Überalterung. Das Modell dazu besagt, daß man am Krebs seltener stirbt als an anderen Krankheiten, aber etwas eher als an der ultima ratio mortis, dem Kreislauf. Es spricht nichts dafür, daß Umwelteinflüsse die Krebs-Todes-Rate steigern. Auch neuere Zahlen (DAVIS u. a. 1989) ändern an diesen Verhältnissen nichts.

Die Folgen steigender Umweltgefahren sollen aber, der öffentlichen Diskussion zufolge, vorwiegend in der Auslösung von Krebs bestehen. Hierzu ist zu sagen, daß ein entsprechendes Modell vorläge: Die Zunahme chemischer synthetisierter Substanzen in den letzten Jahren ist enorm (FLIEDNER 1990), und chemische, aber körperfremde Stoffe sind in hohen Konzentrationen im Tierversuch fast alle cancerogen. Die Liste krebsgefährdender Verbindungen wächst ständig. Aber die den Menschen beeinflussenden Konzentrationen müssen offenbar fast alle unter der „Schwelle“ der Krebserzeugung liegen.

Es ist in dieser Propagierung des Krebsmodells, also der Krebsentstehung durch technische Stoffe, natürlich mißlich, daß wir cinc Thcoric dcr Canccrogenität von Umwelteinflüssen nicht besitzen. Wir haben eine (begrenzte) Zahl von Daten zur Cancerogenität von Stoffen im Tierverusch, aber alle toxischen Effekte finden sich schon aus methodischen Gründen nur bei relativ hohen Dosen. (Kleine Dosen exakt zu testen, also bei kleinen Exzeß-Raten der Sterblichkeit zu arbeiten, ist schr kostspielig und methodisch unsicher. Vgl. Kap. 5.2.7).

Man findet also keine Todesfälle, die man sicher auf Umwelt-Einwirkungen beziehen könnte. DOLL, einer der besten Kenner der Materie, vermutet in einer großen Studie (DOLL u. a. 1981), daß die Mehrzahl der Krebse durch die Ernährung bedingt sei. Ähnliches hatte auch EICHHOLTZ (1956) schon behauptet und von der „toxischen Gesamtsituation“ gesprochen. Aber die Konstanz der Krebsmortalität spricht nicht dafür, eher die Unterschiede der Krebssterblichkeit bei verschiedenen Völkern, doch kann gerade hier auch ein ganz anderer Ursachenkomplex wirksam sein. JUNGE u. a. (1988) sehen jedenfalls nur „Anhaltspunkte“, aber keine klaren Indizien für den Zusammenhang von Krebs und Ernährung. *Für dic These einer wachsenden Krebsgefahr durch Umwelt-Noxen gibt es dennoch keinen wissenschaftlichen Beweis.*

Natürlich finden sich durch kein Modell erklärbare Änderungen der Mortalität an Krebs bestimmter Organe. Der Brustkrebs der Frau und der Darmkrebs nehmen an Häufigkeit zu, doch wird diese Zunahme durch die Abnahme des Krebses anderer Organe (z. B. Uteruskrebs, Magenkrebs) kompensiert. Ein Modell, das besagen würde, daß Krebs, die Allgemein-Erkrankung, als die er wohl derzeit anerkannt ist, den Menschen dann tötet, wenn Auslöser dominieren, die in den letzten 100 Jahren konstant blieben, ein solches Modell wäre relativ glaubhaft. Aber es finden sich auch hierzu keine ausreichenden experimentellen Daten.

Wir haben diesen Diskurs um das Modell „Umwelt“ nicht nur wegen seiner derzeitigen Popularität durchgeführt, wir können durch diesen Diskurs mehrere Einsichten gewinnen, welche eine gute Orientierungsbasis in der aufgeregten Erörterung der Gegenwart abgeben. Wir lernen zunächst, daß Modelle, welche nicht sorgfältig auf ihre Datenbasis geprüft werden, leicht in die Irre führen. Aber leider werden Modelle, welche dem Zeitgeist nicht huldigen, besonders wenig in dieser Hinsicht geprüft. Eben dies aber setzt ihren Kredit in der Öffentlichkeit eher herab als herauf (vgl. KOCH, 1981, und die sachliche Kritik dieses Laienbuches durch EIDEN u. a. 1982).

Die Diskussion ist auch in der Medizin (und vielleicht gerade in ihr) zeitgebunden, die Aussagen, auch der Experten, bleiben relativ unsicher. Die Öffentlichkeit neigt zu Übertreibungen, die sich wie beim Dioxin (TSCHIRLEY 1986) oder Formaldehyd (ACHESON u. a. 1984), als angeblich cancerogener Stoffe hoher Verbreitung, zwar durch die hier zitierten Untersuchungen als haltlos erwiesen haben.

Doch rottet man die Angst selbst durch gründliche Studien nicht aus. Auch hinsichtlich der Gefahr durch Strahlen is das nicht anders, wie wir schon bei der Besprechung des Begriffs der „Hormesis“ dargelegt haben (Kap. 4.4).

Es bleibt noch der dritte Komplex von Umweltgefahren zu besprechen, ein Komplex, der eine Zeit lang in dem Schlagwort „Arbeit macht krank“ symbolisiert war. Modelltheoretisch ist zu diesem Slogan einiges zu sagen. Daß es „Berufskrankheiten“ gibt, beweist, daß bestimmte Berufe besondere Gesundheitsgefahren mit sich bringen. Die Modelle dieser Berufskrankheiten basieren auf toxischen Einwirkungen definierter chemischer Substanzen einerseits, der Einwirkung mechanischer, thermischer oder akustischer Energien andererseits. Diese Modelle sind also streng an die klassische Theorie der naturwissenschaftlichen Medizin in ihren ätiologischen Konzepten angepaßt (RUTENFRANZ 1983). Nun ist seit einigen Jahren ein völlig neues Konzept „arbeitsbezogener Erkrankungen“ aufgetaucht, das darauf beruht, daß Menschen, die in bestimmten Arbeitssituationen arbeiten, für ebenfalls bestimmte Erkrankungen höhere Krankheitshäufigkeiten haben als die Durchschnittsbevölkerung (v. FERBER u. a. 1982), ohne daß es sich dabei um Berufskrankheiten handelt, die als solche vom Gesetzgeber genau definiert werden. Das Vorkommen solcher Erkrankungen kann nicht bezweifelt werden. So haben Angehörige verschiedener Berufe eine sehr unterschiedliche Lebenserwartung (LECLERC u. a. 1990), die Ursachen für Heilverfahren und vorzeitige Berentung sind auch berufsspezifisch sehr verschieden, und bestimmte Berufe haben z. B. deutlich häufiger Krebs als andere (BLOHMKE u. a. 1980), ohne daß wir zu dieser Tatsache ein plausibles Modell besitzen (Lit. bei SCHAEFER 1990).

Nun zeigen arbeitsbezogene Erkrankungen zwei deutlich voneinander unterscheidbare Gruppen. Die eine, unproblematische, enthält solche Krankheiten, für welche das Modell von Berufskrankheiten gilt, ohne daß sie schon als Berufskrankheit definiert wären. Wir wollen diese Arten arbeitsbezogener Erkrankungen „potentielle Berufskrankheiten“ nennen. Für sie gilt also ein typischer Sachverhalt, daß nämlich genau definierbare Krankheitssymptome auf Grund ebenso genau definierbarer pathogener Einwirkungen der Arbeitswelt vorliegen. Wenn beides, Symptome und Einwirkungsformen, relativ selten vorkommen, wie das bei den Berufskrankheiten der Fall ist, ist das Zusammentreffen beider mit hoher Wahrscheinlichkeit nicht zufällig, ist also ein „Kausalzusammenhang“ anzunehmen. Solcher Art sind die Modelle der Ätiologien fast aller akuter Krankheiten.

Würden arbeitsbezogene Erkrankungen dieser Art mehrfach beobachtet werden, müßten sie vom Gesetzgeber als solche definiert, die Liste der Berufskrankheiten also fortgeschrieben werden (SCHAEFER 1990).

Es gibt aber fraglos eine große Zahl von Krankheiten, auf welche der Umstand gehäuften Auftretens in der Arbeitswelt zutrifft, ohne daß ein Modell nach Art der Berufskrankheiten anwendbar wäre. Entweder sind die Symptome oder die Einwirkungsformen der Umwelt weit verbreitet. Es fehlt das Kennzeichen der Spezifität. RUTENFRANZ (1983) hat diese Situation genau analysiert und insbesondere potentielle Berufskrankheiten postuliert, aber einen unspezifischen Rest anerkennen müssen. Bei diesen Krankheiten ist nicht entscheidbar, ob ihre Ätiologie in der Arbeitswelt oder in der privaten Welt zu suchen ist. Das Problem erhält seine Bedeutung auch nur dadurch, daß eine Ätiologie in der Arbeitswelt zu höheren Versicherungsleistungen führen würde, weil die Unfallversicherung und nicht die Krankenversicherung zuständig wäre.

Es liegen keinerlei exakte Daten darüber vor, daß arbeitsbezogene Erkrankungen einschließlich der Berufskrankheiten derzeit an Häufigkeit zunehmen. Es fehlt eine auswertbare Dokumentation aus älteren Zeiten. Die Verbesserung aller technischen Arbeitsbedingungen macht eine solche Zunahme auch unwahrscheinlich. Es bleibt daher die nicht bestreitbare Tatsache, daß der Mensch in seiner Arbeitswelt höheren Gesundheitsgefahren ausgesetzt sein kann als im Privatleben, daß also bestimmte Berufe „gefährlicher" sind als andere.

Für die Modell-Theorie ergeben sich paradoxe Schlußfolgerungen folgender Art:

1) Je eindeutiger Modelle für Schäden durch Umwelteinflüsse sprechen, desto geringer scheint die öffentliche Anteilnahme an diesen Umweltgefahren zu sein, und umgekehrt. Wo Modelle versagen oder gar Modelle gegen Schädigung sprechen, dort findet sich das höchste Angstniveau.

2) Akute Umweltschäden sind banal, Schädigungen durch chronische Einflüsse sind fast immer problematisch. Chronische Prozesse dieser Art zeigen die in Kap. 5.2 behandelten Schwierigkeiten. Akute Umweltschäden sind im Prinzip immer „Unfälle" analog dem Unfall-Begriff des Sozialgesetzbuches und stehen in einem eindeutigen Zusammenhang mit einer Ursache. Chronische Umwelteinflüsse zeigen dagegen das Problem des fraglichen „Zusammenhangs", d. h. die Kausalketten sind selten eindeutig.

3) Bei chronischen Einflüssen ist die Frage der „Schwelle" immer schwer zu lösen. Wo liegt die maximale Intensität, die schadlos ertragen werden kann? Im Arbeitsschutz definiert man maximale Konzentrationen, die nicht überschritten werden dürfen, z. B. die maximale Arbeitsplatzkonzentration (MAK). Bei Strahleneinwirkungen fragt sich, ob es überhaupt eine Schwelle gibt und wenn ja, ob sie an Schwellen-Intensitäten oder an das Produkt von Intensität und Dauer der Exposition, die Dosis geknüpft ist.

4) Chronische Einwirkungen der Arbeitswelt, die weder aus chemischen noch Strahlen-Einwirkungen bestehen, sind kaum definierbar, sicher nicht gegen die tägliche private Umwelt-Einwirkung oder Folgen falschen Verhaltens abgrenzbar.

5) Die gesamte Umwelt-Problematik ist so gut wie ausschließlich physiko-chemisch orientiert. Krankheiten psychosozialer Genese blieben bislang unerörtert. Hier ist der Einfluß der naturwissenschaftlich orientierten sog. „Schulmedizin" dominant. Daher kommt vermutlich auch die Fixierung der allgemeinen Angst

auf den Krebs, dessen Entstehung bislang fast nur mit physiko-chemischem Modellen verständlich gemacht wird. Beides entspringt also dem einseitigen somatischen Modell-Denken der Medizin, beides bedarf vermutlich der Korrektur.

6) Keinerlei Anhaltspunkte aber zeigen sich dafür, daß umweltbedingte Krankheiten beim *Menschen* häufiger werden. Das ist in der Tat bemerkenswert, weil Pflanzen und Tiere erhebliche Gefährdungen zeigen. Es gibt für diese merkwürdige Tatsache, daß der Mensch ein „Umwelt-Escaper" ist, nur grobe Modellvorstellungen. Eine Vermutung mag dahin gehen, daß der Mensch dadurch, daß er mit dem wichtigsten Schadstoff-Träger, dem Wasser, keinen direkten Kontakt hat, aber hinreichend viele Abwehrmechanismen gegen diejenigen Schadstoffquellen, denen auch er ausgesetzt ist (Luft, Trinkwasser), hat entwickeln können. In der Tat sterben an Giften aus der Umwelt vorwiegend Tiere, die im Wasser leben.

7) Es kann also keinesfalls ein Modell richtig sein, das auf Grund dieser menschlichen Erfahrung Umweltwirkungen bedrohlicher Art negiert. Der Mensch und bewegliche Landtiere werden die letzten Opfer einer mit Giften verseuchten Umwelt sein.

# 6 Leib und Seele als Modellbegriffe

Bekanntlich ist in der neuen Medizin die sog. Psychosomatik ein besonders heiß umkämpftes Konzept geworden. Es erhebt sich die Frage, ob eine Modelltheorie in diesem Kampf vermittelnde Gedanken einbringen kann, zumal es ohnehin notwendig ist, ein anthropologisches Konzept der Modelltheorie zu skizzieren, d. h. darzulegen, wo eine modelltheoretische Betrachtung in der Lehre vom Menschen und seiner Krankheit in die psychophysische Betrachtung hineinführt.

## 6.1 Das psychophysische Phänomen ist nicht modellierbar

Wir möchten unsere Betrachtung mit der lapidaren Feststellung beginnen, daß das psychophysische Problem, d. h. die Frage nach dem möglichen Zusammenhang der Phänomene „Leib und Bewußtsein", nicht modellierbar ist (SCHAEFER 1990). Diese Feststellung mag zunächst eine (unbewiesene) Behauptung sein. Unser Argument für den Feststellungscharakter dieser Behauptung ist, daß keines der bislang erdachten angeblichen Modelle des psychophysischen Zusammenhangs mehr als eine Feststellung eben dieses Zusammenhangs war. Wohl haben sich viele Autoren mit komplizierten Theoremen den Anschein eines Modells vorgegaukelt. Es ist bemerkenswert, daß man de facto nie über den Kern der Aussage des „psychophysischen Parallismus" hinauskam, wenngleich das „Parallelen-Axiom" dieses psychophysischen Parallelismus inzwischen durch weniger stringente Aussagen ersetzt ist. Die vorsichtigste Aussage ist die der psychophysischen Korrespondenz. Sie gipfelt in der Aussage, daß, wenn etwas in der Seele geschieht, körperliche Prozesse beobachtbar werden und umgekehrt.

Das Problem hat eine Reihe von Interpreten gefunden, welche ihre Aussagen dann in Form diskreter Modelle vorgebracht haben. Wir wollen die Prinzipien solcher Modelle analysieren. Eine Vorbemerkung ist dabei wesentlich. Wie auch immer das Verhältnis von Leib und Seele gesehen werden mag, es ist experimentell gesichertes Wissen, daß leibliche Effekte primär durch Einwirkungen erzeugt werden können, welche aus der Umwelt nur über einen zentralnervösen Prozeß einwirken können. Dieses Phänomen wird meist vom Naturforscher als „Psychogen" betrachtet. Eben so sicher ist aber, daß primär leibliche Vorgänge seelische „erzeugen", im Sinne eines induktiv konstatierten Kausalzusammenhangs, des „post hoc ergo propter hoc". Was dabei „Seele" ist, ist nicht definierbar, da keine „Wirkungen“ mehr jenseits der Leib-Seele-Grenze, sondern nur diesseits im Körper beobachtbar sind. Diese simple Feststellung bietet freilich der Interpretation eine Reihe erheblicher Schwierigkeiten, sobald sie modellmäßig dargestellt werden soll.

## 6.2 Leib und Seele, völlig identisch?

Es gibt zwei Fundamentalmodelle, d. h. Modelle von absolut grundsätzlicher Bedeutung, beide zugleich Globalmodelle, d. h. sie erstrecken sich auf das ganze belebte Universum: daß Geist und Körper im Prinzip verschieden (Dualismus) oder im Prinzip untrennbar, wenn nicht völlig identisch sind (Monismus). Wie es scheint, wird in jüngster Zeit wieder der monistische Standpunkt, gerade von Physikern, vertreten. Der augenblicklich meistzitierte Bestseller stammt aus der Feder des theoretischen Physikers CAPRA: „Wendezeit“. Die Argumentation gleicht sich in allen ähnlichen Werken. Sie wendet sich gegen den strengen Dualismus des DESCARTES, der die Welt außerhalb des Menschen als eine Maschinenwelt betrachtet, ein Standpunkt, der als „Reduktionsmus“ gebrandmarkt wird, weil er das Geistige, erst recht das Mystische, völlig aus der Naturbetrachtung entfernt.

Die monistische Lehre ist nun, wie ihre Verfechter (so auch CAPRA) nicht bemerken, ebenso ein mögliches Modell der Welt wie die dualistische. Insofern haben beide Lehren nichts voreinander voraus. Die Frage bleibt lediglich, wieweit diese Modelle durch Theorien gefestigt sind, die sich auf Erfahrung berufen können, und welchen Bereich an Phänomenen diese Modelle verständlich machen oder grundsätzlich unverständlich belassen.

Was die Theorien anbelangt, welche jeweils die beiden Modelle stützen könnten, so liegt uns zunächst das psychophysische, experimentell erhärtete Grundprinzip vor, daß nämlich bestimmten körperlichen Änderungen der Gehirnsubstanz oder physikochemischen Ereignissen im Gehirn ein subjektiv erfahrbarer Vorgang entspricht („parallel geht“, wie es die alte Theorie meinte). Diese Entsprechung hat bemerkenswerte Grenzen. Wohl hat man bislang bei fast allen geistigen (Selbst-)Erfahrungen, die im Bewußtsein vorgefunden werden, ein körperliches Substrat entdeckt, das sie begleitet, z. B. in Form von Aktionspotentialen, also elektrischen Ereignissen an Zellmembranen des Gehirns.

Diese somatischen Begleiterscheinungen psychischer Phänomene sind aber keineswegs ins Allgemeine zu extrapolieren. Es gibt weit mehr physikochemische Prozesse, die psychisch unbemerkt verlaufen, als solche, die psychisch relevant zu sein scheinen. Das Bewußtsein ist „eng“. Man hat geglaubt, den Quotienten von im Bewußtsein verwerteten und ohne Verwertung bleibenden Aktionspotentialen des Gehirns berechnen zu können. Er liegt bei $1:10^6$ (KEIDEL). Es kann also mit Sicherheit gesagt werden, daß physische Vorgänge im Gehirn, von der gleichen Art wie die, welche dem subjektiven Erleben „parallel“ gehen, nur zu einem kleinen Teil auch subjektive Erlebnisse auslösen. Worin das Kriterium liegt, welches diesen elitären Teil von elektrophysiologischen Prozessen „bewußtseinsfähig“

macht, wissen wir nicht. Auch die EEG-Veränderungen im Schlaf können wir nicht modellmäßig interpretieren.

Auf der anderen Seite ist es sicher, daß alle chemischen Eingriffe in das Gehirn, welche zentralnervöse Funktionen verändern, auch Änderungen im Bewußtseinszustand machen. Grobe Substanzdefekte des Gehirns ändern auch das subjektive Erleben grob. Doch muß zugegeben werden, daß feine Substanzverluste, wie sie z. B. bei der Einpflanzung von Metall-Elektroden ins Gehirn unvermeidbar sind, subjektive Folgen nicht auslösen.

Die Theorie der psychophysischen Korrespondenz ist also extrem einseitig. Zwar geht Bewußtsein offenbar immer mit physikochemischen Prozessen gekoppelt einher und ist z. B. ohne normalen Hirnstoffwechsel nicht denkbar. Aber eine Umkehrung des Verhältnisses ist offenbar nicht möglich: Nicht jeder physikochemische Prozeß von der Art, wie er zu Bewußtseinsvorgängen korrespondiert, macht selber „Bewußtsein". Diese Tatsachen sprechen nicht für eine „Identitätstheorie" des Monismus, da dieser Monismus die Frage nicht beantwortet, was „Seele" bedeutet, warum Bewußtsein hier wohl, dort nicht auftritt. Der Monismus kann sich nur darauf berufen, daß wir das physische Korrelat des Seelischen *noch* nicht kennen.

Ebensowenig kann der Monismus etwas über Seelisches in anderen Organismen, Tieren, oder gar Pflanzen, aussagen. Es gibt keine Brücke von unserem Bewußtsein zu fremden Bewußtseinen. Der Schluß von unserem Selbstbewußtsein auf Seelisches in anderen Lebewesen ist ein Analogieschluß, der um so unwahrscheinlicher wird, je weiter ein Lebewesen nach Struktur und Funktion von uns entfernt ist. Das monistische Modell ist also ein Modell, dessen *wesentliche* Aussage völlig hypothetisch, also eine bloße Vermutung oder Annahme, ist.

Freilich macht der Monismus eine Reihe von beobachtbaren Phänomenen in der Natur verständlich, indem er das Verhalten der Tiere nicht auf eine höchst komplizierte Maschinerie, sondern eben auf „Seelisches" zurückführt. Es ist in der Tat schwer zu rechtfertigen, wenn Tiere sich in Situationen, welche denen des Menschen gleichen, so weitgehend „menschenanalog" verhalten, ihnen dann ein dem menschlichen analoges Seelenleben abzusprechen. Wir haben in der experimentellen Psychophysiologie gelernt, bei Tieren zahlreiche Erkrankungen zu erzeugen, die man noch vor kurzem als „typisch menschliche" Krankheiten ansah, z. B. Arteriosklerose durch seellischen Streß (ein Beispiel bei KAPLAN u. a. 1983).

Der emotionale „Verständniswert" des Monismus ist groß, und die Attacken gegen den Dualismus zeigen eine tiefe emotionale Grundstruktur. Diese Leistung einer „Verständlichmachung" von Naturvorgängen, die das monistische Modell hergibt, sagt dennoch nichts über die Grenzen seiner Gültigkeit.

## 6.3 Die Theorie des Unbewußten

Die experimentell gut erhärtete Tatsache einer „Enge" des Bewußtseins ist auf die soeben erörterte Annahme gegründet, daß ein (noch) nicht bekannter Auswahlvorgang aus der Fülle zentralnervöser Erregungen einen sehr kleinen Anteil auswählt und bewußtseinsfähig macht. Man kennt einige der Mechanismen, welche diese Auswahl steuern, in sehr groben Umrissen: Der Steuerapparat liegt offenbar in den großen Ansammlungen von Ganglienzellen der Kerne des Thalamus und des Corpus striatum, die beide durch die emotional aktiven Zentren des Hypothalamus moduliert werden.

Die ins Bewußtsein strömenden Informationen aus der Sinnesperipherie werden hierdurch auch unter dem Gesichtspunkt der Bedeutung gesteuert, welche diese Informationen für den Organismus haben[1]. (Die enorme Literatur ist in wesentlichen Teilen zitiert bei POPPER u. ECOLES 1977.)

Dieses Gefüge von Tatsachen legt nun einen Gedanken nahe, der in der Geschichte der Philosophie immer wieder auftaucht, daß nämlich unter ungewöhnlichen Umständen das Bewußtsein sich erweitern kann und sonst nie erfahrbare Informationen empfängt, so daß sich Formen des Bewußtseins bilden, in denen Inhalte auftauchen, die normalerweise unbewußt bleiben. Als besonders eindrucksvolle Beispiele dieser Art mögen bewußte Erfahrungen angeführt werden, welche in der Narkose oder im Augenblick höchster Lebensgefahr gemacht werden.

Die Vorstellung bewußtseinsanaloger, aber eben nicht zum Bewußtsein führender Erregungen im Gehirn, hat ihre größte Entwicklung in der Lehre des Unbewußten durch S. FREUD erhalten. Wie aber FREUDs grundsätzliches Referat zu diesem Problem zeigt, war FREUDs Gedanke ein anderer: Wir können aus dem Gedächtnis Informationen ins Bewußtsein rufen und wieder in einen nicht bewußten Zustand zurücksinken lassen, in welchem solche Bewußtseinsinhalte „latent“ (wie FREUD sich ausdrückt) verfügbar bleiben (FREUD VIII, 430 ff).

Nun spielt der Begriff des ‚Unbewußten‘ in der heutigen Medizin eine so große Rolle, daß es notwendig ist, ihm eine besondere modelltheoretische Betrachtung zu widmen. Es zeigt sich, daß dieser Begriff selber ein Analogmodell ist. Der Modellcharakter ergibt sich bereits daraus, daß man von der Psychologie des Unbewußten als von der „Tiefenpsychologie“ gesprochen hat, der dann wohl ein Seelenleben der „Oberfläche“ entsprechen muß, wobei hier Oberfläche und Tiefe als Modellvorstellungen angesehen werden müssen, welche den Grad der Zugänglichkeit für die introspektive Beobachtung dieser Bewußtseinsformen symbolisieren. HEISS (1956) geht weit weniger systematisch vor und spricht von der Tiefenpsychologie als der Grundlage der Persönlichkeit (S. 29), ordnet aber die „Tiefenpsyche“ in die dynamischen Prozesse des gesamten seelischen Geschehens ein. Die Argumentationen insbesondere bei FREUD zeigen aber deutlich, in welch vollständigem Maß das Unbewußte in Analogie zum Bewußtsein gesehen wird. Bei

[1] Anm.: Ein schönes Beispiel, welches die Richtigkeit dieses elektrophysiologischen Leib-Seele-Modells belegt, ist folgendes: Beim Zuhören, wenn mehrere Reize einwirken („selective listening“), finden sich andere kortikale Potentialmuster, wenn zum Beispiel Worte gehört werden und gleichzeitig Tonreize gegeben werden (HARI u. a. 1989).

Fehlleistungen (zit. nach FREUD 1926, S. 12), bei Träumen, im Triebleben und in der Phänomenen der Hysterie und der Hypnose finden sich leibliche Ausdrucksformen, die als Folge seelischer Prozesse sofort selbstverständlich wären, wenn sie dem bewußten Seelenleben entstammen würden. Da sie das nicht tun, liegt das Analog-Modell auf der Hand, ein dem bewußten Seelenleben analog arbeitendes unbewußtes zur Seite zu stellen. Dieses Unbewußte zeigt dann alle Übergänge zum Bewußtsein in der Art, daß seelische Vorgänge und ihre körperlichen Folgen unbemerkt ablaufen, vorbewußt oder unterbewußt sind, das heißt: noch mit Hilfe einfacher Willkürakte ins Bewußtsein „gehoben" werden können. Nur das solchen Manipulationen zunächst völlig Unzugängliche wird dann als das ‚Unbewußte' klassifiziert. FREUD glaubte, mit einer „analytischen" Methode auch dieses Unbewußte bewußt machen zu können. Daß übrigens das Konzept des Unbewußten längst vor FREUD bekannt war, betont insbesondere EISENCK (1985, S. 34), ist aber auch schon aus den Zitaten von HEISS (1956) zu entnehmen. Insbesondere hat CARUS 1846 in der Einleitung zur „Psyche" geschrieben: „Der Schlüssel zur Erkenntnis vom Wesen des bewußten Seelenlebens liegt in der Region des Unbewußtseins". Dieser Satz sieht zwar nach einer Verkehrung unseres Modellansatzes aus, indem er das Unbewußte als das Modell des Bewußten zu nehmen scheint. Aber so war es eben bei CARUS nicht gemeint, er nimmt dasselbe an wie wir, glaubt nur, das Unbewußte sei elementarer, worin ihm die Entwicklungsphysiologie recht gibt. Denn nicht nur dient der Begriff als Modell auch für die Lehre der unbewußten Bewegungen, deren Erlernung ja immer über die bewußte Einübung geht. Das Modell findet sich mehr oder weniger exakt auch in der Lehre der Triebe, der Instinkthandlungen und des Verhaltens derjenigen Tiere wieder, die dem Menschen durch Domestikation nahestehen.

Wir müssen also, mit einem Blick auf die Instinktlehre, der Skala, die sich vom Unbewußten zum Bewußten spannen läßt, eine zweite Skala gegenüberstellen, welche von angeborenen zu den erlernten und den absichtlichen Reaktionen reicht. Es erhebt sich dann die Frage nach den Ordnungsprinzipien, welche die beiden Enden dieser beiden Skalen determinieren. BATESON (1988, S. 196) spricht von den Algorithmen und ihrer Codierung, welche Bewußtes und Unbewußtes („das Herz") determinieren, und er meint, es bestehe ein „gewaltiges Übersetzungsproblem", wenn vom Bewußten auf das Unbewußte geschlossen wird. In der Tat ist dieses Übersetzungsproblem in Psychoanalyse und Psychosomatik zwar gesehen, aber in seiner Schwere gewaltig unterschätzt worden. Wenn zum Beispiel Bewußtes und Unbewußtes in verschiedenen Regionen des Gehirns „geschehen" sollten (wobei es fraglich bleibt, was hierbei „geschehen" meint), so ist die Übersetzbarkeit unter Umständen grundsätzlich nicht vorhanden, weil die Algorithmen des Bewußten nicht in die Algorithmen des Unbewußten „passen" – so, wie ein komplizierter Computer nicht in einen Computer kleiner Leistung paßt. Das aber würde bedeuten, daß die ganze Psychoanalyse ein einziger riesiger Täuschungsprozeß ist, der dem Analysanden vorgaukelt, die ins Bewußtsein gehobenen Inhalte entstammten dem unbewußten Seelenleben, während sie tatsächlich nur die Ideen (Modelle) sind, mit deren Hilfe sich der Analysierte zu den Informationen des Analysanden verhält (so meint es auch EYSENCK 1985)[2].

Gehen wir aber von einer physiologischen Theorie des Bewußtseins aus – so, wie sie sich in dieser Modelltheorie darstellt –, dann ist offenbar, daß sich das erkennende und erlebende Subjekt alles scheinbar (oder auch wirklich) Seelische nach Analogie zu sich selbst vorstellt. Wieweit diese Analogie „stimmt", wieweit sich also Seelisches ähnlicher Qualität – wie das eigene Erleben – im Unbewußten oder im fremden Bewußtsein (von Menschen oder Tieren) tatsächlich vorfindet, ist eine grundsätzlich niemals entscheidbare Frage. Alle Vorstellungen hierüber sind notwendigerweise spekulativ und mythisch.

## 6.4 Die Phänomenologie ist dualistisch

Von den Vertretern des Monismus wird nun seltsamerweise nicht bemerkt, daß die Phänomenologie – als Lehre des uns unmittelbar Gegebenen – notwendigerweise dualistisch ist: Die Erfahrung zeigt uns, daß es eine von unserem Willen unabhängige Außenwelt gibt, über die wir uns mit anderen erkennenden Subjekten durch den Gebrauch der Sprache verständigen können, und daß dieser, mit Körpern oder Gegenständen identifizierten, Außenwelt wir selbst mit unserem Bewußtsein gegenüberstehen. Die Probleme, die sich mit dem Begriff der „realen Außenwelt" verbinden, wollen wir beiseitelassen. Sie wären Gegenstand einer anderen Sparte modellmäßigen Denkens (vgl. Kap. 1.3). Die Erfahrung der Außenwelt ist aber die Primärerfahrung des sich in der Kindheit langsam heranbildenden kritischen Bewußtseins. Diese dualistische Grundeinsicht leitet sich offenbar vor allem von der Erfahrung eines doppelten Wirkungszusammenhangs her: daß nämlich Vorgänge außerhalb unseres Selbst in uns Bewußtseinsinhalte auslösen, wobei die Unterscheidung von „außen" und „innen" durch den immer wiederholten Versuch gebildet wird, das „Außen" zu meiden oder zu beeinflussen, damit als dem „Erlebnis" Voraufgehendes zu deuten. Umgekehrt wird das Intentionale des „Innen" als das primär zu uns selbst Gehörige erlebt und in seinen Auswirkungen auf die Außenwelt erfahren. Dieser doppelte Wirkungsfluß wird zwar vom reflektierenden philosophischen Denken auf seine Probleme hin analysiert, aber damit wird nicht die fundamentale Erfahrung des nicht reflektierenden Menschen aufgehoben. Aus diesen Phänomen der Primitiv-Erfahrung ist durch philosophische Reflexion der Dualismus kartesianischer Prägung entstanden. Für den Biologen ist es immer etwas befremdlich zu lesen, mit welcher Arroganz von Vertretern, die ein anderes Modell bevorzugen, die logische Unhaltbarkeit dieses dualistischen Modells angeprangert wird. Ein auf Alleinherrschaft erpichter Modelltheoretiker setzt im Grunde voraus, daß seine Fähigkeiten zu denken der seiner

---

[2] Vgl. hierzu auch SPANOS (1986), der Ähnliches für die Hypnose behauptet.

philosophischen Antagonisten so sehr überlegen ist, daß er es wagen kann, von „irrendem" Denken seiner Gegner zu sprechen.

Es gibt nun fraglos zwei völlig verschiedene Modelle des psychophysischen Problems, die beide dualistisch genannt werden müssen, obgleich sie so gut wie nichts miteinander gemeinsam haben.

Das erste Modell wollen wir das *methodische* Modell des Dualismus nennen, das zweite das *ontologische Modell.*

## 6.5 Die zwei Formen des Dualismus

Das methodische Modell ist im vorausgehenden Abschnitt (6.4) schon mit seinem phänomenologischen Ursprung geschildert worden. Seelisches wird im Bewußtsein unmittelbar und unabweislich als etwas vom Körper Getrenntes erlebt. Dieser Dualismus ist aber ein „empirischer" Dualismus (der Begriff stammt von WELLEK, zit. nach H. SCHMITZ, II/1, S. 56). Ihm steht gegenüber der ontologische oder (wie SCHMITZ, II/1, S. 55, sagt) der anthropologische Dualismus, der zwei grundsätzlich verschiedene Wesenheiten – Leib und Seele – des Menschen postuliert. Nur dieser ontologische Dualismus führt zu dem ontologischen „Leib-Seele-Problem", das im Modell dieses ontologischen Dualismus tatsächlich extrem schwer lösbar erscheint.

Wir können hier nicht die historische Diskussion schildern, welche sich zwischen Monismus und Dualismus bis in die Gegenwart erstreckt. Wir wollen nur einige modelltheoretische Anmerkungen zu dieser Diskussion machen.

SCHMITZ, der die wohl fundierteste Analyse des Monismus-Dualismus-Streits liefert, welche überhaupt existiert (II/1, 1965), geht selbst von einem Modell aus, in welchem zwischen Körper und Leib unterschieden wird und der Leib diejenige Wirklichkeit darstellt, die der eigenen Erfahrung unmittelbar zugänglich ist. Der Leib wird „empfunden", und in diesen Empfindungen findet sich die Qualität der Ausdehnung und Ortsbeziehung, obgleich dieses Ausgedehnte nicht teilbar ist. DESCARTES hatte in der 6. Betrachtung der „Grundlagen der Philosophie" so argumentiert, daß die Körper teilbar, weil ausgedehnt sind, der Geist aber nicht ausgedehnt und daher nicht teilbar und deshalb vom Körper wesentlich verschieden sei. Wenn nun nach SCHMITZ das Erlebnis des Leibes sehr wohl die Eigenschaft der Ausdehnung aufweist, scheint allein dadurch DESCARTES widerlegt. In der Tat aber sind beide Auffassungen vom Leib-Seele-Verhältnis Modelle, und während DESCARTES die methodische (empirische) Form des Dualismus ontologisch interpretiert, die Qualität „Ausdehnung" dabei auch nur dem Körperlichen zuerkennt – so, wie das die Physik zu allen Zeiten tat –, ersinnt SCHMITZ ein total anderes Modell, in welchem die Qualität der Ausdehnung nicht mehr operational (wie bei DESCARTES und in der Physik), sondern phänomenologisch definiert wird. Das DESCARTESsche Modell muß dann einen ontologischen Dualismus fordern, das SCHMITZsche Modell bleibt gegen den Dualismus gleichsam immun und verträgt sich besser mit dem Modell des Monismus.

Der Physiologe argumentiert auf eine dritte Weise. Er stellt fest, daß geistige Vorgänge („Bewußtsein") mit elektrischer Tätigkeit der Gehirnzellen einhergehen und daß die im Erlebnis der Umwelt hervorgebrachte Buntheit der Welt mit ihren qualitativen und nicht nur quantitativen Eigenschaften das Resultat der „Decodierung" von binären Signalen ist, welche in den Nerven dem Gehirn zugeleitet werden. Diese Signale haben zwar strukturale Beziehungen zur Außenwelt, zeigen aber nichts von den Qualitäten an, mit denen das Bewußtsein diese Außenwelt ausstattet. Damit postuliert das physiologische Modell zwei unvergleichbare Prozesse, Erleben und elektrische Potentiale, die nur in einem dualistischen Ansatz verständlich werden.

Diese soeben angestellte Betrachtung ist freilich nicht gegen den Vorwurf des Zirkelschlusses bzw. der petitio principii gefeit, weil die Deutung des physiologischen Befundes das Modell bereits voraussetzt, das sie beweisen soll (vgl. Kapitel 1.3). Aber über diesen Zirkelschluß kommt keine Theorie des psychophysischen Problems hinaus. Die physiologische Deutung ist ebenfalls ein Modell des als psychophysisches Problem bezeichneten Sachverhaltes.

Die medizinische Fruchtbarkeit dieser Modelle ergibt sich bei einem historischen Rückblick. SCHMITZ (II/1, S. 64) rekurriert auf die berühmte Argumentation von Arnold GEULINCX, der das psychophysische Problem am Beispiel der Willkürbewegung erörtert hatte. In der Tat ist die Willkürbewegung das Grundmodell des psychophysischen Zusammenhangs schlechthin, und bei ihr ist die „Kausalsequenz" deutlich, daß der Wille subjektiv der Bewegung vorausgeht – eine Tatsache, die sich sogar elektrophysiologisch darin ausdrückt, daß der Muskeltätigkeit eine intentionale Erregung vorgeschaltet ist („Bereitschaftspotential", DEEKE u. a. 1976), welche die „Kausalsequenz" direkt anschaulich darstellt. Diese Kausalsequenz[3] findet sich bei allen emotionalen und muskulären Reaktionen auf Außenweltreize in evidenter Weise. Auf Wille oder Außenwelt-Reiz *folgt* die somatische Reaktion. Die gleiche Kausalsequenz findet sich in der umgekehrten Richtung: Jeder Eingriff in die Strukturen des Gehirns verändert anschließend Wollen, Fühlen und Denken. Aus der Tatsache, daß zahllose somatische Reaktionen mit der Feststellbarkeit einer solchen Kausalsequenz einhergehen, folgt die prinzipielle Theorie des psychophysischen Zusammenhangs.

Dieser Zusammenhang ist bei der Willkürbewegung gleichsam banal, weil evident. Er wird sofort problematisch, wenn Seelisches auf vegetative Prozesse ein-

[3] Der Begriff „Kausalsequenz" ist selber ein Modellbegriff und besagt nichts anderes, als daß die regelmäßige Aufeinanderfolge zweier Ereignisse deren kausale Verknüpfungen anzeigt. Dies ist bekanntlich die Methode, mit der alle naturwissenschaftlichen Ursachen-Feststellungen im Experiment getroffen werden. Der Modellcharakter zeigt sich dann klar, wenn die Kausalität als evident bei Willkürhandlungen erlebt wird. Experimente mit kausal orientierter Zielrichtung sind aber solche Willkürhandlungen.

wirkt: Die Termini ‚psychogen' und ‚vegetativ' erschienen der klassischen Medizin nicht in einen Zusammenhang zu bringen (SCHAEFER 1956). Erst die Behauptung der Psychosomatischen Medizin, daß solche (kausal zu deutenden) Zusammenhänge existieren, brachte die Schwierigkeiten hervor, welche als psychosomatische Problematik die Gemüter bewegen.

Der methodische Dualismus ist nun modelltheoretisch verträglich mit dem Modell des Monismus. Es kann nämlich ein Metamodell folgender Art entworfen werden: Das im Bewußtsein unmittelbar Erfahrene kann als der vom Leiblichen unlösbare Erlebnisanteil der Leiblichkeit betrachtet werden. Der „Leib" ist, wie insbesondere die Phänomenologische Philosophie von Hermann SCHMITZ dargelegt hat, der Erfahrung (dem „Gespür") unmittelbar zugänglich, und zwar so, daß hier die Grenzen zwischen Subjekt und Objekt, die in einem dualistisch-ontologischen Modell postuliert werden müssen, verschwinden (hierzu H. SCHMITZ, II/1, S. 5ff). Die in schwierigen Darlegungen sich ausbreitende Philosophie von SCHMITZ kann aber den methodischen Dualismus schwerlich widerlegen, da gerade die sehr subtilen Analysen des Leib-Bewußtseins zeigen, daß selbst der eigene Leib als etwas „Reales", der bloßen Imagination oder dem Denken gegenüber als etwas „anderes" empfunden wird.

Das monistische Modell nimmt dann allerdings eine seltsame Form an: Es wird ein „Leib" postuliert, zu dessen Eigenschaften es gehört, daß in ihm (sprich: mittels seines Gehirns) Bewußtsein auf eine nicht weiter reflektierte Weise entsteht.

Demgegenüber ist der ontologische Dualismus von einer nicht minder seltsamen Struktur, die, wie SCHMITZ zitiert, in besonders eindrücklicher Form von Johannes REHMKE formuliert worden ist (zit. nach H. SCHMITZ, II/1, S. 62, § 46): Der Mensch wird als Wirkenseinheit aus dem Einzelwesen Leib und dessen Einzelwesen Seele aufgefaßt. Der Mensch ist entweder als Dingbestimmheit dem Einzelwesen „Leib" zugehörig oder als Bewußtseinsbestimmtheit dem Einzelwesen „Seele" zugehörig. Die traditionelle Auffassung von dem einheitlichen Leib-Seele-Wesen Mensch erscheint als (freilich unausrottbares) Vorurteil.

Wir würden REHMKE rechtgeben, wenn er die beiden Einzelwesen Leib und Seele als methodisch (d. h. hier erkenntnistheoretisch) bedingte Konstrukte ansähe. Postuliert man hingegen zwei voneinander wesenhaft getrennt und unterschiedene Entitäten Leib und Seele, so gerät man in die Schwierigkeit, deren offenkundigen Wirkungszusammenhang modellmäßig verständlich machen zu müssen, was bisher nie gelang und vermutlich niemals gelingen kann.

Es ist nur vom ontologischen Dualismus her leicht, zu dem Begriff einer vom Körper unabhängigen Seele zu gelangen, wie das die christliche Philosophie bis zur Stunde tut. Diese Leistung wiegt, da das Resultat rein spekulativ ist, aber nicht schwer gegenüber den Nachteilen des ontologischen Dualismus, der sich über jede Form einer Wechselwirkung oder eines „Interaktionismus" nach POPPER u. ECCLES erneut wundern muß.

## 6.6 Die medizinischen Konsequenzen

Die medizinischen Konsequenzen dieser Leib-Seele-Modelle sind bekanntlich beträchtlich. In der Diskussion um die sogenannte ‚Psychosomatische Medizin' spiegelt sich die Auseinandersetzung um die hier besprochenen Modelle wider. Auch hier ist zu bemerken, daß diese Kämpfe als ontologische Kämpfe ausgetragen werden – unter dem Anspruch, so, wie die Modellvorstellung ihre Aussage mache, so sei es in Wirklichkeit. Die Realität ist aber bekanntlich mit keiner Interpretation von Erfahrung eindeutig zu erfassen. Unser Weltverständnis kann nur durch Modelle befriedigt werden, welche die komplizierten Sachverhalte „verständlicher machen". Dieser Gesichtspunkt ist zum Beispiel in dem großen „Lehrburch der psychosomatischen Medizin" durchgehalten worden (v. UEXKÜLL 1986). Es wäre nicht korrekt, diesen Modellansätzen vorzuwerfen, daß schon der Begriff „psychosomatisch" in sich dualistisch konzipiert ist. Er entstammt vielmehr dem Arsenal des methodischen Dualismus, der mit einem monistischen Modell, wie wir sahen, kompatibel ist.

Die methodische Struktur des Modells der Psychosomatischen Medizin geht aus ihrer Entwicklungsgeschichte deutlich hervor, die WEINER (1986) geschildert hat. Das Phänomen, das hier zunächst bewältigt werden mußte, läßt sich wie folgt kennzeichnen: Die muskuläre Willkürtätigkeit ist der paradigmatische Normalfall schlechthin: In unseren Intentionen entsteht der „Entwurf" zu einer Bewegung, der dieser zeitlich vorausgeht, wie das soeben (Kapitel 6.5) geschildert wurde. Diese willkürliche Aktivierung von Muskeln stellt also das psychophysische Modell schlechthin dar. Dramatisiert wird die Problematik nur durch die Behauptung, auch auf dem Sektor derjenigen Leib-Funktionen, welche dem Willen nicht unterworfen sind, sei dasselbe möglich. Die Erfahrung freilich zeigt, daß solche sogenannten ‚vegetativen Reaktionen' in der Tat als Folge seelischer Prozesse tagtäglich beobachtet werden, aber der seelische Vorläufer dieser vegetativen Prozesse niemals Willensentscheidungen, sondern „Emotionen" sind. Daß neuerdings im sogenannten ‚visceral learning' eine willkürliche Beeinflussung scheinbar doch gelingen kann, ist hier unerheblich (vgl. Kap. 5.1.7). Die Phänomene, um die es hier geht, zeigen deutlich, daß bewußt gesteuerte Emotionalität an der Wurzel des Phänomens zu stehen scheint (vgl. MILLER 1969). Man kann Vegetatives offenbar nur emotional beeinflussen. Diese emotionale Wirkung auf den Leib ist freilich eine banale Erfahrung, die wir von den leiblichen Äußerungen von Furcht, Ärger, Hunger etc. kennen (CANNON 1915/1975). Problematisch wird das Phänomen dann, wenn gleiche Wirkungen wie bei bewußt ablaufenden Affekten auch durch unbewußt bleibende zentrale Erregungen ausgelöst werden. Akzentuiert wird diese Problematik durch die Behauptung, daß leibliche Änderungen von sonst nicht bekannter Intensität und Geschwindigkeit solchen unbewußten Erregungen des Nervensystems ihren Ursprung verdanken.

Die erste Annahme der Unbewußtheit zentraler Vorgänge, die mit körperlichen Wirkungen gekoppelt sind, kennen wir bereits. Sie entspringt der Tatsache der

„Enge“ des Bewußtseins und der Annahme, den anderen, ansonsten gleichartigen, aber ohne Bewußtseinswert ablaufenden Erregungen im Gehirn fehle eben nur der Eintritt ins Bewußtsein. Daß sie sonst dasselbe bewirken können, ist eine einfache Erweiterung unseres psychologischen monistischen Modells auf diese Erregungen, zugleich mit der Annahme, daß „Bewußtsein“ für nervöse Steuerung leiblicher Prozesse unerheblich sei. Diese Annahme wird durch die Lehre der Reflexe ohnehin als unumgänglich vorausgesetzt.

Die zweite Annahme, daß derart nervös angestoßene Prozesse qualitativ und quantitativ ungewöhnliche, d. h. sonst nie erfahrene Ausmaße annehmen können, ist demjenigen völlig unglaubhaft, der nur das Modell der willkürlichen Bewegung als Grundlage psychophysischer Wirkungen anerkennt. Aber ein solcher Ansatz ist nichts anderes als „primitiv“. Daß Unbewußtes wirksam sein kann, ist eine modelltheoretische Forderung, die sofort entsteht, wenn wir an der Gleichartigkeit bewußter und nichtbewußter zentraler Erregungen festhalten, erst recht, wenn wir bedenken, daß der weitaus größte Anteil aller sog. Willkürbewegungen unbewußt, nämlich reflektorisch abläuft.

Die Ablehnung der Psychosomatik ist in dem Defekt desjenigen begründet, der die Sache beurteilt und der das Primitiv-Modell des Bewußtseins als der einzigen Kontrollinstanz des Leibes nicht aufgeben kann.

Diese Primitivität ist von der gleichen Art wie die Unfähigkeit der Zeitgenossen Galileis, das geozentrische Modell des Universums aufzugeben, oder der Zeitgenossen Darwins, eine Evolution aus tierischen Vorfahren auch für den Menschen zu akzeptieren. In der Theorie der Enge des Bewußtseins, verbunden mit der Theorie der Mächtigkeit von „Unbewußtem“, ist gleichsam der dritte Schritt einer Verweisung des Menschen in den Gesamt-Zusmmenhang der Natur vollzogen worden: Das Außergewöhnliche des Menschen schwindet dahin. Die Antwort des Menschen unserer Zeit scheint nunmehr darin zu bestehen, die immer noch als außergewöhnlich betrachtete Natur des Menschen auf die übrigen belebten Körper der Welt zu übertragen, d. h. einen Pan-Anthropismus zu entwickeln, der sich teils in einer Welt-Mystik (wie bei CAPRA), teils in Panpsychismus (wie bei zahlreichen Philosophen des ausgehenden 19. Jahrhunderts) kundtut.

Wir dürfen wohl behaupten, daß solche Allgemein-Hypothesen keinerlei Erklärungswert besitzen. Aber sie entsprechen der Emotion der menschlichen Eitelkeit, der sie meist auch ihre Entstehung verdanken.

## 6.7 Die „Reichweite“ des psychophysischen Modells

Niemand wird wohl heute noch bestreiten, daß Seelisches leibliche Wirkungen hervorrufen kann, wenn man Seele und Leib nach dem Prinzip des methodischen Dualismus definiert. Das ungelöst verbleibende Problem ist die Beantwortung der Frage nach der „Reichweite“ dieses psychophysischen Modells von Krankheiten. Was ist hier möglich? Was ist wahrscheinlich?

Der Begriff der „Reichweite" einer Hypothese oder eines Modells scheint zwar verwendet zu werden, ist aber m. W. nie exakt definiert worden. Ein Geisteswissenschaftler, OTTEN (1990), hat sich über diese Definition wohl als Erster Gedanken gemacht. Wie wollen – in Anlehnung an OTTEN – unter der Reichweite unseres Modells den Bereich von Phänomenen verstehen, auf den das Modell mit dem Erfolg angewandt werden kann, daß es die Phänomene verständlich macht. Es ist die Anwendbarkeit im technischen Sinn, welche seine „Reichweite" bestimmt.

In Hinsicht auf diese Reichweite psychophysischer (oder psychosomatischer) Modelle wiederholen wir die oben schon getroffene Feststellung, daß Psychosomatik nur dort problematisch ist, ihre Modelle also problemlösend sind, wo es sich darum handelt, unbewußt verbleibendes Seelisches in seiner Wirkung auf vegetative, also dem Willen oder der bewußt werdenden Beeinflussung nicht zugängliche Leibesprozesse zu erklären. Die Rätselhaftigkeit der psychosomatischen Prozesse ist dann extrem, wenn der „Auslöser" angeblich nicht nur unbewußt ist, sondern niemals bewußt war und seine Modellierung dem Bewußtsein nicht gelingt. Sobald „Unbewußtes" als Wirkursache postuliert wird, erhebt sich notwendigerweise die Frage nach der Korrektheit der Annahme, daß derart „Unbewußtes" tatsächlich existiert, denn nach dem Begriff des Unbewußten ist die Frage legal, woher wir denn überhaupt etwas von seiner Existenz als Wirkursache erfahren können.

Wie in Kapitel 6.3 dargelegt wurde, ist der Begriff des Unbewußten ein Analogmodell. Der sonst unverständlich bleibende leibliche Vorgang wird verständlich, wenn man ein dem Bewußtsein analog wirkendes Seelisches annimmt, von dem man nur nichts weiß. Dieses Analogmodell wäre vermutlich, hätte man es in einleuchtender Argumentation, zum Beispiel in der Begrifflichkeit der Physiologie, vorgelegt, von der Schulmedizin akzeptiert worden. Was bis zur Stunde nicht akzeptabel erscheint, ist die Erklärung solcher Prozesse, bei denen unbewußt Seelisches leibliche Effekte macht, welche dem Bewußtsein völlig verschlossen sind.

Wir wollen diesen Punkt näher analysieren. Wenn der Psychosomatiker postuliert, Tachykardien oder Durchfälle seien die Folge unbewußt bleibender emotionaler Prozesse, so liegt das primär Unverständliche nur darin, daß bekannte Folgen von Emotionen jetzt scheinbar emotionslos entstehen, aber von dem Modell unbewußter Emotionen verständlich gemacht werden. Da zahllose leibliche Phänomene des täglichen Lebens, zum Beispiel alle gelernten Bewegungen, ohne Zutun des Bewußtseins ablaufen, mutet uns das Modell nur zu, die Parallele von unbewußten Bewegungen und unbewußten Emotionen anzuerkennen. Eine große Zahl als psychosomatisch betrachteter Krankheiten findet in diesem einfachen Analogmodell eine als nicht allzu abwegig empfundene Erklärung. Wir wollen diesen Bereich psychosomatischer Phänomene *„emotionsanaloge pathogene Prozesse"* nennen und die Modelle, welche diese Prozesse verständlich machen, *„emotionsanaloge Krankheitsmodelle"*.

Diesem Modell sind aber solche Phänomene nicht zugänglich, welche leibliche Wirkungen durch seelische unter Umständen postulieren, die dem bewußten Erleben völlig unbekannt sind und deshalb auch nicht verständlich werden, wenn man das Analogmodell anwendet. Was als Folge bewußter, wenn auch willkürlich nicht manipulierbarer Emotionsfolgen angesehen werden kann, kann auch im Analogmodell des Unbewußten nach gleichem Kausalschema gedeutet werden. Wir wollen diese Möglichkeit der Analogisierung die „Reichweite" des Analogmodells nennen.

Wird aber behauptet, ein Krebs entstehe als Folge eines Verlust-Erlebnisses, oder der Tod trete durch Partnerverlust, und zwar aus seelischer Ursache, ein, so *versagt dieses emotionale Analogmodell*, das heißt: seine Reichweite wird überschritten.

Es ist kennzeichnend für die Entwicklung der Psychosomatischen Medizin und durch unsere Modelltheorie sofort verständlich, daß die Anfänge sowohl der Psychoanalyse als auch der Psychosomatischen Medizin von emotionsanalogen Krankheiten ausgingen. Bei FREUD standen hysterische Verhaltensanomalien im Vordergrund, und die Psychosomatik ALEXANDERs verfährt ebenso (ALEXANDER 1951). Appetit, Verdauung, Atmung, Tachykardien und Arrhythmien stehen im Vordergrund. Sobald aber schon die konstante Hypertonie oder Hautkrankheiten analysiert werden sollen, wird der Beweis schwierig. Die Extreme der Unverständlichkeit finden wir dann bei der Cancerogenese oder bei der chronischen Arthritis. Sollen solche Krankheiten als psychosomatische Prozesse erklärt werden, bedarf es eines Modells, das über das emotionsanaloge Modell grundsatzlich hinausgeht. Es ist merkwürdig, daß diese Doppelnatur des Begriffs der psychosomatischen Krankheit offenbar bislang nicht bemerkt worden ist. Wir wollen Modelle, deren Reichweite auch diese nicht-emotionalen Analoga mit umfaßt, im Gegensatz zu den emotionsanalogen Krankheitsmodellen *zelluläre psychosomatische Modelle* nennen.

## 6.8 Zelluläre psychosomatische Modelle

Die Bezeichnung „zelluläres psychosomatisches Modell" bedarf einer Begründung, denn auf den ersten Blick erscheint sie paradox, wenn nicht gar in sich selbst widersprüchlich. Wie können seelische Faktoren in die Vitalfunktionen der Zelle eingreifen? Und wieso spielen sich die pathogenen Prozesse der so modellierten Krankheiten im zellulären Bereich ab?

Beginnen wir mit dem zweiten Problem, indem wir noch einmal den Grundmechanismus des emotionsanalogen Modells betrachten. Wir setzten in diesem Modell voraus, daß es letztlich „normale" emotionsbedingte Prozesse sind, welche den Krankheitsverlauf bestimmen. Emotionen beginnen mit der Verarbeitung von Meldungen aus der Außenwelt, in gewissen Fällen auch mit der rationalen Verarbeitung früherer derartiger Meldungen und ihrer Gedächtnisspuren, Meldungen, die alle eine existentielle Bedeutung haben und für deren biologischen Ablauf und deren chemische Substrate vorwiegend das limbische System zuständig ist. Der dem Bewußtsein imponierende Ablauf der Emotionen beginnt aber erst mit Signalen aus dem Zentralnervensystem, die zunächst in vegetativen Nerven verlaufen und damit die vegetative Peripherie verändern. Natürlich gibt es auch, zum Beispiel bei der Hysterie, Signale, welche über motorische Nerven laufen und „Verhalten" verändern, aber diese Mechanismen haben auch für den eingefleischtesten naturwissenschaftlichen Mediziner keine Probleme, wenn man die Frage nach der Möglichkeit außer Betracht läßt, daß solche Prozesse unbewußt verlaufen. Die Signale, welche zum Beispiel eine Hypertonie auslösen, sind sympathische Aktionspotentiale, welche die Gefäße verengen und die Herzkraft vergrößern, um die zwei wichtigsten Grundphänomene zu nennen. Sie tun das zwar durch die sympathischen Transmitter in ihren Endigungen, doch greift dieser Chemismus nicht über die innervierten Organbezirke hinaus. Die weiter ausgreifenden Wirkungen werden durch die vegetative (meist sympathische) Innervation der Hormondrüsen bewirkt. Nerven und Hormone lösen Funktionen aus, deren wesentliches Kennzeichen ihre totale Reversibilität ist. Es bildet sich weder ein pathologisch-anatomisches Substrat noch eine dauerhafte Anomalität. Der pathologische Zustand ist „funktionell".

Eine essentielle Hypertonie ist aber so allein nicht erklärbar. Sie würde eine ständig erhöhte Aktivität des Sympathicus und der adrenergen Hormone voraussetzen. Das Modell aller psychosomatischen Erkrankungen von dauerhafter, chronischer Natur muß anders sein. Entweder müssen funktionelle Abnormitäten zu einem konstanten pathischen Zustand führen, oder es müssen Mechanismen, ausgelöst von zentralnervösen Vorgängen, auf Umwegen ebenfalls ständige, also chronische Veränderungen bewirken. Die Chronizität einer Krankheit ist nur durch pathogene Veränderungen auf zellulärer Ebene zu erklären. Solche Modelle müssen aber notwendigerweise zelluläre psychosomatische Modelle sein.

Dieser Begriff leidet an einer Einseitigkeit, die nicht übersehen werden darf. Ehe es zu zellulären Veränderungen kommt, müssen sich funktionelle Mechanismen, Vorläufer gleichsam, einstellen, welche die zellulären Veränderungen bewirken. JENKINS hat in diesem Sinn von den „precursors" der Krankheiten gesprochen (JENKINS 1971). Wir müssen also in jedem Fall nach dem „missing link" suchen, welches den seelischen Prozeß zur Chronifizierung seiner Effekte bringt. Je nach der Art, wie diese Vermittlungsfunktion arbeitet, sind die Latenzen, die der manifesten chronischen Krankheit vorausgehen, verschieden lang. Doch ist der Begriff der „Latenz" in diesem Zusammenhang problematisch. Weder eine essentielle Hypertonie noch eine Arteriosklerose noch ein Carcinom entwickeln sich (falls sie es überhaupt tun) aus seelischen Prozessen, ohne Übergangserscheinungen hervorzurufen, welche man eigentlich auch objektiv nachweisen könnte, wenn die Meßmethoden verfügbar wären. Die Hypertonie könnte zum Beispiel so entstehen, daß wiederholte funktionelle Blutdruckanstiege und häufige Erhöhung adrenerger Hormone die Wände der Arteriolen morphologisch verändern. Solche

Änderungen haben FOLKOW u. a. (1973) auch nachgewiesen. Funktionelle Hypertrophien sind ein weithin bekanntes Ereignis dieser Art. So sehr freilich eine psychosomatische Theorie der essentiellen Hypertonie auch durch die Ankopplung an emotionale blutdrucksteigernde Prozesse erklärbar scheint, so sehr auch andere Erklärungen – zum Beispiel Salzkonsum (JOOSSENS 1971) oder Ernährung (HEYDEN 1988) – plausibel erscheinen, so ist doch die klinische Evidenz, daß seelische Faktoren eine Rolle spielen können, überzeugend (v. EIFF 1974). Die Schwierigkeiten, alle diese Möglichkeiten zu einer vernüftigen Synopsis zu bringen, haben KRANTZ u. a. (1987) dargelegt. Uns interessiert hier weniger die sachliche Entscheidung (die vermutlich *allen* ätiologischen Hypothesen zu ihrem Teil recht gibt), sondern das modelltheoretische Denken. Dieses aber macht zumindest auch ein psychosomatisches zelluläres Modell wahrscheinlich.

Wir können nicht die psychosomatischen Theorien der verschiedenen Krankheiten hier behandeln, zumal sie in moderner Form dargestellt sind (v. UEXKÜLL 1986). Wir wollen aber paradigmatisch die zelluläre *psychosomatische Theorie des Krebses* erörtern, zumal gerade sie auf erbitterte Ablehnung stößt (vgl. z. B. ANGELL 1985). Dennoch gibt es ein gutes Modell, das uns die Cancerogenese auf psychosomatischer Basis verständlich machen würde. Wir wissen, daß die Immun-Reaktion des Menschen stark von seelischen Faktoren, zum Beispiel vom Streß, abhängt. Auch andere hormonelle Aktivitäten sind vom Streß beeinflußt (Lit. bei EDITORIAL Lancet 1987; PETTINGALE 1985). Wenngleich die Ergebnisse uneinheitlich sind, auch die Immun-Reaktionen wahrscheinlich überschätzt werden (PETTINGALE 1985), so darf doch nicht bezweifelt werden, daß Immunität und Hormone über deren zentralnervöse Steuerungen einen deutlichen Einfluß auf die Krebsentstehung – freilich auf die Promotion, nicht auf die Initiation der Krebszellen – haben. Der enorme Einfluß von Immunvorgängen bei der Promotion des Krebses ist seit langem bekannt (vgl. FRIEDMAN u. a. 1976). Daß psychogene Beeinflussungen der Immunabwehr möglich sind, sagt auch eine kritische und vorsichtige Übersicht von ANISMAN u. a. (1989). Ob es schon berechtigt ist, von Psychoonkologie zu sprechen, wie es MEERWEIN (1981) tut, bleibt dahingestellt. Immerhin hat aber die New Yorker Akademie der Wissenschaften das psychosomatische Problem der Carcinogenese in zwei großen Tagungen diskutiert (BAHNSON 1969), und auch die entsprechenden Modelle sind dabei durchdacht worden. Daß Psyche und Krebs also miteinander zu tun haben, scheint kaum zu bezweifeln, zumindest was die Promotion des malignen Wachstums anlangt. Widersprüche der Literatur sind bei der Schwierigkeit exakter Modelle, die wir gleich auch besprechen werden (Kapitel 6.9), verständlich. Wenn zum Beispiel Verlust-Erfahrungen als cancerogen bezeichnet werden, ist die Frage, ob man einen als Depression zu kennzeichnenden Vorgang als ursächlich wirksam annehmen darf. Die Neuroendokrinologie der Depressionen ist zum Beispiel extrem vielgestaltig und schwer interpretierbar (v. ZERSSEN u. a. 1987).

Noch schwieriger als das Problem der Cancerogenese ist das Problem einer *Psychotherapie* des Krebses zu beurteilen. Wie kann der Therapeut eingreifen?

Kann er Immunfaktoren aktivieren? Hier fehlen uns vorerst Modelle so gut wie vollständig. Die Tatsachen sind freilich bedenkenswert. Zwar ist Krebs im fortgeschrittenen Stadium psychotherapeutisch offenbar nicht beeinflußbar (CASSILETH u. a. 1985). Patienten unter besseren Ausgangsbedingungen scheinen aber Chancen zu haben (SPIEGEL u. a. 1983, 1989). Das unbezweifelte Modell des Warzen-Besprechens spricht auch für vorhandene therapeutische Möglichkeiten.

Eines bleibt sicher: Es gibt hinreichend viele Modelle für die Promotion einer Krebskrankheit durch psychologische Faktoren. Sie wirken über Immunfaktoren und Hormone. Sie greifen also letztlich an den zellulären Prozessen an, welche das Wachstum der Krebszelle über ihre Bekämpfung durch körpereigene Abwehrkräfte (GRAF 1969) modulieren. *Es gibt zelluläre psychosomatische Modelle der klinischen Cancerogenese.* Ob es auch eine psychogene Krebspromotion gibt, ist damit, wie wir gleich sehen werden, noch nicht entschieden.

Die „Reichweite" zellulärer psychosomatischer Modelle stößt dort an eine Grenze, wo es keine Einwirkungsmöglichkeiten von Nerven oder Hormonen auf zellulärer Ebene mehr gibt. Die derzeit verfügbaren Modelle sagen aber nichts darüber, wo diese Grenze liegt, denn es ist durchaus denkbar, daß viele Modelle existieren, die wir noch nicht kennen, und die heute schon bekannten Modelle sind so zahlreich, daß wir sie hier nicht analysieren können. Es gibt zum Beispiel Modelle für die psychosomatische Entstehung von Magen-Ulcera (NICOLOFF u. a. 1965; WEINER u. a. 1957) und zahllose andere chronische Krankheiten (Lit. bei v. UEXKÜLL u. a. 1988; WEINER 1985, 1986). Ein Modell für Krebsentstehung, an das man erst neuerdings denkt, wird vom Pinealorgan gestellt, dessen Melatoninproduktion krebshemmend ist, aber unter starker zentraler Kontrolle steht (Lit. bei WILSON u. a. 1990, S. 159 – hier wird auch ein Modell für mögliche Krebsauslösung durch Magnetfelder sichtbar).

Es ist sogar denkbar, daß direkte Wege vom Gehirn zu einzelnen Zellen pathogene zelluläre Prozesse auslösen. Das beweist der Versuch, durch Hypnose oder Suggestion Brandblasen auf der Haut zu erzeugen – ein Versuch, der wegen seiner ungewöhnlichen theoretischen Bedeutung oft wiederholt wurde. PAUL (1963) hat diese Literatur kritisch gesichtet und hält das Experiment für bewiesen. Einfacher scheinen Modelle allergischer Hautreaktionen zu sein, wenn festgestellt wird, daß bekannte und einfache, auch psychisch beeinflußbare Mechanismen – wie Schwitzen und vasomotorische Reaktionen – bei einer „Allergie-Persönlichkeit" allergische Hautveränderungen bewirken, wie das STOKES u. a. schon 1940 beschrieben haben.

Unsere eingangs gestellte Frage, auf welchen Wegen Seelisches in zelluläre Prozesse eingreift, ist mit dem bislang Gesagten nur zum Teil beantwortet worden. Wie wirkt Psychisches? Wie kommt es vor allen Dingen dazu, daß Mechanismen in Aktion gesetzt werden, die als pathogen offenbar zugleich höchst unzweckmäßig sind? Oft (aber nicht immer) ist der Sympathicus beteiligt. Seine Tätigkeit löst im Grunde „ergotrope" Funktionen aus, die zweckmäßig sind. Vielleicht trifft diese *primäre* Zweckmäßigkeit auf viele, wenn nicht alle psychogenen Effekte zu. Die

Ausschwemmung von braunem Fett oder die Erhöhung der Gerinnbarkeit des Blutes im Sympathicus-Streß sind beide sinnvoll, nämlich Hilfen im Kampf. Diese Probleme sind eingehend bei SCHAEFER und BLOHMKE (1977) dargelegt worden (vgl. auch BRINKHOUS 1972). Wie aber steht es mit einer Beeinflussung der Immunität? Gibt es hier einen für die Existenzsicherung sinnvollen Mechanismus, der von psychischen Vorgängen benutzt werden könnte? Wir haben hier keinerlei passendes evolutionäres Modell.

Daß an sich „zweckmäßige" Mechanismen ins Unzweckmäßige entarten, läßt sich freilich modelltheoretisch sehr wohl verstehen. Offenbar hat sich die Umwelt, für die früher solche Reaktionen zweckmäßig waren, so verändert, daß diese Reaktionen sinnlos, wenn nicht gar pathogen geworden sind. Wir sagten, daß der Sympathicus meist eine große Rolle bei solchen pathogenen Effekten spielt. Er ist der ergotrope Hilfsnerv par excellence. Ergotropie ist die natürliche Daseinsform des Menschen und der Tiere unter „natürlichen", das heißt vorkulturellen Bedingungen. Kultur ist Anti-Natur. Ist sie also pathogen? Sie müßte es nicht sein, wenn unsere Emotionalität und unser Verhalten kulturkonform wären. Wie ist es aber mit dem Krebs? Ist er eine Kulturkrankheit? Eine solche Modellvorstellung bedürfte des Beweises, der heute kaum zu erbringen ist. Die Konstanz der Krebshäufigkeit in den mittleren Lebensjahren (OESER) könnte uns in diesem Dilemma zu denken geben. Krebs ist, wie das hohe mittlere Sterbealter der Krebskranken beweist (JUNGE u. a. 1987), vorwiegend eine Alterskrankheit. Ist der frühe Krebstod durch andere Mechanismen bedingt als der Alterkrebs? Dieses sind offene Fragen, für deren Beantwortung Modelle vermutlich gar nicht so schwer zu entwickeln wären.

## 6.9 Die Rolle der Epidemiologie in der psychosomatischen Forschung

Die Tatsache, daß es Modelle der psychosomatischen Krankheitsentstehung gibt, sagt freilich nichts darüber aus, ob solche Krankheiten auch wirklich existieren. Dieser Nachweis kann nur von einer anderen Methode erbracht werden, mit der die Korrelation bestimmter Krankheiten mit bestimmten psychosomatischen Einflüssen als überzufällig stark durch die statistische Signifikanz erwiesen wird. Auch diese Methode der Korrelation sagt aber für sich alleine nichts. Beide müssen das Ergebnis gemeinsam bestätigen.

Die Prüfung der Korrelation bietet nun gerade in unserem Fall erhebliche methodische Schwierigkeiten, was die Ungläubigkeit des durchschnittlichen Schulmediziners erklärt und auch zu einem Teil berechtigt erscheinen läßt. Die einsichtigste Korrelation ist, wie wir oben ausführten, der akute Versuch mit der Evidenz des „post hoc ergo propter hoc". Bei längeren Latenzen, also insbesondere bei chronischen Kankheiten, ist dieser Beweis der Korrelation nicht mehr möglich. Es tritt an seine Stelle die Epidemiologie. Ihre Modelltheorie ist in Kapitel 5.2 entwickelt worden. Das Modell ist, um KANTs Terminologie bei den Kategorien des

Erkennens in die medizinische Theorie zu übernehmen, ohne die Erfahrung der Epidemiologie leer, die Epidemiologie ohne die Begriffe des Modells hingegen blind (KANT, Kritik der reinen Vernuft, 1, 2, 3). Wir können noch einen Gedanken KANTs hier aufgreifen (Werk III, 248): Was mit den formalen Bedingungen des Modells übereinstimmt, ist *möglich*. Erst das, was dann mit der Erfahrung der Epidemiologie übereinstimmt, ist *wirklich*.

Wollen wir also eine „Verursachung" von Krankheit auf seelische Faktoren beziehen, so ist der Beweis dieser Beziehung streng zu führen und muß Möglichkeit und Wirklichkeit im Sinne KANTs unterscheiden. In einem so strengen wissenschaftlichen (und durchaus *auch*, aber nicht *nur* naturwissenschaftlichen) Zusammenhang haben Terminologien wie die, Leibliches sei „Symbol" im Seelischen, die Krankheit sei die „Sprache des Leibes" oder Krankheit sei, wie HUEBSCHMANN (1974) es formulierte, ein „Körperstreik", keinen Sinn. Sie sind allenfalls metaphorische Hinweise. In einer psychosomatischen Theorie einer bestimmten Krankheit entscheiden die „Tatsachen" des Nachweises von Modell und (epidemiologisch gesichertem) „Zusammenhang" von Psychischem und Krankhaftem. Diesen „Zusammenhang" nachzuweisen, bietet aber unter Umständen enorme Schwierigkeiten.

Um diese Schwierigkeiten zu beleuchten, möge die Kontroverse um AIDS dienen, die zwischen EIGEN (1989) und DUESBERG (1990) geführt wurde. Auf einen kurzen Nenner gebracht, wird in ihr folgendes Problem diskutiert: DUESBERG macht geltend, daß es durchaus angenommen werden könne, daß die AIDS-Kranken nicht an dem Retro-Virus, sondern an den jeweiligen Infektionskrankheiten sterben würden, die auch ohne den Virus mit tödlichem Erfolg ausgebrochen wären. Er bestreitet also einen „Zusammenhang". In der Tat ist dieser Zusammenhang epidemiologisch nicht hinreichend deutlich erwiesen, weil die Beobachtungszeit zu kurz, die Latenzzeit bis zum Ausbruch der jeweils auf AIDS zurückgeführten Infektionen zu lang ist. Die AIDS-Theorie sagt ja auch nur, daß die Infektionen bei den mit Virus Infizierten wegen der Störung des Immunsystems tödlich verlaufen. Wir können aber in der Tat derzeit epidemiologisch nicht beweisen, ob die Sterblichkeit der Infizierten an den jweiligen Todesursachen überzufällig häufiger ist als bei Nicht-Infizierten. Die Häufung von solchen Infektionsfolgen mit AIDS könnte also zufällig sein.

Wir wollen die Diskussion hier nicht wiederholen. EIGEN weist (in unserer Terminologie) die *Möglichkeiten* (nämlich die Virus-Infektion) nach, DUESBERG bezweifelt dagegen den Nachweis der epidemiologischen Wirklichkeit. Wir enthalten uns hier des Urteils, vor allem mangels eigener Kompetenz. Die Diskussion soll nur eine Warnung an die Theoretiker des psychosomatischen Zusammenhangs sein. Denn dieser Zusammenhang ist bei psychosomatischen Prozessen in der Regel schwieriger zu erbringen als bei AIDS, weil ebenso wie bei AIDS Latenzen vorliegen, die wir nicht genau kennen, und Deutungsmöglichkeiten sehr heterogener Natur. Die fundamentale Schwierigkeit liegt nicht in der Feststellung der Krankheit, sondern ihrer psychosomatischen Ursache. Seelisches ist bekanntlich nicht quantifizierbar, seelische Reaktionen auf Umwelt-Situationen individuell stark variabel. Beides wirkt dahin zusammen, daß die „Tatsache" der seelischen Noxe meist nicht eindeutig feststellbar ist. Man weicht also auf allgemeine Klassifikationen von Noxen aus, wie „Pensionierung" (JORES u. a. 1959) oder Verlust des Ehepartners (PARKES 1969; STROEBE 1980), ohne daß man die individuelle Reaktionsstärke dabei bestimmt, was die Kritiker solcher Theorien sofort auf den Plan ruft. „Stress" als beliebige Noxe wurde schon analysiert (Kapitel 5.1.6), die Situation beim Infarkt ebenso.

Die Anwendbarkeit der psychosomatischen Modelle wird also weiter umstritten bleiben. Unser Fazit wäre dennoch, daß die *Möglichkeit*, welche durch die Modelle klargelegt wird, den, wenn auch oft unvollständigen, Nachweisen der *Tatsächlichkeit* (des „Zusammenhangs") einen erheblichen Nachdruck verleiht.

In diesem Zusammenhang muß insbesondere auch auf die Schwierigkeiten, die wir in Kap. 5.2.7 behandelten, hingewiesen werden, daß der epidemiologische Nachweis „schwacher Wirkungen" nur bei exzessiv umfangreichen Erhebungen zu gelingen pflegt, psychosomatisch zu klassifizierende Krankheitsursachen aber in der Regel aus „schwachen Wirkungen" bestehen. Eine Verifizierung psychosomatischer Hypothesen ist mit epidemiologischen Methoden also schwierig, eine Falszifizierung auch. Nur weitverbreitete, in ihrem Wirkungsmechanismus leidlich standardisierbare psychosomatische Wirkungen können leidlich testbar sein, was aber durch die hohe Variabilität menschlicher Schicksale und Emotionen auch der Epidemiologie als Ursachenforschung enge Grenzen setzt.

## 6.10 Das Verständliche und das Wunderbare

Auch die Psychosomatische Medizin verbleibt mit ihren Spezialmodellen der Verursachung bestimmter Krankheiten in einem Rahmen, den die sog. naturwissenschaftlich orientierte Schulmedizin ohne weiteres akzeptieren könnte. Denn es gibt innerhalb der Psychosomatischen Medizin keine Aussage, welche den allgemein akzeptierten Modellen der Naturwissenschaften widerspräche. Ein Widerspruch entstünde erst dann, wenn die Schulmedizin behaupten wollte, Krankheiten seien Folge einzig und allein von genetischen Fehlkonstruktionen oder von rein physikochemisch definierbaren Ursachen, die in der Umwelt (einschließlich des menschlichen Körpers) zu suchen wären. Dieses Konzept, das für die Infektionskrankheiten leidlich (freilich auch nicht vollständig) stimmte, ist aber bei nichtinfektiösen Krankheiten nur in bestimmten Fällen (z. B. beim Unfall) zulässig, bei den chronischen Krankheiten aber mit dem logischen Rüstzeug induktiven und deduktiven Denkens sofort als unzureichend zu erkennen. Selbst für den Unfall stellt der „human factor" (Graf HOYOS 1980; SCHAEFER 1986) ein die Zulässigkeit des klassischen Konzepts begrenzendes Faktum dar. Die einfache Frage, woher denn die sog. Krankheitsursachen selber stammen, erweist den tiefen Defekt der naturwissenschaftlichen Nosologie. Die Psychosomatische Medizin hat aber auf diese Frage wenigstens eine *prinzipielle* Antwort. Sie mag einseitig, in einem konkreten Fall auch irrig sein, aber es wird ein Modell angeboten, das den Grundannahmen der Naturwissenschaftlichen Medizin nirgendwo widerspricht.

Die Tragfähigkeit des monistisch konzipierten psychosomatischen Modelldenkens wird vielmehr auf ganz andere Weise herausgefordert: dort nämlich, wo Krankheitsverläufe (oder Heilungsverläufe) beobachtet werden, welche der Erfahrung des Alltags widersprechen: bei den seelischen Extremwirkungen, gleich ob diese das scheinbare Wunder einer ganz ungewöhnlichen Heilung („Wunderheilung") zur Folge hatten oder – den extremen Fall der anderen Seite – den „psychogenen Tod" betreffen (STUMPFE).

Beide Phänomene scheinen nach dem üblichen Urteil über psychosomatische Verläufe „unverständlich", und das heißt nach unserer oben dargelegten Argumentation, daß wir kein Modell haben, das uns diese Phänomene verständlich macht. Wir haben zwar von vielen Phänomenen sonst auch kein Modell, aber Phänomene der Alltagserfahrung sind uns durch die immer wiederkehrende Erfahrung „selbstverständlich" geworden, auch wenn wir kein Modell für sie besitzen. Unser Erklärungsbedürfnis ist niemals durch das „Gewöhnliche" herausgefordert worden. Es ist daher wichtig festzustellen, daß jede Modelltheorie, welche auf einem monistischen Grundverständnis beruht, auch diese Extremsituationen mitumfassen müßte, selbst wenn uns dieser Gedanke fremd ist.

Für den psychogenen Tod besitzen wir freilich leidlich gute physiologische Modelle, falls dieser Tod, was zu vermuten ist, ein Herztod ist und entweder durch Herzkammer-Flimmern oder durch plötzlichen Herzstillstand ausgelöst wird (STUMPFE 1973). Auch eine plötzlich ausgelöste Überschwemmung des Körpers mit Schilddrüsenhormon kann als mögliches Modell dienen. Für diese Modelle gibt es tierexperimentelle Grundlagen (EICKHOFF 1949). Voraussetzung wäre nur eine extrem starke „Aufregung", welche über die vegetativen Nerven entsprechende Wirkungen auslöst. Wir besitzen also für diesen einen Extremfall psychosomatischer Wirkungen wenigstens die für ein Modell notwendigen Informationen über die leiblichen Vorgänge. Nur bliebe der Wirkungsfluß Seele – Leib in einem ontologisch-dualistischen Modell dunkel, in einem monistischen Modell stellt er sich als Extremsituation anderweitig wohl bekannter Verhältnisse dar.

Völlig anders liegt die Situation bei den Wunderheilungen, und obgleich sie nicht weniger gut dokumentiert sind als die Fälle „psychogenen Todes", ist die Einstellung der Mediziner typisch: Die Monisten nehmen diese Extremfälle als willkommenes Argument, den „kartesianischen Reduktionismus" als insuffizient zu kritisieren; die traditionelle Schulmedizin leugnet dagegen die Existenz dieser Phänomene.

Nun ist das Prinzip der Leugnung von unverständlichen Phänomenen selber ein Modell, das sich auf mannigfaltige Erfahrung stützen kann. Seine Grundstruktur sieht folgendermaßen aus: Das nach naturwissenschaftlichem Grundverständnis Unerklärbare wird nicht zum Anlaß einer Korrektur des theoretischen Ansatzes genommen, sondern es wird der großen Klasse von Beobachtungsfehlern zugerechnet, welche mit dem alt-ehrwürdigen „persönlichen Fehler“ der Astronomen bei der Ablesung ihrer Meßinstrumente beginnen und bei der Täuschung durch geschickte Schwindler enden. Eines der Paradebeispiele für die Unfähigkeit selbst guter Naturforscher, Tricks zu durchschauen, ist die Geschichte der Séancen des Arztes Frhr. von SCHRENCK-NOTZING. Bei der Prüfung seiner „Materialisationsphänomene“ zog er bedeutende Naturwissenschaftler hinzu, welche die Phänomene, die von einem Schwindler erzeugt wurden, als naturwissenschaftlich unerklärbar erachteten (Frhr. v. SCHRENCK-NOTZING 1923). Die Phänomene erwiesen sich trotzdem als perfekter Schwindel. Ein modernes Beispiel der ambivalenten Beurteilung auf medizinischem Gebiet liefern die Berichte über philippinische Wunderheiler, die als echte und völlig unerklärliche Phänomene gepriesen (AUBECK 1984; NAEGELI-OSJORD 1984; SCHIEBELER 1974/1981; STELTER 1983) und doch von anderer Seite nach sorgfältiger Recherche als Täuschung gebrandmarkt wurden (v. DITFURTH 1982). Auch hier entbehrt es nicht der Ironie, daß zwei Professoren der Physik (SCHIEBELER und STELTER) sich für die Echtheit der Phänomene einsetzen. Wir brauchen hier nicht Stellung zu nehmen, denn diese liefe nur auf ein Urteil über die Glaubwürdigkeit der Referenten hinaus. Eben diese Tatsache aber ist das, was wir hier vorzubringen haben: daß der überzeugte Naturwissenschaftler und Mediziner die Phänomene leugnet, was bei Vorliegen von angeblichen Dokumenten oder Beobachtungen nur mit der These vertreten werden kann, die Auswertung der Dokumente oder Beobachtungen sei kritiklos erfolgt. Diese Leugnungs-Hypothese ist also selber ein Modell der Phänomene, in das nun die Beobachtungs- und Kritikfähigkeit der Menschen als modellierender Faktor mit hereingenommen wird. Die Berechtigung zu dieser Modellvorstellung wird dann den gewiß zahlreichen Fällen entnommen, in denen gerade auch Physiker simplen Täuschungsmanövern auf den Leim gegangen sind. Ein Urteil über die Zulässigkeit des Täuschungsmodells kann dann natürlich nur aufgrund von Kriterien erreicht werden, welche mit den sonstigen naturwissenschaftlichen Modellen kompatibel sind. Natürlich kann auch dieses Vorgehen kritisiert und abgelehnt werden, aber dann bedürfte es einer Prüfmethode, welche ihrerseits Täuschung ausschließt. Die Literatur der Parapsychologie, insbesondere ihrer durch J. B. RHINE begründeten experimentellen Variante, ist voll von solchen Versuchen (RHINE 1937, 1956).

Die modelltheoretische Situation ist dadurch so schwierig, daß es bis heute keine Kriterien dafür gibt, was man als „möglich“ anzusehen habe, wobei diese Kriterien von parapsychologischer, der Wunderheilung anhängender und naturwissenschaftlicher Seite natürlich völlig verschieden sind. Die wenig gründliche Art, wie die Naturwissenschaftliche Medizin diese Problematik zu behandeln pflegt, verspricht wenig Klärung von deren Seite. Wir wollen deshalb den Versuch machen, wenigstens die modelltheoretischen Grundlagen dieser Auseinandersetzung anzugeben. Sie beruhen auf einigen vermutlich allseits anerkannten Tatsachen:

– Es ist sicher erweisbar, das „Seelisches“ weitreichende Wirkungen auf „Leibliches“ ausübt, wenn unabhängig von monistischen und dualistischen Konzepten unter Seele und Leib der methodische Zugang verstanden wird: Seelisches sind in diesem Zusammenhang nur subjektiv erlebbare, meist durch die Außenwelt ausgelöste Emotionen, Leibliches sind meßbare, registrierbare Änderungen an dem von außen beobachtbaren Körper, den das Subjekt als „seinen Leib“ erlebt.

- Die Naturwissenschaft kennt ein Grenzkriterium, dessen Überschreitung sie im Rahmen einer wissenschaftlichen, also auf Logik aufbauenden, nicht widersprüchlichen Naturbeschreibung für undenkbar hält: den „Erhaltungssatz“, d. h. die Behauptung, daß Masse und Energie sich zwar ineinander umwandeln können, ihre Summe aber konstant bleibt. Würde diese Bedingung von einer messenden Beobachtung als ungültig erwiesen, so müßte die Naturwissenschaft, wie Ph. FRANK (1932) mit Recht betont, ein neues Naturgesetz konzipieren.
- Innerhalb der Gültigkeit des Erhaltungssatzes sind psychosomatische Wirkungen jeder Art „theoretisch“ denkbar, auch wenn sie ganz ungewöhnlich sind und jeder bisherigen Erfahrung widersprechen.
- Im Rahmen dieses Modells ist die Hypothese der Täuschung als mögliches Alternativmodell unabweisbar zulässig, wenn sie nicht mit dokumentarischen Mitteln auszuschließen ist.
- Die Alternativhypothese der Täuschung könnte sich dabei des Argumentes der „Glaubwürdigkeit“ der Beobachter bedienen, doch führt dieses Argument solange zu verhärteten Fronten, als nicht, für die Mehrzahl der Menschen einsehbar, die Glaubwürdigkeit erschüttert werden kann.
- Selbst in diesem Fall ist aus der Geschichte der Wissenschaften abzulesen, daß sowohl „glaubwürdige Vertreter“ der Wissenschaft irren als auch solche, welche bei Kritikern für Scharlatane gelten, Recht behalten können.
- Diese Situation war zu allen Zeiten so, nur wird zu selten auf die im zeitgenössischen Kontext unauflösbare Antinomie dieser Modellsituation geachtet.
- Es sollte endlich nicht übersehen werden, daß über die Natur von Dokumenten, welche „Tatsachen“ bezeugen, oft schwer oder gar nicht eine Einigung zu erzielen ist. Gerade im medizinischen Bereich ist der Charakter einer „Tatsache“ häufig umstritten (FLECK 1935).

# 7 Metatheoretisches

## 7.1 Das Verhältnis von Modell und Erkenntnis

Wir haben oben bereits dargelegt, daß ein Modell bestimmte Absichten verfolgt, welche keineswegs mit dem in den Naturwissenschaften üblichen Verfahren des induktiven Schließens und der damit möglichen Auffindung von Naturgesetzen identisch sind. Wir müssen uns also der Frage stellen, was ein Modell im Rahmen einer naturwissenschaftlichen, doch auch einer geisteswissenschaftlichen Erkenntnis leistet.

Ein Modell ist offenbar eine Form logischer Verarbeitung von Erfahrungen, die etwas grundsätzlich anderes sein will, als es z. B. eine Erkenntnistheorie klassischer philosophischer Prägung zu sein versuchte. Erkenntnistheorie war freilich der Versuch einer Darlegung, was Erkennen heißt und mit welchen geistigen Mitteln wir welche Form von Schlußfolgerungen ziehen können. Modelle sollten also als die hier zu analysierende besondere Erkenntnisweise in einer Erkenntnistheorie vorkommen. Aber der Begriff findet sich nicht in den Werken der philosophischen Klassiker, und GEYSERs Erkenntnistheorie läßt einen solchen Begriff auch nirgends in sein System einordnen. Der Begriff ist modern, findet sich z. B. noch nicht bei JASPERS, ist freilich mit dem Begriff des „Weltbildes" mindestens weitgehend identisch (JASPERS 1954). Auch der Physiker POINCARÉ, der diesen Begriff am ehesten hätte verwenden können, benutzt ihn nicht, wohl sein Übersetzer und Kommentator LINDEMANN (POINCARÉ 1914, S. 329). POINCARÉ spricht aber von einer „Form", in welche alle Naturwissenschaftler die Natur einzwängen wollen, wobei er offenbar das im Sinn hat, was wir heute Modelle der kinetischen Gastheorie oder der Gravitation nennen würden (POINCARÉ 1914, S. 168).

Einen Versuch, die Formen des physikalischen Erkennens fundamental zu analysieren, hat Max PLANCK unternommen. In seinem berühmt gewordenen zweiten Leydener Vortrag 1929 spricht er von drei Formen einer Konstruktion von Erkenntnissen zum „Aufbau eines wissenschaftlichen Weltbildes": den Sinneserfahrungen, der Annahme einer „realen Welt" aus dem Material der Erfahrung und als Dritten dem Entwurf eines „Weltbildes", das stark die Züge dessen trägt, was wir heute als eine Summe von Modellen bezeichnen würden. Zur Konstruktion schon der „realen Welt", erst recht des „Weltbildes", gebraucht der Mensch nicht nur seine Sinne und seinen (rational operierenden) Verstand, sondern seine „Vernunft" (PLANCK 1944, S. 180). Es fragt sich, was PLANCK darunter versteht.

PLANCK selbst verwendet den Begriff wechselnd, versteht z. B. so etwas wie „gesunde Weltanschauung" darunter (l. c. S. 51) oder rekurriert auf KANT und nennt vernünftig die Anerkennung der Denkkategorien. Modelle müßten also zu solchen „vernünftigen" Weltbildern gehören, wenn sie nicht sogar ihre Grundstruktur darstellen.

Es wird im Weltbild Max PLANCKS ebenso wenig wie in dem von JASPERS oder in einer modernen Modelltheorie danach gefragt, ob die Aussage im physikalisch-mathematischen Sinne „richtig" ist. Diese Richtigkeit kann nur an den Vorläufern des Weltbildes oder der Modelle festgestellt werden. „Innere Widersprüche" freilich dürfen Modelle ebenso wenig aufweisen wie die ihnen zugrundeliegenden Theorien. Der Satz von der Widerspruchsfreiheit ist ein Prüfstein der verwandten logischen Operationen. Was im „Modell" gefragt wird, ist die „Bedeutung" einer Tatsache für einen Denkprozeß, der über die Feststellung und Sicherung der „Tatsachen" hinausgeht und mit der Betroffenheit des Erkennenden, mit der Errichtung eines ihn emotional befriedigenden Seins und Sinn-Zusammenhangs zu tun hat, wodurch sich die von JASPERS schon so früh erkannte „Psycholoige" der wissenschaftlichen Konzepte erklären läßt. Diese psychologische Komponente ist auch der Grund für die immer wieder sich bestätigende Tatsache, daß Modelle von ihren Anhängern so zähe verteidigt werden, auch wenn ihre Insuffizienz einsehbar geworden ist. Die „Wahrheitsfrage" endlich bleibt bei diesen modelltheoretischen Überlegungen außer Betracht.

Modelle führen also nicht selbst zu einer Erweiterung der Erkenntnis, zum Erfassen „von etwas" (GEYSER, S. 2), gleich was wir unter „etwas" und unter „Erfassen" verstehen. Modelle sind Formen (POINCARÉ), mit denen wir die einzelnen Tatsachen miteinander einordnen können, sind also immer dem menschlichen Grundverständnis seiner Umwelterfassung entlehnt, sind in diesem Sinne „anthropomorph", sind also sicher kein „Abbild der realen Außenwelt", obgleich sie mit einer realen Außenwelt innig verflochten sein müssen, was ihren Erfahrungsgehalt angeht.

## 7.2 Das Problem der Wahrheit und der Wirklichkeit

C.F. v. WEIZSÄCKER bemerkte in seiner Analyse der „Tragweite der Wissenschaft", er teile das Vorurteil seines Standes, „daß die Bedeutung der Wissenschaft auf ihrer Wahrheit beruht" (v. WEIZSÄCKER 1964, S. 1). Dieser Ausspruch ist schwer mit unserer Ansicht wissenschaftlicher Modelle in Übereinstimmung zu bringen. Es wäre also danach zu fragen, was hier unter „Wahrheit" verstanden werden kann. Derselbe Autor schreibt dann acht Jahre später, es sei „characteristisch für die Physik, so wie sie neuzeitlich betrieben wird, daß sie nicht wirklich fragt, was Materie ist, für die Biologie, daß sie nicht wirklich fragt, was Leben ist, . . . , sondern daß mit diesen Worten jeweils nur vage ein Bereich umschrieben wird, in dem man zu forschen beabsichtigt" (C. F. v. WEIZSÄCKER 1972, S. 287).

Diesem Satz könnte ein Biologe und Mediziner, der vor fünfzig Jahren arbeitete, gewiß nicht zustimmen. Er wird aber für die Biologie zusehends häufiger korrekt, wenngleich die Versuche, Leben zu definieren, auch noch für die jüngste Zeit diesen Satz für die Biologie widerlegen (EIGEN 1972). Wir könnten aber der Skepsis dieses Satzes zustimmen, wenn wir den Begriff der „Wahrheit" der Wissenschaft in dem Sinne, wie er von C. F. v. WEIZSÄCKER allein gemeint sein konnte, aufgeben und als die Aufgabe der Wissenschaft bezeichnen, Materialien für Modelle zu liefern, in denen der Begriff der „Wahrheit" einerseits zu dem der „Richtigkeit" von Beobachtungen, andererseits zu dem der „Widerspruchslosigkeit" innerhalb der Konstituenten eines Modelles verkleinert wird.

In der Physik hat sich eine Entwicklung angebahnt, die gerade für den Mediziner deshalb so wichtig erscheint, weil die Physik in einem für sie vermutlich wenig ersprießlichen Gedankengang das tut, was die Medizin in ihrer Domäne mit fruchtbaren Folgen hätte tun sollen. Sie geht weit über das hinaus, was wir soeben als die beiden Ingredienzien „wissenschaftlicher Wahrheit" bezeichnet haben. Wir können wiederum C. F. v. WEIZSÄCKER zitieren, um am Beispiel eines und desselben Physikers, an dessen Prominenz zudem nicht zu zweifeln ist, diesen Wandel zu exemplifizieren. „Meine Vermutung ist", so schreibt dieser Autor im weiteren Anschluß an das letzte Zitat, „daß die ganze Physik im wesentlichen nichts anderes ist als die Gesamtheit derjenigen Gesetze, welche schon deshalb gelten müssen, weil wir das, was die Physik untersucht, objektivieren und objektivieren können, daß also die Gesetze der Physik nichts anderes sind als die Gesetze, die die Möglichkeit der Objektivierbarkeit des Geschehens formulieren". Die Reflexion, die v. WEIZSÄCKER (1972) hier anstellt, in der sich die Physik als Wissenschaft „selbst noch einmal in Frage stellen" soll, diese Reflexion wird deshalb, wie er meint, zu leisten sein, damit die Wissenschaft „zum lebendigen Menschen, der ein Partner im Leben und nicht nur Objekt ist, in ein Verhältnis gesetzt werden" kann.

Dieses Verhältnis ist für die Physik, vordergründig gesehen, durch die Technik mit ihren menschenbedrohenden Folgen wesentlich. Aber das kann hier eigentlich nicht gemeint sein, da es sich ja zunächst um die *Gesetzlichkeit* der Physik handelt und nicht um ihre Anwendung. Tatsächlich fährt dann auch v. WEIZSÄCKER so fort, daß ihm die Abstraktheit der physikalischen Gesetze angesichts der modernen Physik der Elementarteilchen vorschwebt. Dieser Physik steht eine Behauptung nicht im Wege – ohne freilich aus ihr gefolgert werden zu können –, „daß die Materie, welche wir nur noch als dasjenige definieren können, was den Gesetzen der Physik genügt, vielleicht der Geist ist, insofern er sich der Objektivierung fügt...".

Es ist kein Zufall, daß dieser Gedankengang 1968 vor Ärzten entwickelt worden ist. Er schließt an ihn eine Betrachtung über den Patienten an, dessen Leiden nicht nur in der mit naturwissenschaftlicher Methode behebbaren Symptomatik besteht, sondern eben nur aus der gesamten Lebenssituation, in der er steht, verstanden werden kann, eben als geistiges Wesen (C. F. v. WEIZSÄCKER 1972).

Dieser Versuch ist in der Tat nichts als ein Modell, das auf zwei heterogene Phänomene bezogen wird. Im ersten Bezug kehrt es den alten, jedem Physiologen bekannten Sachverhalt um, der zunächst so lautet, daß es eine reale Außenwelt gibt (die PLANCK anzunehmen für „vernünftig" hält), daß aber unsere Kenntnis von ihr nur aus der Transformation ihrer Einwirkungen auf unsere Sinnesorgane in ein „Bild" besteht. Dieses Bild hat offenbar „Bezüge" zu dieser Realität, die aber nicht mehr sein können als Interpretationen geistiger Art von etwas, das wir nur durch das Filter der Sinne und der Verarbeitung ihrer Botschaften im Gehrin kennen. Doch schon dieser Satz, den wir soeben lasen, ist ein Widerspruch in sich selbst, da wir von den Sinnesorganen und ihren Botschaften eben auch nichts „Reales" wissen. Aus diesem Zirkelschluß befreit uns also nur ein Denkmodell, das dann genauso aussieht wie es die klassische Sinnesphysiologie lehrt. In ihm gibt es eine „Realität", die in einer nicht näher analysierbaren Form erkannt wird, und zwar so, daß das, was ich zu erkennen glaube, sicher nicht nur ein Produkt der Physiologie meiner „Erkennungsorgane" ist. Da ich von ihnen nur durch mein Bewußtsein erfahre, ist dies das einzig unmittelbar Gegebene. „Materie", in diesem Bewußtsein gedacht, kann also schlechterdings nichts anderes sein als ein geistiges Produkt, von dem uns unser klassisches Modell aber sagt, daß es in einer zwar durchdenkbaren, formal analysierbaren Form, aber doch letztlich nicht einsehbaren Weise mit einer „Realität" zusammenhängt. Was C.F. v. WEIZSÄCKER getan hat, ist, ein Modell zu entwerfen, in dem er der „Realität" dieselben Eigenschaften zuweist wie dem erkennenden Subjekt. Das ist zwar ein erlaubtes, aber für die Physik sicher nicht sonderlich zweckmäßiges und sicherlich nicht ein notwendiges, weil einzig mögliches Verfahren.

Das Weizsäcker-Modell ist ein „monistisches" Modell in unserer zwar nicht modernen, aber der Sache höchst angemessenen Begrifflichkeit. Seine Überspielung in den medizinischen Bereich ist „allegorisch", d. h. es sagt für die Erfassung des im Patienten Vorfindlichen in einem anderen Bilde dasselbe aus wie für einen physikalischen Sachverhalt, nur daß die Allegorie im Falle der ärztlichen Erfassung des Seelischen im Patienten wesenhaft stimmt, während sie für die Physik eine unnötige und keineswegs zwanghafte Modellaussage macht. Für den medizinischen Bereich besagt das Modell, daß wir uns dem Leiden des Menschen zweckmäßigerweise mit geistigen Analogien nähern.

Das hatte nun C.F. v. WEIZSÄCKERs Onkel, VICTOR, bekanntlich als erster so eindringlich gesagt. Aber so sehr auch wir einem solchen Modell zustimmen, es enthebt uns nicht der weit mühsameren Arbeit, die „materiellen" Prozesse hinter dem Leiden aufzuspüren, da, ungeachtet aller Theorien über ihre Ätiologie, der Tod sicher, die Heilung weitgehend eine Sache materieller Prozesse ist. Diese dann im letzten Grunde auch als „geistig" zu bezeichnen, analog der These, daß jede Materie Geist genannt werden soll, ist ein völlig unzweckmäßiges und also, im Sinne PLANCKs, ein unvernünftiges Verfahren.

Eine dualistische Medizin dagegen ist eine praktikable Medizin: Sie weiß, daß Geistiges in Körperliches hineinwirkt und kann also am Geistigen ansetzende

Manipulationen therapeutisch einsetzen. Sie weiß, daß die Entscheidungen über Leben und Tod im Leiblichen fallen. Es ist dabei völlig unerheblich, mit wieviel Spekulation das Leibliche betrachtet wird, ob es sich – im Sinne der Naturphilosophie des C. F. v. WEIZSÄCKER – auch als eine „geistige“ Entität erweist oder ob wir hinter dem Phänomen ‚Patient‘ ein Objekt der „realen Außenwelt“ vermuten. Vernünftigerweise tun wir Letzteres. Wir tun es sozusagen im Widerspruch zum Solipsismus, vermuten also, durch Wahl unseres Modells dazu befähigt, in unseren Mitmenschen so etwas wie wir selber sind und mögen dann alle Reflexionen über den Zusammenhang von Geist und Leib anstellen, die wir oben skizziert haben.

In diesem ärztlichen Aspekt wird dann erstmals der Term „Wahrheit“ interpretierbar als die Übereinstimmung unserer Vorstellungen mit denen unserer Mitmenschen. Die Wahrheit ist dann zugleich trivial, unprüfbar (durch den Hiatus zwischen den Bewußtseinen verschiedener Subjekte), aber praktisch fruchtbar. Sie ist selber ein Modell möglich Relationen zwischen Menschen, deren Existenz in einem solchen Modell als „real“ vorausgesetzt ist.

Kehren wir zu unseren anfangs geäußerten Gedanken zurück, was ein Modell zu leisten habe: Es hat komplizierte Sachverhalte „verständlicher“, also einfacher, einsehbarer und, wenigstens in gewisser Weise, „evident“ zu machen. Zu dieser Ansicht hat sich im großen und ganzen auch eine prominente Dikussionsrunde der Leopoldinischen Akademie durchgerungen, welche über das Verhältnis von Modell und Erkenntnis sprach (SCHARF u. a. 1968). Nur die „Einfachheit“ des Modells garantiert die Erfüllung seiner Funktion. Daß die vom Modell verständlich gemachte Wirklichkeit vermutlich niemals „einfach“ ist, das zeigt uns die gegenwärtige Entwicklung der Naturwissenschaft täglich. Die Frage nach der Wahrheit der Modelle verschwindet hinter dieser ihrer Funktion der „Verständigung“. Das schließt durchaus die von C. F. von WEIZSÄCKER in der zitierten Diskussion erhobene Forderung ein, daß bei allem spekulativem Charakter das Wesen des Nachdenkens über die Natur „das präzisest mögliche Nachdenken“ sein sollte (S. 253). Aber auf noch so komplizierter Grundlage muß (um EIGEN in dieser Diskussion zu folgen, S. 243) die Aufgabe des Modells sein, das Prinzip des zu erklärenden Vorgangs in „einem Schritte zu kondensieren“. Das bedeutet natürlich auch, daß man von einem und demselben Vorgang, z. B. einer Krankheit oder einer menschlichen Handlung, verschiedene Schritte zur Kondensation tun kann, von denen jeder zu einem anderen Modell führt, und alle diese Modelle dann Facetten der Wirklichkeit widerspiegeln.

## 7.3 Gibt es Modelle der „Evolution“?

In der modernen Biologie spielt ein bestimmtes Modell eine besonders große Rolle, weil es dazu dient, die Existenz fast aller biologischer Phänomene zu erklären: das Modell der Evolution. Dieses Modell besagt, auf seine kürzeste Formel gebracht, daß alles Existierende sich aus Vorstufen einfacherer Art gebildet habe, wobei die Entstehung des Komplizierten aus dem Einfacheren durch bestimmte Einwirkungen erklärt werden muß, über die man sich kaum jemals wird einig werden können, weil ein jedes Modell dieser Art vorwiegend ein erdachtes Modell ist, dem nur ein schmaler Bereich inadäquater (z. B. paläontologischer) Beobachtungen zugrundeliegt. Dieses Prinzip-Modell, als solches wirklich auf das „Erste" (principium) der Existenzerklärung zielend, hat derzeit nur eine einzige Alternative: die Theorie, daß ein „Schöpfer" (Gott) alles Existierende als solches erschaffen habe.

Diese „primitive" Schöpfertheorie, die heute auch kein Theologe mehr vertritt, ist leicht durch Fakten widerlegbar, da unsere tägliche Lebenserfahrung uns massenhaft Beispiele für Evolutionen liefert, die eindeutig sind: die Ontogenese, d. h. Befruchtung, Wachstum und Entstehung eines neuen Individiuums in der Biologie, stellt eine solche Erfahrung dar. Kontrovers kann also zunächst nur die Modell-Vorstellung über die wirksamen Kräfte einer solchen Entwicklung sein.

Nun enthält die derzeit übliche Theorie der Evolution, trotz aller Varianten, eine gemeinsame Vorstellung, daß nämlich die Kräfte, welche Evolution bewirken, sich aus der Natur der Materie, insbesondere der belebten Materie, selbst erklären lassen. Modellvorstellungen dieser Art setzen sich naturgemäß einer Hinterfragung aus, welche die Entstehung eben dieser materiellen Kräfte erklärt haben möchte. Wie man auch immer die Probleme wendet: sie enden an irgendeiner Stelle in weiter nicht mehr modellierbaren Voraussetzungen. Zur Erklärung dieser Voraussetzungen sind offenbar alle denkbaren Ansätze metaphysisch, d. h. übersteigen das Denk- und Erfahrungsvermögen des Menschen, und es ist vermutlich kein Argument zu finden, welches eine theologische Erklärung mit Gott als dem Schöpfer der Welt, wie sie etwa besonders konsequent TEILHARD de CHARDIN (1961) ausgeführt hat, gegen eine atheologische, materialistische abwägen könnte. Die theologische Hypothese hat sogar den Vorzug, das „ignorabimus" des DUBOIS-REYMOND durch eine unmittelbar „verständliche", weil anthropomorphe, Erklärung aufzuheben, während der materialistische Ansatz letztlich beim „ignorabimus" verbleiben wird.

Das schwierigste Problem der Evolutionslehre ist fraglos die Tatsache, daß sich kompliziertere („höhere") Arten aus weniger komplizierten („niederern") Vorstufen „entwickelt" haben. LOCKER (1983) hat die logischen Inkonsistenzen der heute zur Erklärung entwickelten Modellvorstellungen eindringlich aufgewiesen. Wir wollen zu diesem Problem, das an dieser Stelle nicht abschließend behandelt werden kann, nur Folgendes sagen:

Der menschliche Verstand hat offenbar keine Ansätze zur Verfügung, die in der „Evolution nach oben" wirksamen Kräfte auf ihre Notwendigkeiten (d. h. Gesetzmäßigkeiten) und Möglichkeiten hin einzusehen. Alle evolutionstheoretischen Ansätze versuchen aber, große Gebiete von Tatsachen in einem gemeinsamen Modell „verständlich" zu machen. Diese Gebiete sind

- die Vielfalt der Arten;
- die „Verwandtschaft" der Arten, bewiesen durch ihre Ähnlichkeit und ihre Fähigkeit, durch Kreuzung Nachkommen zu erzeugen, deren Merkmale sich im Groben nach den Mendelschen Gesetzen erklären lassen;
- die Phänomene der Paläontologie;
- die (beobachtbare) Erfahrung der Ontogenese, welche so beschaffen ist, daß sie in wechselnder Form als Modell der Phylogenese benutzt werden kann; das biogenetische Grundgesetz HAECKELs war z. B. ein solcher Versuch.

Die so entstandenen Modelle haben zudem die Eigenschaft, ohne Hypothesen auszukommen, in welchen nicht-materielle Bedingungen (z. B. Gott als Schöpfer) wesentlich sind. Diese Eigenschaft wird sich freilich am Ende, wie man vermuten darf, insofern als Irrtum erweisen, als im oben besprochenen Sinn die Gott-Schöpfer-Theorie durch ein Fragezeichen ersetzt werden muß, auf das es keine Antwort gibt.

## 7.4 Modelle und Paradigmata

Das große Werk STACHOWIAKs (1973) über Modelle erschien sechs Jahre nach der deutschen Ausgabe des Buches über die Struktur wissenschaftlicher Revolutionen von S. KUHN (1967). Das amerikanische Original KUHNs stammt freilich von 1962, blieb aber STACHOWIAK offenbar unbekannt, obgleich es der mit Abstand wichtigste Versuch ist, die Bedeutung der Modelle für eine allgemeine Wissenschaftstheorie darzustellen. Denn ohne Zweifel sind jene Paradigmata KUHNs, welche als neue Theorie zahllose Wissenschaftler anziehen, wobei sie zugleich offen genug sind, um noch viele Probleme der Lösung zuzuführen, Modelle im hier angewandten Sinn. Das kommt daher, wie KUHN wörtlich sagt, „daß einige anerkannte Beispiele für konkrete wissenschaftliche Praxis ... Modelle abgeben, aus denen bestimmte festgefügte Traditionen wissenschaftlicher Forschung erwachsen" (KUHN 1973, S. 29). Nicht jedes Modell ist also ein Paradigma. Zum wissenschaftlichen Paradigma wird ein Modell erst dadurch, daß es auf sehr viele Phänomene, die wissenschaftlich erforschbar sind, angewandt werden kann, also zugleich auch eine besonders große *Bedeutung* für die Interpretation wissenschaftlicher Tatsachen bekommt. Diese Bedeutung und die vielfältige Anwendbarkeit des Modells macht es dann im Grenzfall zu einem Bestandteil dessen, was JASPERS schon 1919 „Weltbilder" genannt hat.

Es versteht sich von selbst, daß Modelle von sehr verschieden umfangreichen und sehr unterschiedlich bedeutsamen Phänomenen handeln können. Ein Modell der Infarktentstehung ist nicht so universal wie ein Modell der Entstehung der Arten. Auch die oben skizzierten ätiologischen Modelle sind so vielfältig in ihrer Anwendbarkeit, d. h. betreffen so viele kleinere Problemgebiete mit eigenen, beschränkten Modellen, daß die moderne, epidemiologisch begründete Lehre der

Ätioloige von Krankheit sehr wohl paradigmatisch im Sinne von S. KUHN erscheint. Denn ätiologische Modelle geben der medizinischen Forschung Anlaß, jedes spezielle Phänomen einer Krankheit auf seine Genese hin zu untersuchen.

Der paradigmatische Charakter dieser Modelle der Ätiologie erhellt aus den wenigen fundamentalen Annahmen, denen sie genügen müssen:

- daß es nur genetische Faktoren und Faktoren der Umwelt geben kann, die nicht weiter hinterfragbar sind, also einen Regreß auf weitere ätiologische Dimensionen weder zulassen noch erfordern;
- daß unter den Faktoren der sozialen Umwelt, aus leicht einsehbaren Gründen, nur die oben schon angeführten vier Gruppen gesellschaftlich bedingter Ätiologien denkbar sind;
- daß alle nicht physiologisch definierten ätiologischen Faktoren mit auch noch so vielen Zwischenstufen letztlich physiologisch (d. h. somatisch) definierbare Endglieder der Regressionskette entwickeln müssen, wenn somatische Krankheiten mit ihnen erklärt werden sollen.

Von kaum einer Krankheit kennen wir die Stufen ihrer Pathogenese in dem hier paradigmatisch geforderten Umfang. Man wird also sagen dürfen, daß das hier vorgetragene Modell eine endlose Menge neuer Fragestellungen aufwirft und entsprechende Forschungen anregt.

Mit diesen Darlegungen über die Theorie der Modelle in der Medizin soll es zunächst sein Bewenden haben. Fast jedes der vorstehenden Kapitel bedarf der Erweiterung oder eines eingehenderen Beweises der Zulässigkeit der Argumente. Es wird also nur ein Versuch vorgelegt, in welcher Weise sich die beabsichtigte Theorie könnte darstellen lassen.

# Literaturverzeichnis


ACHESON ED, GARDNER MJ, PANNETT B, BARNES HR, OSMOND C, TAYLOR CP: Formaldehyde in the British chemical industry. An occupational study. Lancet Nr. 8377, 1984 I, 611–616

ADEY WR, BAWIN SM: Brain interaction with weak electric and magnetic fields. Neurosc. Res. Progr. Bull. 15 (1), 1–129 (1977)

ADLER A: Studie über Minderwertigkeit von Organen. Zit. nach ADLER A: Über den nervösen Charakter. Neuauflage Fischer, Frankfurt 1972 (Original 1912)

ADLER R (ed.): Psychoneuroimmunology. Acad. Press, New York 1981

Adverse health effects of smoking and the occupational environment. Occup. Health Saf. **48** (5), 26–28 (1979)

AHLBOM A: A review of the epidemiological literature on magnetic fields and cancer. Scand. J. Work Environm. Health 14, 337–343 (1988)

ALBERTS B, BRAY D, LEWIS J, RAFF M, ROBERTS K, WATSON JD: Molecular biology of the cell. Garland Publ. New York, London, 2. Aufl. 1989

ALEXANDER F: Psychosomatische Medizin. De Gruyter, Berlin, 3. Aufl. 1977 (1. Aufl. 1951)

ALTHOFF H: Die therapeutische Novokainanwendung in der inneren Medizin. Steinkopff, Dresden, Leipzig 1947

AMELUNG W, HILDEBRANDT G: Balneologie und medizinische Klimatologie. 3 Bde. Springer, Berlin, Heidelberg, New York 1985 und 1986

ANDREASON GL, EVANS GA: Optimization of electroporation for transfection of mammalian cell lines. Anal. Biochem. 189 (2), 269–275 (1989)

ANGELL M: Disease as a reflection on the psyche. N. Engl. J. Med. 312, 1570–1572 (1985)

ANGERMEIER WF: Kontrolle des Verhaltens. Springer, Berlin, Heidelberg, New York 1972

ANISMAN H, IRWIN J, SKLAR LS: The influence of stressors on the progression of neoplastic change. In: WEISBURGER EK (ed.): Mechanisms of carcinogenesis. Kluwer, Acad. Publ., Dordrecht, Boston, London 1989

APEL KO: Das Leibapriori der Erkenntnis. In: GADAMER HG, VOGLER P (Hrsg.): Neue Anthropologie. Bd. 7, S. 264–288, Thieme, Stuttgart 1975

APPLEY MH, TRUMBULL R (eds.): Psychological stress. Appleton, Century, Crofts, New York 1967

ASCHOFF L (Hrsg.): Pathologische Anatomie. 7. Aufl., 1. Bd., Fischer, Jena 1928

AUBECK HJ: Die Wunderheiler auf den Philippinen. Verlagsgesellschaft Gremer, Ebelsbach 1984

BAHNSON CB (ed.): Second Conference on psychophysiological aspects of cancer. Ann. N. Y. Acad. Sciences, Vol. 164. Art. 2, S. 307–634 (1969)

BAHNSON CB: Das Krebsproblem in psychosomatischer Dimension. In: v. UEXKÜLL Th: Psychosomatische Medizin. Urban u. Schwarzenberg, München, Wien, Baltimore, 3. Aufl. 1986, S. 889–909

BAMMER K: Krebs und Psychosomatik. Kohlhammer, Stuttgart 1981

BASSETT CA: Biomedizinische und biophysikalische Wirkung pulsierender elektromagnetischer Felder. Orthopädie 13 (2), 64–74 (1984)

BASSETT CAL, BECKER RO: Generation of electric potentials by bone in response to mechanical stress. Science 137, 1063–1064 (1962)

BASSETT CAL, PAWLUK RJ, BECKER RO: Effects of electric currents on bone in vivo. Nature (Lond.) 204, 652–654 (1964)

BATESON G.: Ökologie des Geistes. Suhrkamp, Frankfurt 1985 ($1988^2$)

BAUER KH: Das Krebsproblem. Springer, Berlin, Heidelberg 1949

BAUTZ EKF, KALDEN JR, HOMMA M, TAN EM (eds.): Molecular and cell biology of autoantibodies and autoimmunity. Abstracts. 1. int. Workshop, Sitzungsber. Heidelberger Akad. Wiss., Math.-naturw. Kl. 4. Abh. (1989)

BAYLISS WM: Grundriss der allgemeinen Physiologie. Springer, Berlin 1926

BEADLE GW, TATUM EL: Genetic control of biochemical reactions in neurospora. Proc. Natl. Acad. Sci. (USA) 27, 499–506 (1941)

BECKER RO: Electromagnetism and life. In: MARINO AA (ed.): Modern bioelectricity. Dekker, New York, Basel 1988, S. 1–15

BERGENER M, HEIZMANN CE: Das Schmerzsyndrom – eine interdisziplinäre Aufgabe. edition medizin, VCH Weinheim 1987

BERGERUD AT: Die Populationsdynamik von Räuber und Beute. In: JÜRGENS H u. a. l. c., 1989, S. 82–90

BERKING S: Zur Rolle von Modellen in der Entwicklungsbiologie. Sitzungsber. Heidelberger Adad. Wiss., math.-naturw. Kl., 2. Abh. (1981)

BERNSTEIN J: Elektrobiologie. Vieweg, Braunschweig 1912

BERRY MV, PERCIVAL IC, WEISS NO (eds.): Dynamical chaos. Proc. roy. Soc. London, Royal Society 1987

BERTALANFFY L v.: Physik des Fließgleichgewichts. Braunschweig 1953

BEUTNER R: Die Entstehung elektrischer Ströme in lebenden Geweben. Enke, Stuttgart 1920

BISER E: Theologische Sprachtheorie und Hermeneutik. Kösel, München 1970

BLASK DE: The pineal: an oncostatic gland? In: REITER RJ (ed.): The pineal gland. Raven Press, New York 1984, p. 253–284

BLOHMKE M, REIMER F: Krankheit und Beruf. Hüthig/Dr. Fischer, Heidelberg 1980

BLUMENBERG H: Die Lesbarkeit der Welt. Suhrkamp, Frankfurt 1983

BOCK HE, EGGSTEIN M: Diagnostik, Informationssystem, integrierte elektronische Datenverarbeitung für die ärztliche Diagnostik. Springer, Berlin, Heidelberg, New York 1970

BOCK KD, HOFMANN L: Risikofaktoren – Medizinischer Fortschritt oder Irrweg? Vieweg, Braunschweig, Wiesbaden 1982

BÖHME H, BÖHME G: Das Andere der Vernunft. Suhrkamp, Frankfurt 1985

BÖHME W (Hrsg.): Wie entsteht der Geist? Herrenalber Texte 23, Ev. Akademie Baden, Karlsruhe 1980

BOGDONOFF MD, ESTES jr. EH, TROUT D: Acute effect of psychologic stimuli upon plasma non-esterified fatty acid levels. Proc. Soc. exp. Biol. (N. Y.) **100**, 503 (1959)

BOLTZMANN L: Populäre Schriften. Barth, Leipzig 1925

BORESCH K: Gesamtumsätze der Pflanzen, insbesondere bei den autotrophen. In: BETHE A, BERGMANN G u.a.: Handbuch der normalen und pathologischen Physiologie V., 328–376, Springer, Berlin 1928

BRANWOOD AW, MONTGOMERY GL: Observations on the morbid anatomy of coronary heart disease. Scott. Med. J. **1**, 367 (1956)

BRAUN RN: Die gezielte Diagnostik in der Praxis. Schattauer, Stuttgart 1957

BRENDEL W: Organtransplantation: Sackgasse oder Ausweg? In: STEINHAUSEN M (Hrsg.): Grenzen der Medizin (Medizin im Wandel). Hüthig, Heidelberg 1978, S. 61–68

BRENNER W, RUTENFRANZ J, BAUMGARTNER E, HAIDER M (Hrsg.): Arbeitsbedingte Gesundheitsschäden – Fiktion oder Wirklichkeit. Verh. dtsch. Ges. Arbeitsmed. 20, Gentner, Stuttgart 1980

BRESCH C: Zwischenstufe Leben. (Evolution ohne Ziel?) Piper, München, Zürich 1977

BRINKHOUS KM (ed.): Thrombosis: Riskfactors and diagnostic approaches. Schattauer, Stuttgart, New York 1972

BRINKMANN K, SCHAEFER H (Hrsg.): Der Elektrounfall. Springer, Berlin, Heidelberg, New York 1982

BRINKMANN K, SCHAEFER H (Hrsg.): Gesundheitsrisiken durch elektromagnetische Gleichfelder. (Bd 1 Elektromagnetische Verträglichkeit biologischer Systeme) Vde-Verlag, Berlin, Offenbach 1991

BRODEUR P: Report Electrosmog (Gefahr für unsere Gesundheit). Augustus, Augsburg 1990

BROWN MS, GOLDSTEIN JL: Arteriosklerose und Cholesterin: Die Rolle der LDL-Rezeptoren. Spektrum der Wissenschaft 1985 (1), 96–109

BRUNNER D, ALTMAN S, LOEBL K, SCHWARTZ S, LEVIN S: Serum cholesterol and triglycerides in patients suffering from ischemic heart disease and in healthy subjects. Atherosclerosis **28** (1977), 197–204

BRUSCHKE AVG, BRUYNEEL KJJ, BLOCH A, van HERPEN G: Acute myocardial infarction without obstructive coronary artery disease demonstrated by selective cinearteriography. Brit. Heart. J. **33**, 585–594 (1971)

BUCHBORN E: Die Wertigkeit von Meßmethoden in der klinischen Diagnostik. Verh. dtsch. Ges. inn. Med. **83**, 587 (1977)

BUDDECKE E: Proteoglykane als strukturelle und funktionelle Biopolymere. Vorlesungsreihe Schering, Heft 2, Pharma-Forschung Schering, Berlin 1977

BÜRGER H: Die Anamnese als wichtigste Grundlage der Diagnose. Hippokrates **27**, 206 (1956)

BÜRGER-PRINZ H, WINZENRIED FJM (Hrsg.): Befinden und Symptome. Erlebnisfeld des Kranken und ärztlicher Befund. Schattauer, Stuttgart 1964

BUTOLLO W: Die Angst ist eine Kraft. Piper, München 1984

CALABRESE EJ, MCCARTHY ME, KENYON E: The occurrence of chemically induced hormesis. Health Phys. 52 (5), 531–541 (1987)

CAMPBELL GD: Factors in the prevention of diabetes. Prevent. med. 1, 67 (1972)

CAMPBELL M: Death rate from diseases from the heart 1876–1959. Brit. med. J., 528–535 (1963)

CANNETTI E: Masse und Macht. Fischer, Frankfurt 1980

CANNON WB: Wut, Hunger, Angst und Schmerz. Urban u. Schwarzenberg, München, Berlin, Wien 1975. – Bodily changes in Pain, Hunger, Fear and Rage. Branford, Boston 1915

CANNON WB: The wisdom of the body. Norton, New York 1932

CARUS CG: Psyche (1846). Neudruck Diederichs, Jena 1926

CASPARI W: Physiologie der Röntgen- und Radiumstrahlung. In: BETHE A u. a. (Hrsg.): Handbuch der normalen und pathologischen Physiologie 17, 343–390, Springer, Berlin 1926

CASSEL J: Physical Illness in Response to Stress. In: LEVINE S, SCOTCH A (eds.): Social Stress. Aldine Publ. Co., Chicago 1970, S. 189–209

CASSILETH BR, LUSK EJ, MILLER DS, BROWN LL, MILLER C: Psychosocial correlates of survival in advanced malignant disease. N. Engl. J. Med. 312 (24), 1551–1555 (1985)

CERAMI A, VLASSARA H, BROWNLEE M: Glucose und Altern. Spektrum d. Wissensch. 1987, H. 7, 44–51

CHRISTIAN P: Das Personverständnis im modernen medizinischen Denken. Mohr, Tübingen 1952

CHRISTIAN P: Medizinische und philosophische Anthropologie. In: ALTMANN HW, BÜCHNER F, COTTIER H u. a.: Handbuch der allgemeinen Pathologie. Bd 1, Springer, Berlin, Heidelberg, New York 1969, S. 232–278

CLAUSER G, HOLM E: Lehrbuch der biographischen Analyse. Thieme, Stuttgart 1963

COOK-MOZAFFARI P, DARBY S, DOLL R: Cancer near potential sites of nuclear installations. Lancet 1989, 11 XI, 1145–1147

COUÉ E: Die Selbstbemeisterung durch bewußte Autosuggestion. Schwabe, Basel, Stuttgart, 208. Tausend, 1975

CREED RS, DENNY-BROWN D, ECCLES JC, LIDDELL EGT, SHERRINGTON CS: Reflex activity of the spinal cord. Oxford Univ. Press, London 1932

CREMER T: Von der Zellenlehre zur Chromosomentheorie. Springer, Berlin, Heidelberg, New York, Tokyo 1985

CRICK FHC: The genetic code. Cold Spring Harbor Symp. Quant. Biol. 31 (1965)

CURTIUS F: Klinische Konstitutionslehre. Springer, Berlin, Göttingen, Heidelberg 1954

CURTIUS F: Individuum und Krankheit. Springer, Berlin, Göttingen, Heidelberg 1959

CYRAN W: Genuß mit oder ohne Reue? Eine medizinische Analyse über die Gefahren des Rauchens. rororo Rowohlt, Reinbek 1968

DARWIN C: The origin of species. Murray, London 1859

DAVIS DL, HOEL D (eds): Trends in cancer mortality in industrial countries. Ann. N.Y. Acd. Sci. 609 (1990)

DAWBER TR, MEADORS GF, MOORE FE: Epidemiological approaches to heart disease: The Framigham study. Am. J. Public Health 42, 279–286 (1951)

DEEKE L, GRÖZINGER B, KORNHUBER HH: Voluntary finger movement in man: cerebral potentials and theory. Biol. Cybernetics 23, 99 (1976)

DEETJEN P (Hrsg.): Physikalische, biologische und medizinische Wirkungen niedrig dosierter ionisierender Strahlen. Physik, Med. Balneologie, Med. Klimatol. 19 (Sonderheft), 1990

DEMBROSKI TM, WEISS SM, SHIELDS JL, HAYNES SG, FEINLEIB M (eds.): Coronary-prone behavior. Springer, New York, Heidelberg, Berlin 1978

DENBIGH KG: The thermodynamics of the steady state. Methuens Monographs on chemical subjects. Methuen, London 1951

DERTINGER H: Molekulare Basis der biologischen Strahlenwirkung. In: URBAN H, KOELZER W (Hrsg.): Strahlenschutz. Kolloqu. Hauptabt. Sicherheit, Kernforschungszentrum Karlsruhe 1988, S. 117–126

DEWDNEY AK: Computer-Kurzweil. Auf Besichtigungstour mit dem Mandelbus. Spektrum d. Wissenschaft 1989, H. 5, S. 6–9
DILTHEY W: Erleben, Ausdruck und Verstehen. Ges. Schriften VII, Vandenhoeck u. Ruprecht, Göttingen 1964, S. 191–251
DITFURTH H v.: Das Geschäft mit dem Wunder. Geo 1982, Nr. 11, 44–58
DODGE DL, MARTIN WT: Social Stress and Chronic Illness (Mortality Patterns in industrial society). Univ. Notre Dame Press, Notre Dame, London 1970
DOERR W: Das physikalische Herzmodell. Nova Acta Leopoldina N. F. 33, Nr. 184, 121–142 (1968)
DOERR W: Pathologie der Coronargefäße. Sitzungsber. Heidelberger Akad. Wiss., Math.-naturw. Kl., 2. Abh. 1972
DOERR W, HOEPKER WW, ROSSNER JA: Neues und Kritisches vom und zum Herzinfarkt. Situngsber. Heidelberger Akad. Wiss., Math.-naturw. Kl. 1974. Nr. 4, Springer, Berlin, Heidelberg, New York
DOERR W, SCHIPPERGES H: Was ist Theoretische Pathologie? Springer, Berlin, Heidelberg, New York 1979
DOHRMANN RE u. a.: Senkung der Infarktletalität doch möglich? Ärztl. Praxis **29** (21), 1003 (1977)
DOLL R, PETO R: The causes of cancer: Quantitative estimates of avoidable risks of cancer in the United States today. Journal of the National Cancer Institute (NIH) **66**, Nr. 5, 1194–1308 (1981)
Dorlands illustrated Medical Dictionary. Saunders, Philadelphia, London 1965
DOSCH P: Lehrbuch der Neutraltherapie nach Huncke. Haug, Ulm 1964
DREWERMANN E: Die Strukturen des Bösen. 3 Bde. Schöningh, Paderborn, München, Wien, Zürich 1988
DRIESCH H: Philosophie des Organischen. Engelmann, Leipzig 1921
DU BOIS-REYMOND E: Reden. 1. Folge: Über die Grenzen des Naturerkennens. Veit, Leipzig 1886, Bd. 1, S. 130
DUESBERG PH: Responding to „"the AIDS debate". Naturwissenschafen 77, 97–102 (1990)
DURHAM RH: Encyclopedia of medical syndromes. Herstler u. Row, New York, London 1960
DUSPIVA F: Die cytologischen Grundlagen der protoplasmatischen Verankerung der Enzyme. In: NORD FF, WEIDENHAGEN R: Handbuch der Enzymologie. Akad. Verlagsges. Becker u. Erler, Leipzig 1940, I. Bd., 11–64
EBBECKE U: Über das Gesetz der elektrischen Reizung und über die physikalische Bedeutung des Hoorweg'schen Gesetzes und der Zeitkonstante. Pflügers Arch. 216, 448 (1927)
Editorial: Depression, Stress and Immunity. Lancet Nr. 8548, 1987/I, 1467–1468
EHRLICH JC, SHINOHARA Y: Low incidence of coronary thrombosis in myocardial infarction. Arch. Pathol. **78**, 432 (1964)
EIBL-EIBESFELDT I: Die Biologie des menschlichen Verhaltens. Piper, München, Zürich 1984
EICHHOLTZ F: Die toxische Gesamtsituation auf dem Gebiet der menschlichen Ernährung. Umrisse einer unbekannten Wissenschaft. Springer, Berlin, Göttingen, Heidelberg 1956
EICKHOFF W: Schilddrüse und Basedow. Thieme, Stuttgart 1949

EIDEN F, KEMPER FH, LEHNERT G, SCHMÄHL D, THOMAS C, VALENTIN H, WAGNER G: Krebs – ein Industrieprodukt? Dtsch. Ärzteblatt 79 I (8), 52–62 (1982)

EIFF AW v. (Hrsg.): Essentielle Hypertonie. Therapiewoche **24**, 1713–1781 (1974)

EIFF AW v. (Hrsg.): Seelische und körperliche Störungen durch Streß. Fischer, Stuttgart, New York 1976

EIFF AW v. (Hrsg.): Streß – unser Schicksal? Fischer, Stuttgart, New York 1978

EIFF AW v.: Streß – eine Provokation für Gesellschaft und Medizin. Therapiewoche **29**, 4890 (1979)

EIGEN M: Self organization of matter and the evolution of biological macromolecules. Naturwiss. 58, 465–523 (1971)

EIGEN M: Information und Evolution biologischer Makromoleküle. Nova Acta Leopoldina N. F. 37/1, Nr. 206 (Informatik), Barth, Leipzig 1972, S. 171–224

EIGEN M: Wie entsteht Information? Prinzipien der Selbstorganisation in der Biologie. Ber. Bunsenges. Phys. Chem. **80**, 1059–1080 (1976)

EIGEN M: The AIDS debate. Naturwissenschaften 76, 341–350 (1989)

EIGEN M, HAMMES ES: Elementary steps in enzyme reactions. Advances Enzymol. 25, 1 (1963)

EINSTEIN A: Über die spezielle und die allgemeine Relativitätstheorie (Gemeinverständlich). Vieweg, Braunschweig 1922 (14. Aufl.)

EPPINGER H: Zur Pathologie der Kreislaufcorrelationen. In: BETHE A, BERGMANN G v., EMBDEN G, ELLINGER A (Hrsg.): Handbuch der normalen und pathologischen Physiologie. Springer, Berlin, Bd. 16/2, S. 1289–1414 (1931)

Ernährungsbericht 1972. Deutsche Gesellschaft für Ernährung, Frankfurt 1973

EYSENCK HJ: Sigmund Freud: Niedergang und Ende der Psychoanalyse. List Forum, München 1985

FEINENDEGEN LE: Das Problem der kleinen Strahlendosen. – Eine Herausforderung für die Beurteilung von Schadensfolgen. In: Ergebnisse neuer Sicherheitsanalysen. 10. GRS-Fachgespräch, Gesellschaft für Reaktorsicherheit, Köln 1987

FEINENDEGEN LE, MÜHLENSIEPEN H: Magnetic field affects abymidine kinase in vivo. Int. J. Radiol. Biol. 47 (6), 723–730 (1985)

FEINSTEIN AR: Clinical judgement. Williams a. Wilkins, Baltimore 1967

FERBER Ch v., FERBER L v., SLESINA W: Medizinsoziologie und Prävention. Soziale Welt, Sonderband: Soziologie und Praxis (Beck U, Hrsg.) 1982, S. 277–306

FLECK L: Entstehung und Entwicklung einer wissenschaftlichen Tatsache. Suhrkamp-Taschenbuch, Frankfurt 1980 (Erstausgabe 1935)

FLECKENSTEIN A: Calcium antagonism in heart and smooth muscle (Experimental facts and therapeutic prospects). Wiley, New York, Chichester, Brisbane, Toronto, Singapore 1983

FLIEDNER TM: Das granulozytäre Zellerneuerungssystem: Ein Regelkreis. In: STECHER A, HÖCKER P (Hrsg.): Erkrankungen der Myelopoese. Urban u. Schwarzenberg, München, Berlin, Wien 1976

FLIEDNER TM: Festvortrag. Jahresfeier Heidelberger Akademie der Wissenschaften, im Druck (1991)

FLIEDNER TM, STEINBACH KH: Simulationsmodelle von Perturbationen des granulocytären Zellerneuerungssystems. In: DOERR W, SCHIPPERGES H (Hrsg.): Modelle der pathologischen Physiologie. Springer, Berlin, Heidelberg, New York, London, Paris, Tokyo 1987, S. 89–106

FLIEDNER TM, HOELZER D, STEINBACH KH: Physiologische und pathologische Regulationen der Erythropoese. Verh. dtsch. Ges. innere Med. 84, 15–27 (1978)

FLIEDNER TM, HOELZER D, STEINBACH KH: Blast cell and granulocyte production in human leukemia: Pathophysiological concepts based on computer simulation using discrete modeling techniques. Blood cells 8, 535–548 (1982)

FOLKOW B, HALLBÄCK M, LUNDGREN Y, SIVERTSSON R, WEISS L: Importance of adaptive changes in vascular design for establishment of primary hypertension, studied in man and in spontaneously hypertensive rats. Circulation Res. **32/33**, Suppl. I, I.3–I.13 (1973)

FRANK H (Hrsg.): Kybernetik. Umschau, Frankfurt 1970

FRANK JP: Akademische Rede vom Volkselend als Mutter der Krankheiten (Pavia 1790). Sudhoffs Klassiker, Barth, Leipzig 1960

FRANK Ph: Das Kausalgesetz und seine Grenzen. Springer, Wien 1932

FREUD S: Vorlesungen zur Einführung in die Psychoanalyse. Internat. Psychoanalyt. Verlag, Leipzig, Wien, Zürich, 3. Aufl. 1926

FREY E: Nierentätigkeit und Wasserhaushalt. Lehrbuch der Physiologie (Trendelenburg W, Schütz E, Hrsg.). Springer, Berlin, Göttingen, Heidelberg 1951

FRIEDMAN H, SOUTHAM C: International conference on immunobiology of cancer. Ann. N. Y. Acad. Sci. **276** (1976)

FRIEDMAN M, ROSENMAN RH: Der A-Typ und der B-Typ. Rowohlt, Reinbek 1975

FRIEDMAN U, ROSENMAN RH, CARROLL V: Changes in the serum cholesterol and blood clotting time in man subjected to cyclic variation of occupational stress. Circulation **17**, 852 (1958)

FRÖHLICH F: The genetic code as language. In: FRÖHLICH H (ed.): Biological coherence and response to external stimuli. Springer, Berlin, Heidelberg, New York, Tokyo 1988

FUCKS W: Formeln zur Macht. DVA, Stuttgart, 2. Aufl. 1965

FÜHNER H, KÜLZ F: Nerv und Muskel. In: BETHE A u. a. (Hrsg.): Handbuch der normalen und pathologischen Physiologie. VIII/1, S. 299–314, Springer, Berlin 1925

FURST A: Hormetic effects in pharmacology: pharmacological inversions as prototypes for hormesis. Health physics 52 (5), 527–530 (1987)

GABIUS HJ, NAGEL GA (eds.): Lectins and glycoconjugates in oncology. Springer, New York, London, Paris, Tokyo 1988

GADAMER HG: Wahrheit und Methode. Mohr, Tübingen 1960

GALVANI L: De viribus electricitatis in motu musculari commentarius. Bologna 1791

GARDNER H: Dem Denken auf der Spur. Klett-Cotta, Stuttgart 1989

GEISLER LS: Der Asthmakranke. Ein „schwieriger" Patient? Medikon, München 1990

GELLHORN E: Physiological foundations of neurology and psychiatry. Univ. of Minnesota Press, Minneapolis 1953

GELLHORN E: Autonomic imbalance and the hypothalamus. Univ. of Minnesota Press, Minneapolis 1957

GELLHORN E: Autonomic-somatic integrations. Univ. of Minnesota press, Minneapolis 1967

GERECHT K: Früh- und Spätschäden am Kreislauf bei lang andauernder Einwirkung von Hunger und Kälte. Zschr. Kreislaufforschung 38, 238 (1949)

GEROK W: Die gefährdete Balance zwischen Chaos und Ordnung im menschlichen Körper. Mannheimer Forum 89/90, S. 137–182, Boehringer, Mannheim 1990

GEYSER J: Erkenntnistheorie. Schöningh, Münster 1922

GLASS L, GOLDBERGER AL, COURTEMANCHE M, SHRIER A: Nonlinear dynamics, chaos and complex cardiac arrhythmias. Proc. R. Soc. Lond., A 413, 9–26 (1987)

GODER G: Der akute tödliche Myokardinfarkt. Eine Statistik über 31097 Sektionen. Z. Kreisl.-Forsch. **49**, 105–120 (1960)

GÖPFERT H, SCHAEFER H: Über den direkt und indirekt erregten Aktionsstrom und die Funktion der motorischen Endplatte. Pflügers Arch. 239, 597–619 (1937)

GÖRRES A: Sinn und Grenzen biographischer Methoden in der psychosomatischen Medizin. Jb. Psychol. Psychother. med. Anthropol. 11, 319 (1964)

GOODMAN R, HENDERSON AS: Exposure of salivary gland cells to low-frequency electromagnetic fields alters polypeptide synthesis. Proc. Nat. Acad. Sci. USA 85, 3928–3932 (1988)

GOODMAN R, SHIRLEY-HENDERSON A: Exposure of cells to extremely low-frequency electromagnetic fields: Relationship to malignancy? Cancer Cells 2 (11), 355–359 (1990)

GRAF H: Das Problem der körpereigenen Abwehr beim Krebswachstum. Hüthig, Heidelberg 1969

GROSS R: Medizinische Diagnostik. Springer, Berlin, Heidelberg, New York 1969

GROSS R (Hrsg.): Modelle und Realitäten in der Medizin. Schattauer, Stuttgart, New York 1983

GROSS R: Krankheit und Tod als schicksalsbestimmende Singularitäten. Nova Acta Leopoldina 62 (270), 47–56 (1989)

GROSS R, SCHÖLMERICH P: Lehrbuch der Inneren Medizin. Schattauer, Stuttgart, New York, 5. Aufl. 1977

GROSSMANN S: Selbstähnlichkeit. Das Strukturgesetz in und vor dem Chaos. In: GEROK W, HAKEN H, HAUSEN H zur, NACHTIGALL W, ROESKY HW, NÖTH H, GIBIAN H: Ordnung und Chaos in der unbelebten und belebten Natur. Verh. Ges. dtsch. Naturforscher und Ärzte, Wissenschaftl. Verlagsges., Stuttgart 1989

GROTJAHN A: Soziale Pathologie. Versuch einer Lehre von den sozialen Beziehungen der Krankheiten als Grundlage der sozialen Hygiene. Springer, Berlin 1923

GRÜSSER OJ: Informationstheorie und die Signalverarbeitung in den Sinnesorganen und im Nervensystem. Naturwiss. 59, 436–447 (1972)

GRUHL H: Ein Planet wird geplündert. Fischer, Frankfurt 1975

GSELL O: Bronchialkarzinom und Tabak. Schweiz. Med. Wschr. 81, 662 (1951)

GSELL O: Epidemiologie und sozialmedizinische Bedeutung des Rauchens. In: BLOHMKE M u. a. (Hrsg.): Handbuch der Sozialmedizin. Enke, Stuttgart, Bd. II, 210–234 (1977)

HACKEL DB, ESTES EH, WALSTON A, HOFF St, DAY E: Some problems concerning coronary artery occlusion and acute myocardial infarction. Circulation, Suppl. IV, Vol. 39/40 (1969)

HADORN W: Vom Symptom zur Diagnose. Karger, Basel 1969

HAECKEL E: Anthropogenie oder Entwicklungsgeschichte des Menschen. Engelmann, Leipzig 1877 (3. Aufl.)

HAGEN U: Genetische Wirkungen kleiner Strahlendosen. Naturw. 74 (1), 3–11 (1987)

HAHNEMANN S: Organon der rationellen Heilkunst (1810)

HAMMER O: Die Bad Nauheimer Raucherentwöhnungs-Behandlung und das Nichtraucher-Training. Bindernagel, Friedberg 1972

HAMMOND EC, SELNIKOFF IJ, SEIDMAN H: Asbestos exposure, cigarette smoking and death rates. Ann. N.Y. Acad. Sci. 330, 473 (1979)

HARDEGG W, SCHAEFER H: Zur Kinetik der Cholinesterasen. Pflügers Arch. 255, 136–153 (1952)

HARI R, HAEMAELAINEN M, KAUKORANTA E u. a.: Selective listening modifies activity of the human auditory cortex. Exp. Brain Res. 74 (3), 463–470 (1989)

HARTMANN F: Die Diagnose und der praktische Arzt. Diagnostik **4**, 1 (1971)

HARTMANN F: Patient, Arzt und Medizin. Verlag für Med. Psychologie, Vandenhoeck und Ruprecht, Göttingen 1984

HARTMANN F: Die Pflicht des Arztes, am Krankenbett mehrdimensional zu denken. In: DOERR W, SCHIPPERGES H (Hrsg.): Modelle der Pathologischen Physiologie. Springer, Berlin, Heidelberg, New York, London, Paris, Tokyo 1987, S. 170–180

HARTMANN N: Philosophie der Natur. De Gruyter, Berlin 1950

HARVEY AM, BORDLEY J: Differential diagnosis. The interpretation of clinical evidence. Saunders, Philadelphia 1963

HASSENSTEIN B: Biologische Kybernetik. Quelle und Meyer, Heidelberg 1965

HASSENSTEIN B: Verhaltensbiologie des Kindes. Piper, München, Zürich 1973

HAUPT E, SCHÖFFLING K: Ätiologie und Pathogenese des Diabetes mellitus. Medizin in unserer Zeit 1 (3), 66–74 (1977)

HEISENBERG W: Über den anschaulichen Inhalt der quantentheoretischen Kinematik und Mechanik. Z. Physik 43, 172 (1927), nachgedruckt in: HEISENBERG u. a. (1963)

HEISENBERG W, BOHR N: Die Kopenhagener Deutung der Quantentheorie. Battenberg, Stuttgart 1963

HEISS R: Allgemeine Tiefenpsychologie: Huber, Bern, Stuttgart 1956

HELMHOLTZ H v.: Die Mechanik der Gehörknöchelchen und des Trommelfells. Pflügers Arch. 1, 1 (1868)

HENKE M: Wie komme ich von der Zigarette los? Wilkens, Hannover 1963

HENRY JP, STEPHENS PM: Stress, Health and the Social Environment. A sociobiologic approach to medicine. Springer, New York, Heidelberg, Berlin 1977

HENSEL H: Correlations of neural activity and thermal sensation in man. In: ZOTTERMAN Y (ed.): Sensory functions of the skin. (Wenner-Gren, Vol. 27), Pergamon Press, Oxford, New York, S. 331–353 (1976)

HERRMANN JM, HEYMANN F v.: Infektionskrankheiten. In: UEXKÜLL Th v.: Psychosomatische Medizin. Urban u. Schwarzenberg, München, Wien, Baltimore, 3. Aufl., S. 879–888 (1986)

HERTWIG O: Der Staat als Organismus. Fischer, Jena 1922

HESS B: Modelle enzymatischer Prozesse. Nova acta Leopoldina 33, Nr. 184, 195–230 (1968)

HEYDEN S: Hypertonie: Ernährung, Medikament, Verhalten (Erkenntnisse und praktische Konsequenzen aus internationalen Interventionsstudien und epidemiologischer Forschung). Aktuelles Wissen Hoechst, Hoechst-AG, Hoechst 1988

HILLIS LD, BRAUNWALD E: Coronary artery spasm. New Engl. J. Med. 299 (13), 695–702 (1978)

HIRSCH W, RUST K: Praktische Diagnostik ohne klinische Hilfsmittel. Barth, München 1958

HODGKIN AL, HUXLEY AF: A quantitative description of membrane current and its application to conduction and excitation in nerve. J. Physiol. 117, 500–544 (1952)

HÖPKER WW: Spätfolgen extremer Lebensverhältnisse. Springer, Berlin, Heidelberg, New York 1974

HÖPKER WW: Das Problem der Diagnose und ihre operationale Darstellung in der Medizin. Springer, Berlin, Heidelberg, New York 1977

HOYOS C Graf: Psychologische Unfall- und Sicherheitsforschung. Kohlhammer, Stuttgart, Berlin, Köln, Mainz 1980

HUBEL DH, WIESEL TN: Receptive fields and functional architecture of monkey striate cortex. J. Physiol. (London) 195, 215 (1968)

HUEBSCHMANN H: Krankheit – ein Körperstreik. Herder, Freiburg, Basel, Wien 1974

HUNEKE F: Das Sekunden-Phänomen. Haug, Ulm 1970 (3. Aufl.)

Inadvertent Climate Modification: Report of the Study of Man's Impact on Climate (SMIC). MIT Press Cambridge (Mass.), London 1971

Institut für Strahlenschutz: Epidemiological investigations on the health-effects of ionizing radiation. Berufsgenossenschaft der Feinmechanik und Elektrotechnik, Köln 1987

JACK JJB, NOBEL D, TSIEN RW: Electric current flow in excitable cells. Clarendon Press, Oxford 1983

JACOB W: Medizinische Anthropologie im 19. Jahrhundert. Mensch – Natur – Gesellschaft. Enke, Stuttgart 1967

JACOBI W: Lungenkrebs nach Bestrahlung. Das Radon-Problem. Naturwiss. 73, 661–668 (1986)

JAMMER M: Die Entwicklung des Modellbegriffs in den physikalischen Wissenschaften. Stud. generale **18**, 166 (1965)

JASPERS K: Psychologie der Weltanschauungen. Springer, Berlin, Göttingen, Heidelberg 1954 (Neudruck der 1. Aufl. von 1919)

JASPERS K: Philosophie, Bd. I: Philosophische Weltorientierung. Springer, Berlin, Göttingen, Heidelberg 1956

JELKMANN W: Renal erythropoietin: properties and production. Rev. Physiol. Biochem. Pharmacol. **104**, 139–215 (1986)

JENKINS CD: Psychologic and social precursors of coronary disease. New Engl. J. Med. **284**, 244 (1971)

JENKINS CD: Recent evidence supporting psychologic and social risk factors for coronary disease (I). New Engl. J. Med. **294**, 987–1038 (1976)

JENTSCH G, NEUMANN G, DIETEL P, KÖNIG E, LOHMANN D: Spätergebnisse bei Anwendung von Betarezeptorenblockern im akuten Stadium des Herzinfarkts bei linksventrikulärer Pumpinsuffizienz. Cardiologisch-Angiologisches Bulletin 23 (2), 29–33 (1986)

JONAS H: Organismus und Freiheit. Vandenhoeck und Ruprecht, Göttingen 1973

JOOSSENS JV, WILLEMS J, CLAESSENS J, CLAES J, LISSENS W: Sodium and Hypertension. In: Nutrition and cardiovascular diseases. Proc. 7th internat. Meeting Centro Lipidi alimentari, Fondazione Sasso, Morgagni edizioni scient., Roma 1971

JORDAN P: Die Physik und das Geheimnis des organischen Lebens. Vieweg, Braunschweig 1941

JORES A: Der Mensch und seine Krankheit. Klett, Stuttgart 1956

JORES A, PUCHTA HG: Der Pensionierungstod. Med. Klinik 54, 1158 (1959)

JÜRGENS H, PEITGEN HO, SAUPE D (Hrsg.): Chaos und Fraktale. Spektrum der Wissenschaft, Heidelberg 1989

JUNG EG: Xeroderma pigmentosum. Int. J. Dermatol. 25 (10), 629–633 (1986)

JUNGE B, HOFFMEISTER H: Das mittlere Sterbealter für ausgewählte Todesursachen und die Mortalitätsstruktur in der Bundesrepublik Deutschland 1958 und 1978. Lebensversicherungsmed. 1987 (2), 50–55

JUNGE B, HOFFMEISTER H: Ernährung und Krankheit. Entwicklung der Sterblichkeit an ernährungsabhängigen Krankheiten in der Bundesrepublik Deutschland. Die Ortskrankenkasse 1988 (23/24), 705–707

JUSTICE B: Wer wird krank? Der Einfluß von Stimmungen, Gedanken und Gefühlen auf unsere Gesundheit. Kabel, Hamburg 1989

KAHLE H: Evolution. Irrweg moderner Naturwissenschaft? Moderner Buch-Service von Nottbeck, Bielefeld 1980

KAMEYAMA M, HOFMANN F, TRAUTWEIN W: On the mechanism of $\beta$-adrenergic regulation of the Ca channel in the guinea-pig heart. Pflügers Arch. **405**, 285–293 (1985)

KANNEL NB, DAWBER TR, KAGAN A, REVOTSKIE N, STORES J: Factors of risk in the development of coronary heart disease – six-year follow-up experience. Ann. intern. Med. 55, 33–50 (1961)

KANT I: Werke (Theorie-Werkausgabe). Suhrkamp und Inselverlag, 1957

KAPLAN JA, COX GE, TAYLOR CB: Cholesterol metabolism in man. Studies on absorption. Arch. Pathol. **76**, 359 (1963)

KAPLAN JR, MANUK SB, CLARKSON ThB, LUSSO FM, TAUB DM, MILLER EW: Social stress and atherosclerosis in normocholesterolemic monkeys. Science 220 (4598), 733–735 (1983)

KEUPP H (Hrsg.): Verhaltensstörungen u. Sozialstruktur. Urban und Schwarzenberg, München, Berlin, Wien 1974

KEYS A, BUZINA R, GRAND F, ANDERSON JT: Effects of meals of different fats on blood coagulation. Circulation **4**, 274 (1957)

KINLEN L: Evidence for an infective cause of childhood leukaemia: comparison of a scottish new town with nuclear reprocessing sites in Britain. Lancet Nr. 8624, 1323–1326, 10. XII. 1988

KIRCHHEIM H, EHMKE H, PERSSON P: Sympathetic modulation of renal hemodynamics, renin release and sodium excretion. Klin. Wschr. 67, 858–864 (1989)

KIRCHHEIM H, FINKE R, HACKENTHAL E, LÖWE E, PERSSON P: Baroreflex sympathetic activation increases threshold pressure for the pressure-dependent renin release in conscious dogs. Pflügers Arch. 405, 127–135 (1985)

KLEINIG H, SITTE P: Zellbiologie. Ein Lehrbuch. 2. Aufl. Fischer, Stuttgart, New York 1986

KLEINMAN A: Patients and healers in the context of culture. Univ. of California Press, Berkeley, Los Angeles, London 1980

KLUGE F, GÖTZE A: Etymologisches Wörterbuch. De Gruyter, Berlin 1953, 16. Aufl.

KOCH ER: Krebswelt. Krankheit als Industrieprodukt. Kiepenheuer und Witsch, Köln 1981

KOCH R: Die ärztliche Diagnose. Beitrag zur Kenntnis des ärztlichen Denkens. Bergmann, Wiesbaden 1920

KONIETZNY F, HENSEL H: Warm fiber activity in human skin nerves. Pflügers Arch. 359, 265–267 (1975)

KONZETT H, HÖRTNAGL H, HÖRTNAGL H, WINKLER H: On the urinary output of vasopressin, epinephrine and norepinephrine during different stress situations. Pyschopharmakologia (Berl.), **21**, 247–256 (1971)

KORAN LM: The reliability of clinical methods, data and judgements. New Engl. J. Med. **293**, 642–646, 695–701 (1975)

KRANTZ DS, QUATTRO V DE, BLACKBURN HW, EAKER E, HAYNES S, JAMES SA, MANUCK SB, MYERS H, SHEKELLE RB, SYME SL, TYROLER HA, WOLF S: Task force 1: Psychosocial factors in hypertension. Circulation 76, Suppl. I, 84–88 (1987)

KRAUS O: Die Verwechslungen von „Beschreibungsmittel" und „Beschreibungsobjekt" in der Einstein'schen speziellen und allgemeinen Relativitätstheorie. Kantstudien 26, 454 (1921)

KREBS HA: The history of the tricarboxylic acid cycle. Perspect. Biol. Med. 14, 154–170 (1970)

KREHL L: Pathologische Physiologie. 12. Aufl. Vogel, Leipzig 1923

KREHL L: Pathologische Physiologie. 13. Aufl. Vogel, Berlin 1930

KREHL L: Entstehung, Erkennung und Behandlung innerer Krankheiten. I. Bd.: Pathologische Physiologie. Vogel, Berlin 1932

KREYE VAW, GERSTHEIMER FP, RITTLINGHAUSEN R: Regulation of vascular smooth muscle function. (Poster), Boehringer, Mannheim 1988

KRINGS H, BAUMGARTNER HM, WILD Ch (Hrsg.): Handbuch der philosophischen Grundbegriffe. 3 Bde., Kösel, München 1974

KÜCHMEISTER H, BARTELHEIMER H, JORES A: Klinische Funktionsdiagnostik. Thieme, Stuttgart 1967

KÜHN HA, SCHIRRMEISTER J (Hrsg.): Innere Medizin. 5. Aufl., Springer, Berlin, Heidelberg, New York, London, Paris, Tokyo, Hongkong 1989

KÜPPERS BO: Der Ursprung biologischer Information (Zur Naturphilosophie der Lebensentstehung). Piper, München, Zürich 1986

KÜTEMEYER W: Körpergeschehen und Psychose (Beitrag aus der allgemeinen Medizin, Heft 9). Enke, Stuttgart 1953

KÜTEMEYER W: Die Krankheit in ihrer Menschlichkeit. Vandenhoeck und Ruprecht, Göttingen 1963

KUHN ThS: Die Struktur wissenschaftlicher Revolutionen. Suhrkamp, Frankfurt a. M. 1967, als Taschenbuch ib, 1973

KUHN ThS: Die Entstehung des Neuen (Studie zur Struktur der Wissenschaftsgeschichte). Suhrkamp, Frankfurt 1978

LACEY JI, LEHN R VAN: Differential emphasis in somatic response to stress. An experimental study. Psychosomat. Med. **14**, 71 (1952)

LAMBECK M: Radon – Gesundheitsrisiko oder Jungbrunnen? Manuskript, Fachbereich Physik, TU Berlin 1990

LANG SB: Bioelectric pyroelectricity. In: MARINO AA (ed.): Modern bioelectricity. Dekker, New York, Basel 1988, S. 243–280

LANNERSTAD O, ISACSON SO, LINDELL SE: Risk factors for premature death in men 56–60 years old (A prospective study of men born 1914, living in Malmö, Sweden). Scand. J. Soc. Med. **7**, 41–47 (1979)

LARBIG W: Schmerz. Kohlhammer, Stuttgart, Berlin, Köln, Mainz 1982

LAURENT Ch: Les échanges entre chromatides-soeurs: test de surveillance biologique appliqué en médecine du travail ou en médecine préventive. Arch. Med. Profession. 50 (4), 339–346 (1989)

LE BON G: Psychologie der Massen. Kröner, Stuttgart 1950

LECLERC A, LERT F, FABIEN C: Differential mortality: some comparisons between England and Wales, Finland and France, based in inequality measures. Int. J. Epidemiol. 19 (4) 1001–1010 (1990)

LEDNEV VV: Possible mechanisms for the influence of weak magnetic fields on biological systems. Bioelectromagnetics 12 (2), 71–76 (1991)

LEHR U: Die Rolle der Mutter in der Sozialisation des Kindes. Steinkopff, Darmstadt 1974

LEIBER B, OLBRICH G: Die klinischen Syndrome. Urban u.Schwarzenberg, München, Berlin, Wien 1966

LEIBNITZ GW: Hauptschriften zur Grundlegung der Philosophie. (Cassirer E, Hrsg.), 2 Bde., Meiner, Leipzig 1924

LENIN WI: Materialismus und Empiriokritizismus. Verlag fremdsprachliche Literatur, Moskau 1947

LEPESCHKIN WW: Kolloidchemie des Protoplasmas. Steinkopff, Dresden, Leipzig 1938

LE SHAN L: Psychotherapie gegen den Krebs. Klett-Cotta, Stuttgart 1982

LETTERER E: Morphologische Äquivalentbilder immunologischer Vorgänge im Organismus. Sitzungsber. Heidelberger Akad. Wiss., Math-naturw. Kl., 1. Abh. (1971)

LEVI L (Hrsg.): Emotional stress, physiological and psychological reactions. Medical, industrial and military implications. Karger, Basel, New York 1967

LIBOFF AR: Cyclotrone resonance in membrane transport. In: CHIABRERA A, NICOLINI C, SCHWAN HP (eds.): Interactions between electromagnetic fields and cells. Plenum Press, London, S. 281–296 (1985)

LIBOFF AR, PARKINSON WC: Search for Ion-cyclotron resonance in an $Na^+$-transport system. Bioelectromagnetics 12 (1), 77–83 (1991)

LIBOFF AR, RINALDI RA (eds.): Electrically mediated growth mechanisms in living systems. Ann N. Y. Acad. Sci 238, 1–593 (1974)

LILIENFELD AM, GIFFORD AJ: Chronic disease and public health. Johns Hopkins Press, Baltimore 1966

LILLIE RS: The conditions determining the rate of conduction in irritable tissues and especially in nerve. Amer. J. Physiol. **34**, 414 (1914)

LILLIE RS: The recovery of transmissivity in passive iron wires as a model of recovery processes in irritable living systems. J. gen. Physiol. 3, 107–129 (1920)

LOCKER A: Evolution und „Evolutions"-Theorie in system- und metatheoretischer Betrachtung. Acta Biotheoretica 32, 227–264 (1983)

LOEWE S: Die quantitativen Probleme der Pharmakologie. Erg. Physiol. 27, 47–187 (1928)

LORENZ K: Die angeborenen Formen möglicher Erfahrung. Zschr. Tierpsychol. 5 (2), 235–409 (1942)

LORENZ K: Das sogenannte Böse. Schoeler, Wien, S. 161ff. (1963)

LORENZ K: Die Rückseite des Spiegels (Versuch einer Naturgeschichte menschlichen Erkennens). Piper, München, Zürich 1973

LOWN B, VERRIER R, CORBALAN R: Psychologic stress and threshold for repetitive ventricular response. Science **182**, 834 (1973)

LUCKEY TD: Hormesis with ionizing radiation. Boca Raton (RC-Press) 1980

LUXIN W, YONGRU Z, ZUFAN T, WEIHUI H, DEQING C, RONGLING Y: Cancer mortality study in high background radiation areas of Yangjiang, China. In: Epidemiological investigations on the health-effects of ionizing radiation. Int. Coll. Berghof, 1987. – Berufsgenossenschaft Feinmechanik und Elektrotechnik, Köln 1988, S. 7–25

MACH E: Die Analyse der Empfindungen und das Verhältnis des Physischen zum Psychischen. Fischer, Jena, 9. Aufl. 1922

MACKENROTH G: Bevölkerungslehre. Theorie, Soziologie und Statistik der Bevölkerung. Springer, Berlin, Göttingen, Heidelberg 1953

MACKENSEN R, WEWER H (Hrsg.): Dynamik der Bevölkerungsentwicklung. Hanser, München 1973

MACKENZIE J: Krankheitszeichen und ihre Auslegung. 2. Aufl. C. Kabitsch, Würzburg 1913

MACLURE M: Multivariate Refutation of aetiological hypotheses in non-experimental epidemiology. Int. J. Epidemiol. 19 (4), 782–787 (1990)

MACMAHON B, PUGH TF: Epidemiology. Principles and methods. Little, Brow a. Co., Boston 1970

MAINZER F: Über die logischen Prinzipien der ärztlichen Diagnose. J. Schaxels Abh. z. theoret. Biol., Bornträgr, Berlin 1925

MANDELBROT BB: The fractal geometry of nature. Freeman, San Francisco 1982

MANN G v.: Diet-Heart: End of an era. N. Engl. J. Med. **297**, 644–650 (1977)

MARINO AA (ed.): Modern Bioelectricity. Dekker, New York, Basel 1988

MARMÉ D (ed.): Calcium physiology. Springer, Berlin, Heidelberg, New York, Toronto 1987

MAY RM: Chaos and the dynamics of biological populations. Proc. Roy. Soc. Lond. A 413, 27–44 (1987)

MAYER-KRESS G (ed.): Dimensions and entropies in chaotic systems. Springer, Berlin, Heidelberg, New York 1986

MAYR E: Die Entwicklung der biologischen Gedankenwelt. Springer, Berlin, Heidelberg, New York 1984

MCLEAN A (ed.): Occupational stress. Thomas, Springfield (Ill.) 1974

MEADOWS D: Die Grenzen des Wachstums. dva, Stuttgart 1972

MEERWEIN F: Einführung in die Psychoonkologie. Huber, Bern 1981

MENNE F (Hrsg.): Zum Schwachsinn verurteilt? Die gesundheitspolitische Bedeutung und die Behandlung erbbedingter Stoffwechselstörungen. Hanser, München 1973

MESAROVIĆ M, PESTEL E: Menschheit am Wendepunkt. (2. Bericht an den Club of Rome zur Weltlage) DVA, Stuttgart 1974

METZGER W: Psychologie. Steinkopff, Dresden, Leipzig 1941

LUTZ B (Hrsg.): Metzler Philosophen Lexikon. Metzler, Stuttgart 1989

MEVES Ch: Verhaltensstörungen bei Kindern. Piper, München 1971

MEYER-STEINEG T, SUDHOFF K: Geschichte der Medizin im Überblick. Fischer, Jena 1928

MICHAELIS L: Contribution to the theory of permeability of membranes for electrolytes. J. gen. Physiol. 8, 33–59 (1925)

MIELKE R (Hrsg.): Interne/externe Kontrollüberzeugung. Huber, Bern 1982

MILLER NE: Extending the domain of learning. Science 152, 676 (1966)

MILLER NE: Learning of viscera and glandular responses. Science 163, 434–445 (1969)

MILLER NE: Biofeedback and visceral learning. Ann. Rev. Psychol. 29, 373–404 (1978)

MITTASCH A: Über Katalyse und Katalysatoren in Chemie und Biologie. Springer, Berlin 1938

MITTELSTAEDT H (Hrsg.): Regulationsvorgänge in der Biologie. Oldenburg, München 1956

MONOD J: Zufall und Notwendigkeit. Philosophische Fragen der modernen Biologie. Piper, München 1971

MORRISON Ph, MORRISON Ph: Zehn hoch. Spektrum der Wissenschaft, Heidelberg 1984

MOSSE M, TUGENDREICH G (Hrsg.): Krankheit und soziale Lage (Hrsg.: CROMM J) Selbstverlag J. Cromm, Göttingen 1977, Erstausgabe: Lehmann, München 1913

MÜLLER J: Handbuch der Physiologie des Menschen. Hölscher, Coblenz 1837, 2 Bde. (4. Aufl. 1844)

MUIR CS: Le cancer tue davantage qu'il y a vingt ans dans les pays développés. Le Concours Médical 108 (10), 771–781 (1986)

MUIR KR, PARKES SE, MANN JR, STEVENS MCG, CAMERON AH, RAAFAT F, DARBYSHIRE PJ, INGRAM DR, DAVIS A, GASCOIGNE D: "Clustering" – real or apparent? Int. J. Epidemiol. 19 (4), 853–859 (1990)

NACHMANSOHN D: The generation of bioelectric potentials. (Editorial) Circ. Res. 3 (5), 429–433 (1955)

NACHMANSOHN D: Mechanisms of impulse transmission across neuromuscular junctions. Amer. J. physical. medicine 34 (1), 33–45 (1955)

NAEGELI-OSJORD H: Heiler auf den Philippinen heute. Esotera 1984 (3), 253–255

NEEL JV: Diabetes mellitus: A "thrifty" genotype rendered detrimental by "progress"? Am. J. hum. Genet. 14, 353–362 (1962)

NEHER E, SAKMANN B, STEINBACH JH: The extracellular patch clamp: A method for resolving currents through individual open channels in biological membranes. Pflügers Arch. 375, 219–228 (1978)

NENTWIG CG, WINDEMUTH D, BÖHLEN G, HIERHOLZER G: Gesundheitsbezogene Kontrollüberzeugung und organische Rekonvaleszenz nach Kniebandoperationen. Poster, 36. Kongr. Dtsch. Ges. Psychologie, Berlin, Okt. 1988. In: SCHÖNPFLUG W (Hrsg.): Bericht über den 36. Kongreß... Hogrefe, Göttingen 1988

NETTER H: Theoretische Biochemie. Springer, Berlin, Göttingen, Heidelberg 1959

NEUBURGER M: Die Lehre von der Heilkraft der Natur im Wandel der Zeiten. Enke, Stuttgart 1926

NEUFELD HN, GOLDBOURT U: Coronary heart disease: genetic aspects. Circulation 67, 943–954 (1983)

NEUMANN E, ROSENHECK K: Permeability changes induced by electric pulses in vesicular membranes. J. membrane biol. 10, 279 (1972)

NICOLOFF DM, PETER ET, LEONARD AS, WANGENSTEEN OH: Catecholamines in ulcer provocation. J. amer. med. Ass. 191 (5), 383–385 (1965)

NOBLE D: Application of Hodgkin-Huxley equations to excitable tissues. Physiol. Rev. 46, 1 (1966)

NOEL GL, DIMOND RC, EARLL JM, FRANTZ AS: Prolactin, thyreotropin, and growth hormone release during stress associated with parachute jumping. Aviat. space environm. med. 47, 534–537 (1976)

NORMAN AW, SCHAEFER K, COBURN JW, DE LUCA HF, FRASER D, GRIGOLEIT HG, HERRATH D v.: Vitamin D, Biochemical and clinical aspects related to calcium metabolism. De Gruyter, Berlin 1977

OESER H: Krebs – Schicksal oder Verschulden? Thieme, Stuttgart 1979

OETER F: Die Zukunft der Familie. Reinhardt, München, Basel 1986

OPARIN AI: Life: its nature, origin and development. Academic Press, New York 1961

OPITZ E, LÜBBERS D: Allgemeine Physiologie der Zell- und Gewebsatmung. In: Handbuch der allgemeinen Physiologie (Hrsg.: Letterer E), Bd. 4/2, Springer, Berlin, Göttingen, Heidelberg 1957, S. 395–496

OTTEN K: Ein Versuch über die Reichweite der Poetik des Aristoteles in der englischen Romantheorie: E. M. Forsters Aspects of the Novel. In: HORSTMANN U, ZACH W (Hrsg.): Kunstgriffe. Lang, Frankfurt, Bern, New York, Paris 1990, S. 278–293

PALMORE EB, JEFFERS F (eds.): Prediction of life span. Heath, Lexington, Boston 1971

PARKES CM, BENJAMIN B, FITZGERALD R: Broken heart: a statistical study of increased mortality among widowers. Brit. med. J. 1, 740–743 (1969)

PAUL GL: The production of blisters by hypnotic suggestion: another look. Psychosomat. Med. 35, 233 (1963)

PAWLOW IP: Vorlesungen über die Arbeit der Großhirnhemispähren. Akad. Staatsverlag, Leningrad 1932

PECCEI A: Die Zukunft in unserer Hand. Molden, Wien, München, Zürich, New York 1981

PEITGEN HO, RICHTER PH: The beauty of fractals. Springer, Berlin, Heidelberg, New York 1986

PEITGEN HO, SAUPE D (eds.): The science of fractal images. Springer, Berlin, Heidelberg, New York 1988

PETTINGALE KW: Towards a psychobiological model of cancer: biological considerations. Soc. Sci. Med. 20 (8), 779–787 (1985)

PFLANZ M: Soziale Epidemiologie. Verh. dtsch. Ges. inn. Med. Bergmann, München, 73, 78–90 (1967)

PFLANZ M: Allgemeine Epidemiologie. Thieme, Stuttgart 1973

PICHLMAYR R: Von der Immunsuppression zur Immunmodulation am Beispiel der Organtransplantation. Verh. Ges. deutscher Naturforscher und Ärzte 114, 155–168 (1986)

PILLINGTON TRE, LOWE RD, FOSTER R, ROBINSON BF, ANTONIS A: Effect of sympathicomimetic compounds with beta-adrenergic effects on plasma free fatty acids in man. J. Lipid. Res. **7**, 73 (1966)

PINCKNEY ER: The potential toxicity of excessive polyunsaturates (Editiorial). Amer. Heart J. **85**, 723 (1973)

PLANCK M: Wege zur physikalischen Erkenntnis. Reden und Vorträge. Hirzel, Leipzig 1944

PLÜGGE H: Wohlbefinden und Mißbefinden. Beiträge zu einer medizinischen Anthropologie. Niemeyer, Tübingen 1962

POINCARÉ H: Wissenschaft und Hypothese. 3. Aufl., Teubner, Leipzig 1914

POPPER KR: Logik der Forschung. Springer, Wien 1934; Mohr, Tübingen 1982

POPPER KR, ECCLES JC: The self and its brain. Springer International, Berlin, Heidelberg, London, New York 1977

PRIGOGINE I: Structure, entropy and quantum theory. Nova acta Leopoldina N.F. 37/1, Nr. 206 (Informatik), Barth, Leipzig 1972, S. 139–150

PRIGOGINE I, STENGERS I: Dialog mit der Natur. Piper, München, Zürich 1981

Psychophysiological aspects of cancer (Themenheft). Cancer surveys 6 (3), 401–567 (1987)

RÁDL E: Geschichte der biologischen Theorien. 2 Bde., Engelmann, Leipzig 1909

RAHE RH: Life change measurements as a predictor of illness. Proc. roy. Soc. Med. **61**, 1124 (1968)

RASHEWSKY N: Mathematical biophysics (Physicomathematical foundations of biology). Univ. of Chicago Press, Chicago (Ill.) 1938

RATZENHOFER M: Molekularpathologie. Sitzungsber. Heidelberger Akad. Wiss., Math.-naturwiss. Kl., 1. Abh. 1975

RHINE IB: Neuland der Seele. DVA, Stuttgart, Berlin o. J. (1937)

RHINE IB: The experiment should fit the hypothesis. Science 19 (1956)

RICKER G: Allgemeine Pathophysiologie von A. D. Speransky. Hippokrates-Verlag, Marquardt, Stuttgart 1948

RIEDL R: Biologie der Erkenntnis. 3. Aufl., Parey, Berlin, Hamburg 1981

RIETHMÜLLER G: Monoklonale Antikörper, neue molekulare Sonden für Diagnose und Therapie. Verh. Ges. deutscher Naturforscher und Ärzte 114, 169–180 (1980)

RIESSER O, SIMONSON E: Allgemeine Pharmakologie der Muskeln. In: BETHE A u. a.: Handbuch der normalen und pathologischen Physiologie VIII/1, 315–368, Springer, Berlin 1925

RIFKIND BM: The lipid research clinics coronary primary prevention trial results. I: Reduction in incidence of coronary heart disease. J. amer. Med. Ass. **251** (3), 351–364 (1984)

RIFKIND BM: The lipid research clinics coronary primary prevention trial results. II: The relationship of reduction in incidence of coronary heart disease to cholesterol lowering. J. amer. Med. Ass. 251 (3), 365–374 (1984)

RIFKIND BM: Gemfibrozil, lipids and coronary risk. N. Engl. J. Med. 317 (20), 1279–1281 (1987)

RISAK E: Der klinische Blick. Springer, Wien 1941

RITTER J, GRÜNDER K (Hrsg.): Historisches Wörterbuch der Philosophie. Wissensch. Buchgesellschaft, Darmstadt 1984, Bd. 6, Natur, S. 422–482

ROTHSCHUH KE: Theorie des Organismus. Bios, Psyche, Pathos. Urban und Schwarzenberg, München, Berlin, 2. Aufl., 1963

ROTHSCHUH KE: Historische Wurzeln der Vorstellung einer selbständigen informationsgesteuerten biologischen Regelung. Nova Acta Leopoldina, N. F., 37/1, Nr. 206, 91–106 (1972)

ROTHSCHUH KE (Hrsg.): Was ist Krankheit? Erscheinung, Erklärung, Sinngebung. Wissensch. Buchgesellschaft, Darmstadt 1975

RUCH TC, PATTON HD: Physiology and Biophysics. 19. Aufl., Saunders, Philadelphia und London 1965

RÜDIGER HW (ed.): Cancerogenic risk by endogenous factors and processes. Mutation Research 238, Nr. 3 (1990)

RÜDIGER HW: Endogenous carcinogens: implications of an emerging concept. Mutation Res. 238, 173–174 (1990)

RUTENFRANZ J: Arbeitsbedingte Erkrankungen. Arbeitsmed., Sozialmed., Präventivmed. **18** (11), 257–267 (1983)

SACHSSE H: Einführung in die Kybernetik. Vieweg, Braunschweig 1971

SAFAR P: Möglichkeiten und Grenzen der Reanimatologie. Nova Acta Leopoldina 62 (270), 219–249 (1989)

SAGAN LA (ed.): Radiation Hormesis. Pergamon Press, New York, Oxford u. a. 1987 [auch als Sonderheft Health Physics 52 (5), 517–694 (1987)]

SAVITZ DA: Supplement to contractors final report. N.Y. State Power Line Project. Corning Tower, Albany (N.Y.) 1988

SAVITZ DA, WACHTEL A, BARENS FA, JOHN EM, TORDIK JG: Case control study of childhood cancer and exposure to 60-Hz magnetic fields. Am. J. Epidemiol. 128 (1), 21–38 (1988)

SCHAEFER H: Elektrophysiologie: Deuticke, Wien, Bd. 1, 1940

SCHAEFER H: Über die Sensibilität von Herz und Skelettmuskel und ihre klinische Bedeutung. Klin. Wschr. 22, 553 (1943)

SCHAEFER H: Über das normale Verhalten der Cholinesterase im Blut. Pflügers Arch. 249, 405–430 (1947)

SCHAEFER H: Elektrophysiologie der Herznerven. Ergebn. Physiol. 46, 71–125 (1950)

SCHAEFER H: Das Elektrokardiogramm. Springer, Berlin, Göttingen, Heidelberg 1951

SCHAEFER H: Über die Begriffe „vegetativ“ und „psychogen“. Acta neuroveget. **15** (1/2), 1–24 (1956)

SCHAEFER H: Die Stellung der Regelungstheorie im System der Wissenschaft. In: MITTELSTAEDT H (Hrsg.): Regelungsvorgänge in der Biologie. Oldenbourg, München 1956, S. 26–47

SCHAEFER H: Elektrobiologie des Stoffwechsels. In: BÜCHNER F, LETTERER E, ROULET F (Hrsg.): Handbuch der allgemeinen Pathologie IV/2, Springer, Berlin, Göttingen, Heidelberg 1957, S. 669–767

SCHAEFER H: Gesundheit und Krankheit. In: HARTMANN F, LINZBACH J, NISSEN R, SCHAEFER H (Hrsg.): Fischer-Lexikon Medizin I, 168–185, Fischer, Frankfurt 1959

SCHAEFER H: Die Medizin in unserer Zeit. Piper, München 1963, S. 86–112

SCHAEFER H: Grundsätzliches zum Problem der Soziosomatik. Verh. dtsch. Ges. Kreislaufforschung 32, 1–11 (1966)

SCHAEFER H (Hrsg.): Folgen der Zivilisation. Therapie oder Untergang? Umschau, Frankfurt 1974

SCHAEFER H: Lebenserwartung und Lebensführung. Mensch, Medizin, Gesellschaft 1 (1), 27–32 (1976)

SCHAEFER H: Die Hierarchie der Risikofaktoren. Mensch, Medizin, Gesellschaft 1 (3), 141–146 (1976)

SCHAEFER H: Der Krankheitsbegriff. In: BLOHMKE M, FERBER Ch, KISKER KP, SCHAEFER H (Hrsg.): Handbuch der Sozialmedizin III, S. 15–30, Enke, Stuttgart 1976

SCHAEFER H: Kind, Familie, Gesellschaft. Sitzungsber. Heidelberger Adad. Wiss., Math.-naturwiss. Kl., 1. Abh., Springer, Berlin, Heidelberg, New York 1977

SCHAEFER H: Plädoyer für eine Neue Medizin. Piper, München 1979

SCHAEFER H: Some remarks on the history of research on sympathetic nerve action potential: research at Heidelberg. J. autonomic nervous system 3 (2–4), 123–131 (1981)

SCHAEFER H: Die Hämorrheologie als Brücke zwischen Physiologie, Pathophysiologie und Klinik. Verh. dtsch. Ges. inn. Med. 87, 1357–1359 (1982)

SCHAEFER H: Unfallverhütung als Prävention. Der menschliche Faktor des Unfalls. In: NÖLDNER K, KREUTER H (Hrsg.): Medizin – Gesundheit – Politik. Deutscher Ärzteverlag, Köln 1986, S. 15–35

SCHAEFER H: Vom Sinn des Krankseins. In: Selbstbestimmung und Selbstverantwortung des Patienten. Sozialpolitik und Recht, Nr. 12 (Hrsg.: BALTZER J), Heymanns Verlag, Köln, Berlin, Bonn, München 1986

SCHAEFER H: Social factors as causes for the dysfunctions of the autonomic nervous system. J. auton. nerv. Syst., Suppl. 1986, 689–701

SCHAEFER H: Medizinische Ethik. Verlag für Medizin Dr. Fischer, Heidelberg, 2. Aufl. 1986

SCHAEFER H: Das Prinzip Psychosomatik. Verlag für Medizin Dr. Fischer, Heidelberg 1990

SCHAEFER H: Zur Geschichte der präventiven Medizin in Deutschland. In: SCHMAHL FW (Hrsg.): Probleme und Perspektiven der Präventiv- und Sozialmedizin. Schattauer, Stuttgart, New York 1990, S. 1–16

SCHAEFER H: Arbeitsbezogene Erkrankungen. Mensch, Medizin, Gesellschaft 15, 102–108 (1990)

SCHAEFER H, BLOHMKE M: Sozialmedizin. Thieme, Stuttgart 1972, 2. Aufl. 1978

SCHAEFER H, BLOHMKE M: Herzkrank durch psychosozialen Stress. Hüthig, Heidelberg 1977

SCHAEFER H, HIERONYMI G, KÖNIG K, STEINHAUSEN M, BLÖMER A, GÜNTHER M, WEISS F: Über die Chromoproteidausscheidung der Niere, insbesondere nach Starkstromunfall, und die Alkalitherapie. Z. ges. exper. Med. 135, 83–166 (1961)

SCHAEFER H, SCHANNE O: Membranpotentiale von Einzelzellen in Gewebekulturen. Naturwissenschaften 43, 445 (1956)

SCHANNE O, RUIZ P, CERETTI E: Impedance measurements in biological cells. Wiley, New York, Chichester, Brisbane, Toronto 1978

SCHARF JH (Hrsg.): Singularitäten. Nova Acta Leopoldina 62, Nr. 270 (1989)

SCHARF JH, BRUNS G (Hrsg.): Biologische Modelle. Nova Acta Leopoldina, N. F. 33 (Nr. 184) 1968. Darin „Modell und Erkenntnis", S. 231–269

SCHEMINZKY F (Hrsg.): Der Thermalstollen von Badgastein-Böckstein. Universität Innsbruck, Tyrolia, Innsbruck 1965

SCHETTLER G: Die Ätiologie der Arteriosklerose. Internist **19**, 611–620 (1978)

SCHETTLER G (ed.): Recent results of research on arteriosclerosis. Suppl., Sitzungsber. Heidelberger Akad. Wis., Math.-naturwiss. Kl., 1988

SCHETTLER G, GOTO Y, HATA Y, KLOSE G (eds.) Atherosclerosis IV. Springer, Berlin, Heidelberg, New York 1977

SCHETTLER G, STANGE E, WISSLER RW: Atherosclerosis – is it reversible? Springer, Berlin, Heidelberg, New York 1978

SCHIEBELER W: Paranormale Heilmethoden auf den Philippinen. I. Göttingen 1974 – II. Ravensburg 1981

SCHIEFENHÖVEL W, SCHULER J, PÖSCHL R: Traditionelle Heilkundige – Ärztliche Persönlichkeiten im Vergleich der Kulturen und medizinischen Systeme. Verh. VI. internat. Fachkonferenz Ethnomedizin. Vieweg, Braunschweig, Wiesbaden 1986

SCHIPPERGES H: Moderne Medizin im Spiegel der Geschichte. Thieme, Stuttgart 1970

SCHIPPERGES H: Natur. In: BRUNNER O, CONZE W, KOSELLECK R (Hrsg.): Geschichtliche Grundbegriffe (Historisches Lexikon zur politisch-sozialen Sprache in Deutschland) **4**, 215–244, Klett, Stuttgart 1978

SCHIPPERGES H: Historische Konzepte einer theoretischen Pathologie. Springer, Berlin, Heidelberg, New York, Tokyo 1983

SCHIPPERGES H: Der Garten der Gesundheit. Medizin im Mittelalter. Artemis, München, Zürich 1985

SCHIPPERGES H: Homo patients. Zur Geschichte des kranken Menschen. Piper, München, Zürich 1985

SCHIPPERGES H: Die Entienlehre des Paracelsus. Aufbau und Umriß einer Theoretischen Pathologie. Springer, Berlin, Heidelberg, New York, London, Paris, Tokyo 1988

SCHIRRMACHER V (Hrsg.): Krebs – Tumoren, Zellen, Gene. Spektrum, Heidelberg 1989

SCHIRRMACHER V, ALTEVOGT P, FOGEL M u. a.: Importance of cell surface carbohydrates in cancer adhesion, invasion and metastasis. Does siliac acid direct metastasis behavior? Invasion Metastasis 2, 313–360 (1982)

SCHLAGEL CJ, AHMED A: Evidence for genetic control of microwave-induced augmentation of complement receptor-bearing B lymphocytes. J. Immunol. 129 (4), 1530–1533 (1982)

SCHMAHL FW, OHLEMÜTZ A, HUTH K: Die Wirkung von Reserpin sowie Alpha- und Beta-Rezeptoren blockierender Pharmaka auf den Fettstoffwechsel nach Endotoxin. Verh. dtsch. Ges. inn. Med. **75**, 900 (1969)

SCHMID-SCHÖNBEIN H: Microrheologie of erythrocytes, blood viscosity, and the distribution of blood flow in the microcirculation. Int. Rev. Physiol. Cardiovascular Physiol. II, Chapt. 9, Park Press, Baltimore, S. 1–62 (1976)

SCHMIDT RF, THEWS G: Physiologie des Menschen. Springer, Berlin, Heidelberg, New York, 23. Aufl. 1987, S. 20ff

SCHMITZ H: System der Philosophie. 10 Bde. Bouvier, Bonn 1964–1980

SCHMITZ H: Subjektivität. Bouvier, Bonn 1968

SCHMITZ H: Der unerschöpfliche Gegenstand. Bouvier, Bonn 1990

SCHNABEL Th: Lieben wir Kinder? Ströder, Neuwied 1986

SCHNEIDER K: Psychopathologie. Thieme, Stuttgart 1955

SCHÖLMERICH P, SCHUSTER HP, SCHÖNBORN H, BAUM PP: Interne Intensivmedizin. Thieme, Stuttgart 1975

SCHOPENHAUER A: Über die vierfache Wurzel des Satzes vom zureichenden Grunde. Sämtliche Werke, Bd. 3, S. 11–180, Inselverlag, Leipzig o. J.

SCHRENCK-NOTZING A. Frhr. v.: Materialisations-Phänomene. Reinhardt, Müchen, 2. Aufl. 1923

SCHRÖDINGER E: What is life? Cambridge University Press, Cambridge 1944, 1967[3]

SCHULTZ IH: Das autogene Training. Thieme, Leipzig 1932

SCHULZ H: Experimentelle Beiträge zu Rudolf Arndts „biologischem Grundgesetz". Naturwiss. 6, 675–680 (1916)

SCHULZ W: Philosophie in der veränderten Welt. Neske, Pfullingen 1972

SCHWARTZ MK, HILL P: Problems in the interpretation of serum cholesterol values. Prevent Med. **1**, 167 (1972)

SELYE H: Stress. Acta med. Publ., Montreal 1950

SELYE H: Einführung in die Lehre vom Adaptationssyndrom. Thieme, Stuttgart 1953

SELYE H: Stress without distress. Lippincott Co., Philadelphia, New York 1974

SELZ O: Zur Psychologie des produktiven Denkens und des Irrtums. Cohen, Bonn 1922

SHEKELLE RB, STAMLER J: Dietary cholesterol and ischemic heart disease. Lancet 1989 I, 1177–1178

SHRYOCK RH: Die Entwicklung der modernen Medizin. Enke, Stuttgart 1947

SICH D, FIGGE HH, HINDERLING P: Sterben und Tod. Eine kulturvergleichende Analyse. Verh. VII internat. Fachkonferenz Ethnomedizin, Vieweg, Braunschweig, Wiesbaden 1986

SIEBECK R: Vom geistigen Standort der modernen Medizin. Dtsch. Med. Wschr. 84 (34), 1469–1473 (1959)

SIMONSON E: Differentiation between normal and abnormal in electrocardiography. Mosby, St. Louis 1961

SKLAR LS, ANISMAN K: Stress and cancer. Psychological bulletin 89, 369–406 (1981)

SMITS JFM, DE MEY JGR, DAEMEN MJA, STRUYKER BOUDIER HAJ (eds.): Pharmacology and vascular remodeling. Basic Res. Cardiol. 86, Suppl. 1 (1991)

SNOW J: On the mode of communication of Cholera. Aus: Snow on Cholera, Nachdruck der Ausgabe von 1855, Hafner, New York, London 1965

SOLOMON GF: Emotion, stress, the central nervous system, and immunity. Ann. N. Y. Acad. Sci. **164**, 335 (1969)

SOLOMON GF et al.: Immunity, emotions and stress; with special reference to the mechanisms of stress effects on the immune system. Annals of clinical research 6, 313 (1974)

SPANOS NP: Hypnosis, nonvolitional responding, and multiple personality: a social psychological perspective. Progr. exper. Personality Res. 14, 1–62 (1986)

SPERANSKY AD: A basis for the theory of medicine. Inter-cooperative publishing society, Moscow 1935 (zitiert nach Ricker, 1948)

SPERANSKY AD: Grundlagen der Theorie der Medizin. Saenger, Berlin 1950

SPIEGEL D, BLOOM J: Group therapy and hypnosis reduce metastatic breast carcinoma pain. Psychosom. Med. 45, 333 (1983)

SPIEGEL D, BLOOM JR, KRAEMER HC, GOTTHEIL E: Effect of psychosocial treatment on survival of patients with metastatic breast cancer. Lancet 1981, II (Oct. 14), 888–891

STAAB HA: Zur Entstehung des Neuen in den Naturwissenschaften – dargestellt an einem Beispiel der Chemiegeschichte. Sitzungsber. Heidelberger Akad. Wiss. Math.-naturwiss. Kl., Nr. 1 (1985)

STACHOWIAK H: Allgemeine Modelltheorie. Springer, Wien, New York 1973

STACHOWIAK H: Denken und Erkennen im kybernetischen Modell. Springer, Wien, New York 1975

STACHOWIAK H: Medizin als Handlungswissenschaft. In: GROSS R (Hrsg.): Modelle und Realitäten in der Medizin. Schattauer, Stuttgart, New York 1983, S. 7–22

STÄCKER KH, BARTMANN U: Psychologie des Rauchens. Quelle und Meyer, Heidelberg 1974

STAMLER J, EPSTEIN FH: Coronary heart disease: risk factors as guides to preventive action. Prev. Med. **1**, 27–48 (1972)

STEBBING ARD: Hormesis – the stimulation of growth by low levels of inhibitors. The science of total Environment 22, 213–234 (1982)

STEGMÜLLER W: Probleme und Resultate der Wissenschaftstheorie. I. Bd.: Wissenschaftliche Erklärung und Begründung. Springer, Berlin, Heidelberg, New York 1969, S. 444ff

STEIN H, WEIZSÄCKER V v.: Zur Pathologie der Sensibilität. Erg. Physiol. 27, 657 (1928)

STEINBACH KH, RAFFLER H, FLIEDNER TM: Computersimulation der Granulozytose. In: OEFF K, SCHMIDT HAE (Hrsg.): Nuklearmedizin, II, 140–149, Medico-Informationsdienste, Berlin 1978

STEINHAUSEN M, ENDLICH K, WIEGMAN DL: Glomerular blood flow. Kidney internat. 38, 769–784 (1990)

STEINHAUSEN M, TANNER GA: Microcirculation and tubular urine flow in the mammalian kidney cortex (in vivo microscopy). Sitzungsber. Heidelberger Akad. Wiss., Math.-naturwiss. Kl., 3. Abh., 1976

STELTER A: Die paranormale Operation auf den Philippinen – Betrug oder Wahrheit? Kontakt 1982 (12), 498–502; 1983 (1), 15–22; 1983 (4), 161–168; 1983 (5), 193–198; 1983 (6), 238–242; 1983 (7), 382–386; 1983 (8), 427–430; 1983 (9), 467–472

STEPTOE A, RÜDDEL H, NEUS H: Clinical and methodological issues in cardiovascular psychophysiology. Springer, Berlin, Heidelberg, New York, Tokyo 1985

STOKES JH, BEERMAN H: Psychosomatic correlations in allergic conditions. Psychosomatic Med. **2**, 438 (1940)

STRASS G: Modell und Erkenntnis. Fischer, Jena 1963

STREFFER Ch: Einige Aspekte zur Bewertung des kanzerogenen Strahlenrisikos. In: Epidemiological investigations on the health effect of ionizing radiation. Int. Coll. Berghof 1987, Berufsgenossenschaft Feinmechanik und Elektrotechnik, Köln 1988, S. 51–62

STROEBE W, STROEBE MS, GERGEN K, GERGEN M: Der Kummer-Effekt: Psychologische Aspekte der Sterblichkeit der Verwitweten. Psychol. Beitr. 22, 1–26 (1980)

STUMPFE KD: Der psychogene Tod. Hippokrates, Stuttgart 1973

STURM A, BIRKMAYER N: Klinische Pathologie des vegetativen Nervensystems. 2 Bde., Fischer, Stuttgart 1976; 1977

SZENTIVÁNYI M, NAGY MJ: A new aspect of the nervous control of the coronary blood vessels. Quart. J. exper. Physiol. 44 (1), 67–79 (1959)

TAUTU P, WAGNER G: Mathematische Modelle in der Medizin. In: DOERR W, SCHIPPERGES H (Hrsg.): Modelle in der Pathologischen Physiologie. Springer, Berlin, Heidelberg, New York, London, Paris, Tokyo, 1987, S. 71–86

TEILHARD DE CHARDIN P: Die Entstehung des Menschen. Beck, München 1961

TEISSIE J: Effects of electric fields and currents on living cells and their potential use in biotechnology: a survey. Bioelectrochem. Bioenerg. 20 (1–3), 133–142 (1988)

The coronary drug research project. Clofibrate and Niacin in coronary heart disease. J. Amer. Med. Ass. **231** (4), 360–381 (1975)

THEILE U: Epidemiologie des Diabetes mellitus. In: BLOHMKE M, FERBER C v., KISKER KP, SCHAEFER H (Hrsg.): Handbuch der Sozialmedizin, II, Enke, Stuttgart 1977

THOM T, JUNGE B: Pers. Mitteilung (1989)

TIMOFÉEFF-RESSOVSKY NW, ZIMMER KG: Das Trefferprinzip in der Biologie. (Biophysik, Bd. 1), Hirzel, Leipzig 1947

TINBERGEN N: The study of instinct. Clarendon Press, Oxford 1951

TISSOT SAD: Gesundheit der Gelehrten. Fueßlin, Zürich 1768

TOMENIUS L: 50-Hz electromagnetic environment and the incidence of childhood tumors in Stockholm County. Bioelectromagnetics 7, 191–207 (1986)

TRAUE HC: Behavorial medicine – Verhaltensmedizin. Pschologische Rundschau 37, 195–208 (1986)

TROSCHKE J v., STÜNZNER W v.: Soziale Umwelt und Genußmittelkonsum. Ansätze einer effektiven Gesundheitsaufklärung am Beispiel der Bundeswehr. Gesomed, Freiburg 1984

TSCHIRLEY FH: Dioxine. Scientific American 254 (2), 29–35 (1986)

TSOUYOPOULOS N: Das Selbstbewußtsein aus der Sicht der Philosophie und der Gehirnphysiologie. History and Philosophy on the life sciences 2 (1), 172–188 (1980)

ÜBERLA KK: Boundaries of perception and knowledge for risk assessment in epidemiology. Int. J. Epidemiol. 19 (3), Suppl. 1, 81–83 (1990)

UEXKÜLL J v.: Staatsbiologie. Hanseatische Verlagsanstalt, Hamburg 1933

UEXKÜLL Th v.: Psychosomatische Medizin. Urban u. Schwarzenberg, München, Wien, Baltimore 1986, 3. Aufl.

UEXKÜLL Th v., WESIAK W: Theorie der humanen Medizin. Urban u. Schwarzenberg, München, Wien, Baltimore 1988

USDIN E (ed.): Catecholamines and stress. Oxford, Pergamon Press 1976

VEIL WH, STURM A: Die Pathologie des Stammhirns und ihre vegetativen klinischen Bilder. Fischer, Jena 1946 (2. Aufl.)

VERWORN M: Kausale und konditionale Weltanschauung. Fischer, Jena 1918 (2. Aufl.)

VIRCHOW R: Mitteilungen über die in Oberschlesien herrschende Typhus-Epidemie. Virchows Arch. II (1850), 143. – Kritisches über den oberschlesischen Typhus. Virchows Arch. III (1850), 154

VIRCHOW R: Cellularpathologie. Hirschwald, Berlin 1858 (Neudruck: Olms, Hildesheim 1966)

VIRCHOW R: Gesammelte Abhandlungen aus dem Gebiet der öffentlichen Medizin und der Seuchenlehre. 1. Bd., Hirschwald, Berlin 1879

VLASSARA H, BROWNLEE M, CERAMI H: High-affinity receptor-mediated uptake and degradation of glucose-modified proteins: a potential mechanism for the removal of senescent macromolecules. Proc. Natl. Acad. Sci. America 82 (17), 5588–5592 (1985)

VOGEL F: Humangenetik in der Welt von heute. Springer, Berlin, Heidelberg, New York, London, Paris, Tokyo, Hongkong 1989

VOGEL F, MOTULSKI AG: Human genetics. Springer, Berlin, Heidelberg, New York 1979

VOGEL F, PROPPING P: Ist unser Schicksal mitgeboren? Severin und Siedler, Berlin 1981

VOGT C, VOGT O: Sitz und Wesen der Krankheiten im Lichte der topistischen Hirnforschung und des Variierens der Tiere. 1. Teil, Barth, Leipzig 1937

VOLLMER G: Evolutionäre Erkenntnistheorie. Hirzel, Stuttgart 1975

WACHSMANN F: Sind kleine Dosen wirklich so gefährlich? Elektromedica 55 (3), 86–90 (1987)

WACHSMANN F: Die Strahlengefahr realistisch gesehen. Naturw. 76, 45–51 (1989)

WAGNER R: Probleme und Beispiele biologischer Regelungen. Thieme, Stuttgart 1954

WATSON JD: Involvement of RNA in the synthesis of proteins. Sciene 140, 17–26 (1963)

WATSON JD, CRICK FHC: Molecular structure of nucleic acids. A structure for deoxyribose nucleic acid. Nature 171, 737–738 (1953)

WEI L, ZHA Y, TAO Z, HE W, CHEN D, YUAN R: Recent advances of health survey in high background radiation areas in Yangjian, China. Internatl. Symp. on Biological effects of low level radiation, Nanjing/China, 23–26, 11, 1986

WEINER HM, THALER M, REISER MF, MIRSKY IA: Etiology of duodenal ulcer. I.: Relation of specific psychological characteristics to rate of gastric secretion (Serum pepsinogen). Psychosomat. Med. 19, 1, 1957

WEINER H: Zentralnervöse Kontrollmechanismen und Krankheitsentwicklung – ihre Bedeutung für die psychosomatische Medizin. Psychother. med. Psychol. 35, 310–314 (1985)

WEINER H: Die Geschichte der psychosomatischen Medizin und das Leib-Seele-Problem in der Medizin. Psychother. med. Psychol. 36, 361–391 (1986)

WEIZSÄCKER CF v.: Die Tragweite der Wissenschaft. Bd. 1, Hirzel, Stuttgart 1964

WEIZSÄCKER CF v.: Die Einheit der Natur. Hanser, München 1972 (4. Aufl.)

WERTHEIMER N, LEEPER E: Electrical wiring configurations and childhood cancer. Amer. J. Epidemiol. 109 (3), 273–284 (1979)

WETTERER A, TROSCHKE J v.: Smoker Motivation: A review of contemporary literature. Springer, Berlin, Heidelberg, New York, London, Paris, Tokyo 1986

WEYER EM, BAHNSON CB, KISSEN DM (eds.): Psychosociological aspects of cancer. Ann. N. Y. Acad. Sci. 125, Art. 4, 773–1055 (1966)

WHO: Risk of disease and disability. Report on the Symposium of the Identification of high risk persons and population groups. Windsor 16.–19. 5. 1972. Reg. office for Europe, World Health Organization, Copenhagen EURO 4911, 1972

WICHMANN HE: Mathematische Modelle der Hämatologie: In: GROSS R (Hrsg.): Modelle und Realitäten in der Medizin. Schattauer, Stuttgart, New York 1983, S. 81–98

WICK H: Die Beeinflussung der Tracheobronchial- und Alveolarweite durch lokale Einwirkung des Kohlendioxyds. Arch. internat. Pharmacodyn. 88 (4), 461–472 (1952)

WIELAND W: Diagnose. Überlegungen zur Medizintheorie. W. de Gruyter, Berlin, New York 1975

WIENER N: Kybernetik. Rororo, Reinbek 1968 (nach der zweiten englischen Auflage von Cybernetics, 1961)

WILSON BW, STEVENS RG, ANDERSEN LE: Extremely low frequency electromagnetic fields: the question of cancer. Batelle Press, Columbus (Ohio) 1990

WINFREE AT: Sekundenherztod: Hilfe von der Topologie? In: JÜRGENS H u. a., l. c. 1989, S. 92–105

WYNDER EL: Epidemiologic issues in weak associations. Int. J. Epidemiol. 19 (3), Suppl. 1, 55–57 (1990)

WUNDT W: Grundzüge der physiologischen Psychologie. 3 Bde., Engelmann, Leipzig 1911

ZAHN RK, MÜLLER WEG: Altersabhängige Veränderungen an informationstragenden Makromolekülen. In: SELBERG W, DHOM G (Hrsg.): Biologie des Alterns. Fischer, Stuttgart 1976, S. 3–20

ZERSSEN D v., BERGER M, DOERR P: Neuroendocrinological studies on depression. Pharmacopsychiatr. 20, 8–22 (1987)

ZERRSEN D v., KOELLER DM, REY ER: Die Befindlichkeits-Skala (R–S) – ein einfaches Instrument zur Objektivierung von Befindlichkeitsstörungen, insbesondere im Rahmen von Längsschnittuntersuchungen. Arzneimittel-Forschung (Drug. Res.) **20**, 915–918 (1970)

ZIMMERMANN M: Das Nervensystem – nachrichtentechnisch gesehen. In: SCHMIDT RF, THEWS G (Hrsg.): Physiologie des Menschen. 23. Aufl., Springer, Berlin, Heidelberg, New York, London, Paris, Tokyo 1987, S. 176–183

ZIMMERMANN M, HANDWERKER HO (Hrsg.): Schmerz. Springer, Berlin, Heidelberg, New York 1984

ZIMMERMANN M, SEEMANN H: Der Schmerz. Ein vernachlässigtes Gebiet der Medizin? Defizite und Zukunftsperspektiven in der Bundesrepublik Deutschland. Springer, Berlin, Heidelberg, New York, London, Paris, Tokyo 1986

ZIMMERMANN U, PILWAT G, RIEMANN F: Reversibler elektrischer Durchbruch von Zellmembranen in elektrischen Feldern. Z. Naturforschung 29c, 304 (1974)

ZIPF HF: Die Endoanästhesie, ein pharmakologischer Weg zur Ausschaltung innerer sensibler Rezeptoren. Dtsch. med. Wschr. 78, 1587 (1953)

# Sachverzeichnis

Die Stichworte sind nur mit denjenigen Seitenzahlen aufgeführt, wo etwas Wesentliches über sie ausgesagt wird. Kursive Zahlen bezeichnen Stichworte in Kapitelüberschriften.

# Sitzungsberichte der Heidelberger Akademie der Wissenschaften
## Mathematisch-naturwissenschaftliche Klasse

*Die Jahrgänge bis 1921 einschließlich erschienen im Verlag von Carl Winter, Universitätsbuchhandlung in Heidelberg, die Jahrgänge 1922–1933 im Verlag Walter de Gruyter & Co. in Berlin, die Jahrgänge 1934–1944 bei der Weißschen Universitätsbuchhandlung in Heidelberg. 1945, 1946 und 1947 sind keine Sitzungsberichte erschienen.*

*Ab Jahrgang 1948 erscheinen die „Sitzungsberichte" im Springer-Verlag.*

**Inhalt des Jahrgangs 1989:**

1. K. zum Winkel. Zur Problemgeschichte der Klinischen Radiologie. DM 19,–.
2. W. Doerr. Über den Krankheitsbegriff – dargestellt am Beispiel der Arteriosklerose. DM 53,–.
3. E. Mosler, W. Folkhard, W. Geercken, E. Knörzer, H. Nemetschek-Gansler, Th. Nemetschek, M.H.J. Koch, P.P. Fietzek. Strukturdynamik nativer und künstlich vernetzter Sehnenfasern. DM 19,80.
4. E.K.F. Bautz, J.R. Kalden, M. Homma, E.M. Tan (Eds.). Molecular and Cell Biology of Autoantibodies and Autoimmunity – Abstracts, 1st International Workshop, July 27–29, 1989, Heidelberg. DM 56,–.
5. R. Bayer, P. Schlosser, G. Bönisch, H. Rupp, F. Zaucker, G. Zimmek. Performance and Blank Components of a Mass Spectrometric System for Routine Measurement of Helium Isotopes and Tritium by the $^3$He Ingrowth Method. DM 25,–.

L. Arab-Kohlmeier, W. Sichert-Oevermann, G. Schettler. Eisenzufuhr und Eisenstatus der Bevölkerung in der Bundesrepublik Deutschland. Supplement. DM 80,–.

**Inhalt des Jahrgangs 1990:**

1. M. Becke-Goehring. Freunde in der Zeit des Aufbruchs der Chemie. Der Briefwechsel zwischen Theodor Curtius und Carl Duisberg. DM 48,–.
2. G. Conte, F. Giannessi, M. Cornali. Hemodynamics and the Development of Certain Malformations of the Great Arteries. – B. Chuaqui. Comments. DM 19,–.
3. F. Linder, J. Steffens, M. Ziegler. Surgical Observations and Their Consequences. DM 15,–.
4. A. Mangini, A. Eisenhauer, P. Walter. The Relevance of Manganese in the Ocean for the Climatic Cycles in the Quaternary. DM 18,–.
5. H. Mohr. Der Stickstoff – ein kritisches Element der Biosphäre. DM 25,–.
6. F. Vogel. Humangenetik und Konzepte der Krankheit. DM 18,–.
7. H. Zehe. „Gott hat die Natur einfältig gemacht, sie aber suchen viel Künste". Goethes Reaktion auf die Fraunhoferschen Entdeckungen. DM 26,50.

R. Bernhardt, Z. Feng, J. Siegrist, P. Cremer, Y. Deng, G. Dai, G. Schettler. Die Wuhan-Studie. Eine prospektive Vergleichsstudie über Risikofaktoren und Häufigkeit der koronaren Herzerkrankung bei 40- bis 60jährigen chinesischen und deutschen Arbeitern. Supplement. DM 42,–.

K. Beyreuther, G. Schettler (Eds.). Molecular Mechanisms of Aging. Supplement. DM 54,–.

J. Harenberg, D.L. Heene, G. Stehle, G. Schettler (Eds.). New Trends in Haemostasis. Coagulation Proteins, Endothelium, and Tissue Factors. Supplement. DM 68,–.